专 家 谈 病 系 列

专家解读
慢性气道疾病

主编 费广鹤

主审 李永怀

本书编委会

李永怀 安徽医科大学第一附属医院

杨志仁 安徽医科大学第一附属医院

王 苒 安徽医科大学第一附属医院

戴梦缘 安徽医科大学第一附属医院

U0296568

时代出版传媒股份有限公司

安徽科学技术出版社

图书在版编目(CIP)数据

专家解读慢性气道疾病 / 费广鹤主编.--合肥:安徽
科学技术出版社,2018.8
(专家谈病系列)
ISBN 978-7-5337-7575-9

Ⅰ.①专… Ⅱ.①费… Ⅲ.①气管疾病-慢性病-诊
疗 Ⅳ.①R562.1

中国版本图书馆 CIP 数据核字(2018)第 080114 号

专家解读慢性气道疾病　　　　　　　　　　　　　　　　主编　费广鹤

出 版 人:丁凌云　选题策划:徐浩瀚　黄　轩　责任编辑:黄　轩　聂媛媛
责任印制:廖小青　封面设计:王天然
出版发行:时代出版传媒股份有限公司　http://www.press-mart.com
　　　　　安徽科学技术出版社　　　　http://www.ahstp.net
　　　　(合肥市政务文化新区翡翠路 1118 号出版传媒广场,邮编:230071)
　　　　电话:(0551)63533330
印　　制:合肥创新印务有限公司　　电话:(0551)64321190
(如发现印装质量问题,影响阅读,请与印刷厂商联系调换)

开本:710×1010　1/16　　　印张:15.5　　　字数:302 千
版次:2018 年 8 月第 1 版　　2018 年 8 月第 1 次印刷

ISBN 978-7-5337-7575-9　　　　　　　　　　　定价:35.00 元

序

随着人口老龄化、空气污染、生活环境变化和生活方式改变,慢阻肺、支气管哮喘和支气管扩张症等慢性气道疾病发病率在我国呈逐年上升的趋势,慢性气道疾病已经成为影响人民生活质量和身体健康的常见病。近年来,社会公众对慢性气道疾病的严重性、危害性认识依然不足,远远没有到达像防控高血压、糖尿病和恶性肿瘤那样的程度和社会效果,部分医务人员,尤其是基层医务人员仍缺乏对慢性气道疾病的正确认识和科学理解,缺乏规范性处理慢性气道疾病的能力,从而对疾病诊治效果产生一定的影响。

为此,安徽省医学会邀请在省内外具有丰富临床经验的知名呼吸科专家,编写了《专家解读慢性气道疾病》一书。参与本书编写的作者为长期从事临床一线工作的专家和学者,对慢性气道疾病的诊治具有深厚的学术造诣和丰富的临床经验。他们在多年的临床实践经验的基础上,结合国内外呼吸系统常见疾病研究的最新成果,编写成此书。本书内容实用,语言精练,基本涵盖慢性气道疾病的主要内容,诠释了目前诊疗中的困惑、局限与不足以及诊疗实践中应注意的问题并进行分析,以期达到举一反三的效果,同时加入了中西医结合的内容;另外,本书按疾病种类编排章节,以解答问题的形式对慢性气道疾病的诊疗、预防、康复等方面进行深入浅出地介绍,简洁明了,方便实用,便于临床医生快速掌握相关疾病的诊治思路、建立科学和合理的慢性气道疾病预防和治疗模式,让广大读者更容易学习、理解和掌握,进而达到降低疾病发生率、提高人民健康水平和生活质量的目的。

相信通过对本书的认真学习和理解,读者在了解最新、最全的慢性气道疾病理论知识的同时,一定能够对慢性气道疾病的预防与治疗起到积极推动作用,更好地促进大众健康。

2018 年 6 月

前　　言

　　慢性气道疾病是一类严重人类健康的疾病,如慢性阻塞性肺疾病、支气管哮喘、支气管扩张等。据统计,我国有数百万人受到慢性气道疾病的困扰,对生命健康、生活质量造成负面影响,给家庭经济带来沉重负担。由于很多人缺乏科学的认识,加上对疾病的恐惧等原因,易造成误诊误治,严重者发生呼吸衰竭甚至危及生命。

　　随着医学技术和医学诊治水平的进步,肺功能检查的普及能够及早发现并干预慢性阻塞性肺疾病,从而有效控制病情。

　　随着支气管哮喘慢性炎症发病机制的发现和吸入型糖皮质激素的广泛应用,支气管哮喘逐渐得到有效控制,重症哮喘发病率明显下降。

　　随着胸部高分辨CT检查技术的广泛应用,支气管扩张症能被及早发现,使患者得到及时治疗,延缓了患者肺功能下降的危险。

　　本书从发病机制、临床表现、诊断及鉴别诊断、处理原因等方面进行系统介绍,内容简洁,对临床常见慢性气道疾病的相关常见问题进行解答。本书中的治疗措施及理念是国内外专家近年通过大量循证所获得的研究成果,具有一定的权威性和科学性,适合广大患者和医学工作者阅读使用。随着医学技术的不断发展进步,本书的部分观点也应随之更新,但不足之处在所难免,敬请广大读者批评指正。

编者

2018 年 6 月

目　录

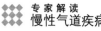

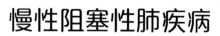

慢性阻塞性肺疾病

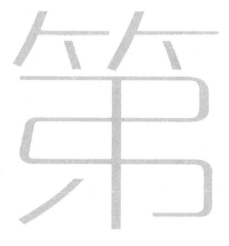

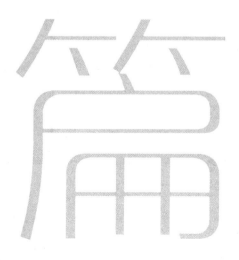

第一章　慢性阻塞性肺疾病概述

第一节　中西医对慢性阻塞性肺疾病的认识

一、西医对慢性阻塞性肺疾病的认识

(一)慢性阻塞性肺疾病的概念

慢性阻塞性肺疾病,通常简称为"慢阻肺"或者"COPD"。COPD其实是慢性阻塞性肺疾病的英文(chronic obstructive pulmonary disease)首字母的缩写。慢阻肺是一种可防治的常见疾病,其特征为持续存在的呼吸道症状和气流受限,通常由有害颗粒或气体暴露引起的气道和/或肺泡异常而导致。从这个定义中我们不难发现以下几个问题:①慢阻肺是一种常见病,其发病率高;②这种疾病可防可治,因此早期认识、早期诊断、早期治疗干预有利于疾病的控制;③这种疾病通常存在有持续存在的呼吸道症状和气流受限,提示是一种慢性病,治疗以预防和控制为主,就目前的医疗水平难以根治,类似于人们熟知的高血压、糖尿病及冠心病等慢性疾病;④研究发现,这种病病与有害的颗粒或者气体吸入呼吸道有关,因此较好的预防措施戒烟和脱离污染的环境。综上所述,慢阻肺是一种慢性疾病,发病率高,只要充分认识和早期干预,对慢性肺的控制是有效的,因此下面我们一起来了解慢阻肺的方方面面。慢阻肺听起来不是那么熟悉,"慢性支气管""肺气管肿""老慢支"等说法可能比较耳熟能详,这得从人们对慢阻肺的认识过程来了解。

在西方,人们对慢阻肺的认识已有百余年的历史,最早提出的病名是"慢性支气管炎"和"肺气肿"。对其发病机制的认识,有著名的"英国假说"理论和"美国假说"理论。前者认为反复呼吸道感染是慢性支气管炎发病的主要原

因，而后者认为吸烟是其主要病因。20 世纪 50 年代末人们开始认识到，由英国和美国医生所指的所谓"慢性支气管炎"和"肺气肿"实际是同一疾病，具有相似的临床表现。同一疾病有不同的病名显然不利于学术交流。1966 年，国际胸科协会专家提出了"慢性阻塞性肺疾病"的概念，用于包括慢性支气管炎、哮喘性支气管炎和肺气肿，给予了慢阻肺初步的界定。1995 年，美国胸科协会（American Thoracic Society，ATS）发表了"慢阻肺的诊治标准"，引入肺功能作为主要诊断依据。将具有不可逆气道阻塞的"慢性支气管炎"和"肺气肿"定义为慢阻肺。

这时虽然人们已经开始认识到了慢阻肺与哮喘的差异，但专家仍将气道阻塞不可逆的哮喘归入慢阻肺。同年，欧洲呼吸协会（European Respiratory Society，ERS）也发表了慢阻肺诊治指南，将慢阻肺定义为"最大呼气流速和肺排空降低"，与 ATS 的定义不尽相同。2001 年，美国心肺血液研究所和世界卫生组织共同发表的"全球慢阻肺防治的创议"（GOLD）是慢阻肺防治史上重要的里程碑，首次定义慢阻肺为肺部"异常炎症反应性"疾病。诊断慢阻肺的主要依据是吸入支气管扩张剂后的 1 秒率（FEV1/FVC）＜70％，1 秒量（FEV1）＜80％。提出慢阻肺主要是指具有不可逆气道阻塞的慢性支气管炎、肺气肿。根据该标准，部分气道阻塞"固定"的哮喘患者符合慢阻肺的诊断。其慢阻肺的界定范围与近半个世纪前基本相同。

2004 年，ATS/ERS 联合发表了慢阻肺的诊断和治疗标准。它对慢阻肺定义的主要修订是，提出慢阻肺是"可预防"和"可治疗"的疾病，并指出 COPD 具有"肺外效应"。该指南与 1995 年 ATS 的指南不同，已不再将不可逆气道阻塞的哮喘纳入慢阻肺，但对哮喘与慢阻肺的关系并没有给予阐述。此外，该指南还明确指出，支气管扩张、肺结核等导致的气流受限不能纳入慢阻肺的范畴。同年发表的新版慢性阻塞性肺疾病全球创议专门阐述了慢阻肺与哮喘的关系，指出哮喘的发病机制和治疗反应明显不同于慢阻肺，是不同的疾病。

2004 年版 GOLD 的定义第一次指明慢阻肺具有"肺外效应"，即全身效应。认识慢阻肺的全身效应，使慢阻肺的概念从过去的一种肺部局部疾病，扩大为具有全身性影响的疾病。比较明确与慢阻肺有关的全身效应包括：对全身营养状况、骨骼肌、心脏等靶器官的影响。慢阻肺的全身效应和并发症对慢阻肺的严重程度和预后都有显著影响。已没有任何理由再忽视慢阻肺全身效应对疾病本身的影响。

2017 年 GOLD 再次对慢阻肺进行修订,首次将"持续的呼吸道症状"写入定义。以"气道和/或肺泡异常"的病理结果取代旧定义中"慢性炎性反应增加"的病理机制,其中的"持续呼吸道症状"更符合临床行动实践,要求重视慢性呼吸道症状较重的患者;同时首次增加了家族史中幼年因素,如幼年呼吸道感染、低体质量等宿主因素作为慢阻肺的发病因素。

回顾对慢阻肺百年的研究史,随着对慢阻肺发病危险因素、发病机制、病理和病理生理的研究深入,对慢阻肺疾病的界定和定义呈现这样的一个变化趋势,即由过去综合征(syndrome)的概念逐渐转变为定义日益清晰的独立疾病。这无疑是认识上的重要"进化"。这种认识的进展已由过去以专家共识意见为主的表达,转变为以循证医学为基础的防治指南。这是认识上的科学"进化"。但是,对慢阻肺的发病机制,尤其是环境致病因素与遗传背景相互作用在发病中的作用等问题仍远远未阐明,我们的认识还需要不断的"进化"。

慢阻肺主要的特征是持续气流受限,那什么是持续气流受限呢?人的一呼一吸维持着人的生命,一呼一吸的动作过程其实就是气流进入气管、支气管、肺泡,进行气体交换以后,气流再次经过肺泡、支气管、气管。持续气流受限通常是指气流受限持续存在,达不到完全可逆的气流受限。气流受限是指气流通过气管、支气管进出肺泡受到限制,由于气流进入肺泡为主动过程,此过程受限主要由大气道阻塞所致。

(二)"慢阻肺"与"哮喘、慢性支气管炎、肺气肿、老慢支"有哪些关系?

慢阻肺与哮喘的关系一直存有争议,早在 1961 年荷兰人 Orie 就提出哮喘、肺气肿和慢性支气管炎具有相似的特点,应作为一个疾病体(entity)来考虑,即著名的"荷兰假说"。当时将其称为"慢性非特异性肺疾病(CNSLD)"。目前越来越多的证据显示了慢阻肺与哮喘的区别。但这两种疾病仍有一些疾病特征相互重叠,如部分哮喘患者也表现出"慢阻肺"样的气道炎症和气道阻塞特征;而部分慢阻肺患者也有"哮喘"样的嗜酸细胞性气道炎症和哮喘症状。支持"荷兰假说"的人认为这种特征的重叠正是慢阻肺和哮喘相互联系的证据。2004 年版 GOLD 认为这些特征的重叠是同时患有两种疾病的结果。在临床上,对部分同时具有慢阻肺和哮喘特征患者的鉴别诊断仍有很大的困难。如对病史较长的重症哮喘患者,很难区别其不可逆的气道阻塞是并发慢阻肺,还是气道重塑的结果。好在这对临床上的治疗并没有太大的影响。但是,在理论上澄清哮喘与慢阻肺的关系仍需要大量的深入研究。

关于"慢性支气管炎"和"肺气肿"与慢阻肺的关系,2003 年版 GOLD 明确指出,这两个术语不再包括在慢阻肺的定义之中。诊断慢性支气管炎的依据是慢性咳嗽、咳痰的临床症状。但慢阻肺的诊断并不将症状作为必备条件。"肺气肿"是病理术语,也不能反映出慢阻肺的疾病全貌。GOLD 指出,慢阻肺是吸烟等有害颗粒和气体导致的炎症反应同时累及气道和肺实质的结果。气道的病理改变为慢性支气管和细支气管炎症;病理生理改变为气道阻塞。在肺实质的病理改变主要表现为肺泡的破坏;病理生理改变为残气等肺容量参数升高。气道阻塞和肺弹性减弱两个因素的共同作用导致慢阻肺特征性的病理生理改变——不能完全可逆的气流受限(airflow limitation)。

过去将"慢性支气管炎"和"肺气肿"看作两个疾病,或同一疾病的不同阶段。近年研究进展已经更新了过去的认识。认为慢阻肺的"慢性支气管炎"和"肺气肿"特征和症状,只是慢阻肺患者的两种表型(phenotype),而不同的患者这两种表型有所不同而已。然而,目前慢阻肺还不能完全取代临床的慢性支气管炎诊断。部分没有气流受限的轻症慢性支气管炎不能诊断为慢阻肺。所以,慢阻肺与慢性支气管炎的部分疾病内涵相互重叠,如何解决仍是今后的课题。"肺气肿"是病理诊断的术语。由于肺气肿的病因有多种,我国过去将慢阻肺的肺气肿称为"阻塞性肺气肿"。研究发现,仅小叶中央型肺气肿与小气道阻塞有一定的关联,而全小叶型的肺气肿没有这种相关。慢阻肺肺气肿的主要原因仍与炎症作用有关。国外对慢阻肺的肺气肿并不给予"阻塞性"的限定词。慢阻肺包含了肺气肿的病理和病理生理改变,所以"肺气肿"作为疾病诊断术语应用将越来越少。

慢阻肺与慢性支气管炎和肺气肿密切相关。通常,慢性支气管炎也就是"老慢支",是指在除外慢性咳嗽的其他已知原因后,患者每年咳嗽、咳痰 3 个月以上,并连续 2 年以上者。肺气肿则是指肺部终末细支气管远端气腔出现异常持久的扩张,并伴有肺气泡壁和细支气管破坏而无明显的肺纤维化。慢性支气管炎和肺气肿是慢性阻塞性肺疾病的病理生理改变。当慢性支气管炎和肺气肿患者的肺功能检查出现持续气流受限时,则能诊断为慢阻肺;如患者仅有"慢性支气管炎"和/或"肺气肿",而无持续气流受限,则不能诊断为慢阻肺。一些已知病因或具有特征病理表现的疾病也可出现持续气流受限,如支气管扩张症、肺结核纤维化病变、严重的间质性肺疾病、弥散性泛细支气管炎以及闭塞性细支气管炎等,但都不属于慢阻肺。

二、中医对慢性阻塞性肺疾病的认识

中医上没有慢阻肺这一病名,根据其临床症状属于"咳嗽""喘证""肺胀"等病证范畴。在古今医籍中,对"咳嗽""喘证""肺胀"等慢阻肺的证候,病因病机、治疗、预后均有详细的描述。如《素问·咳论》指出,咳嗽系"皮毛先受邪气,邪气以从其合也","五脏六腑,皆令人咳,非独肺也";《灵枢·五阅五使》谓:"肺病者,喘息鼻张";《素问·五邪》云:"邪在肺,则病皮肤痛,寒热,上气喘,汗出,喘动肩背";《素问·举痛论》曰:"劳则喘息汗出";《灵枢·胀论》云:"肺胀者,虚满而喘咳";《灵枢·经脉》曰:"肺手太阴之脉……是动则病肺胀满膨膨而喘咳";《金匮要略·肺痿肺痈咳嗽上气病脉证治》云:"咳而上气,此为肺胀,其人喘,目如脱状"。所言"上气"即指气喘、肩息、不能平卧的证候,又云:"咳而上气,喉中水鸡声,射干麻黄汤主之……上气,面浮肿,肩息,其脉浮大,不治,又加利,尤甚。"《金匮要略·痰饮咳嗽病脉证治》谓:"膈上有痰,满喘咳吐,发则寒热,背痛腰疼,目泣自出,其人振振身剧,必有伏饮。"《诸病源候论·上气鸣息候》曰:"肺主于气,邪乘于肺则肺胀,胀则肺管不利,不利则气道涩,故上气喘逆,鸣息不通。"《诸病源论·咳逆短气候》认为,肺胀的发病机制是由于"肺虚为微寒所伤则咳嗽,嗽则气还于肺间则肺胀,肺胀则气逆,而肺本虚,气为不足,复为邪所乘,壅痞不能宣畅,故咳逆,短气也"。《丹溪心法·喘》谓:"六淫七情之所感伤,饱食动作,脏气不和,呼吸之息,不得宣畅而为喘息。亦有脾肾俱虚,体弱之人,皆能发喘……哮喘必用薄滋味,专主于痰。"《丹溪心法·咳嗽》云:"肺胀而咳,或左或右不得眠,此痰夹瘀血碍气而病……有嗽而肺胀壅遏不得眠者,难治。"《医学三字经·咳嗽》曰:"肺为脏腑之华盖,呼之则虚,吸之则满,只受得本脏之正气,受不得外来之客气,客气干之则呛而咳矣;只受得脏腑之清气,受不得脏腑之病气,病气干之,亦呛而咳矣。"《临证指南医案·喘》载:"在肺为实,在肾为虚。"林佩琴《类证治裁·喘证》谓:"喘由外感者治肺,由内伤者治肾。"

中医认为,慢阻肺的发生发展是因先天不足(易患基因),七情所伤,及六淫之邪(即大气污染,尤其是吸烟及微生物)侵袭,导致肺、脾、肾功能失调,从而引起主症咳、痰、喘。《素问·评热病论》谓:"邪之所凑,其气必虚。"《温疫论》曰:"本气充实,邪不能入,本气亏虚,呼吸之间,外邪因而乘之。"之所以能够反复发作,并进行性加重,呈现不可逆之趋势,最根本的原因就是机体虚弱,抵抗力低下,尤其是肺脾肾三脏之虚,成为慢阻肺反复发作的核心。清代沈金鳌在《杂病源流犀烛·咳嗽哮喘源流》中提出:"盖肺不伤不咳,脾不伤不久咳,肾不伤火不炽,咳不甚,其大较也",认为肺、脾、肾三脏是咳嗽的主要病变所在,并指出了咳嗽累及的脏腑是随着病情的加重而由肺及脾、由脾及肾进行演变的,这与慢阻肺的临床趋势吻合。肺气虚是慢阻肺发病的根本因素。当慢阻肺持续发展时,由于脾肾功能受损,又会进一步加重肺气虚,从而影响肺功能。因此,肺气虚直接影响慢阻肺的发生和发展,其盛衰与慢阻肺的病情轻重一致,且贯穿于慢阻肺的整个病程之中。脾气亏虚,健运失司,则气血生化之源不足,脾之精气不足以充养四肢肌肉,而出现四肢消瘦,大肉将脱,从而影响到肺主气、司呼吸的功能。脾气虚是病情演变的关键,为慢阻肺逐渐加重抑或减轻的重要转折点。肾为先天之本,内寓元阴元阳,肾气的盛衰必然影响肺气的盛衰。所以,肾气虚是慢阻肺发展的最后结局。人体是一个有机的整体,除肺、脾、肾三脏虚损,其他脏器功能也必然受到影响。临床上常见到不少慢阻肺患者除有喘咳、心悸、水肿外,还有两胁胀满疼痛,右胁下痞块,性情急躁易怒,头昏胀或痛,脉弦等肝经证候突出,常因情志原因使病情反复或加重。肝郁血瘀,木不疏土,滋生痰浊壅遏于肺,病久肺虚制肝无权,肝木侮金,气逆迫肺。故肝脏受累亦是诱发加重慢阻肺患者喘咳之因。心主血脉,慢阻肺的发病累及到心,心脉瘀阻,又影响肺脏宣肃,肺气不利,诱发慢阻肺急性加重,形成恶性循环。因此,肺脾肾虚是慢阻肺发病的内在因素;五脏虚损,又可引发慢阻肺的发生,而以肺脾肾三脏虚损为主。疾病早期以肺虚为主;病情进一步发展,伤及脾,以肺脾两虚为主;到疾病后期,"久病必虚""久病及肾",肺、脾、肾三脏均有虚证表现。

另外,痰浊、水饮、血瘀内阻贯穿慢阻肺的病程始终。现代医学认为,慢阻肺是以咳、痰、喘三大症状为主要临床表现的慢性消耗性疾病。痰浊的产生,病初由肺气郁滞、脾失健运、津液不归正化而成,渐因肺虚不能化津,脾虚不能转输,肾虚不能蒸化,痰浊愈益潴留,喘咳持续难已。久延阳虚阴盛,气不化津,痰从寒化为饮为水。痰浊潴肺,病久势深,肺虚不能治理调节心血的运行,"心主"营运过劳,心气、心阳虚衰,无力推动血行致血瘀。血瘀郁滞气道,阻碍气机升降出入,即会壅而为咳为喘。痰浊、水饮、血瘀在慢阻肺中扮演了病理产物和致病因素双重角色,使得"痰瘀阻肺,气机不利"为慢阻肺的基本病机。所以慢阻肺的病机在于气机郁滞,痰瘀互结。痰浊、水饮、血瘀常常互结为病,因痰致瘀,因瘀致痰。慢阻肺反复发作,血液运行不畅,血瘀加重,久病肾气更加亏虚,肺气不足,排痰不畅,或津液代谢失常,痰饮积聚。故痰浊、水饮、血瘀既是慢阻肺的病因之一,又可加重慢阻肺的病情,形成恶性循环,贯穿慢阻肺发生、发展的始终。肺、脾、肾三脏虚损是慢阻肺发生的关键,其中肺气虚又是最基本的内在因素。慢阻肺进一步发展因除年老体弱、大病久病外,还有外感六淫、饮食失宜、劳倦过度等均可诱发本病急性发作。如此反复,使病情继续进展。整个病程中痰浊、水饮、血瘀又夹杂其中,使病程漫长,病情复杂,迁延难愈。

慢阻肺不仅仅是西医学的一种疾病,早在《黄帝内经》中,我们的祖先就已经对它有了较为深入的认识。慢阻肺在中医学中被归属于"咳嗽""咳证"以及"肺胀"的范畴。《灵枢》中将"肺胀"解释为"虚满而喘","虚"是指人体肺气虚弱,"满"是指肺气胀满,疏通不利,而"喘"就是气促、喘息的临床表现。此后汉代名医张仲景在他的著作《金匮要略》中指出"咳而上气,此为肺胀",并详细而形象地描述了"肺胀"患者的临床症状:"其人喘,目如脱状,脉浮大者。""肺胀",顾名思义就是肺气胀满的意思。中医认为,肺脏的功能失调,不能正常地呼出与吸入气体,就会导致气体拥塞在肺中,使肺脏胀大而壅满。这个朴素的认识其实与我们现代医学对于慢阻肺的认识是不谋而合的。

中医认为"肺胀"的病理因素主要是痰浊、水饮以及血瘀。这三个因素互相影响,互为因果,而此三者的产生其实与"肺胀"的病位息息相关。中医对于"肺胀"的病位之所在有着独到的见解:中医认为"肺胀"的病位不仅在肺,而且和肾相关,到后期必累及于心。

"肺胀"的病理过程非常复杂,"痰浊""水饮""血瘀"三种病理因素交互作用,病位涉及肺、脾、肾、心四个脏器。且病情由"痰浊"到"血瘀",由"肺"到"心"逐渐深入。因此,必须详加辨析,做到早期发现,早期诊断,早期治疗。

第二节　慢性阻塞性肺疾病的病因和流行状况及特点

一、慢阻肺的流行现状及特点

慢阻肺是呼吸系统中的常见病和多发病,患病率和发病率比较高。从广州医学院第一附属医院等单位共同完成的《慢性阻塞性肺疾病发病与人群防治研究》结果获悉,我国慢阻肺的患病率在世界范围内处于高位,并且呈爆发趋势。40岁以上人群患病率高达13.6%,也就说,在我国40岁以上的人口中,每100人就有超过13个人患有慢阻肺。一般来讲,北方地区的慢阻肺发病率要高于南方地区。我国是全世界慢阻肺死亡率最高的国家,其死亡率在城市居第四位,农村居第一位,每年死亡人数达100万人,相当于每分钟就有2.5个人死于慢阻肺,每年致残人数也有500万～1000万人。据统计,在各类疾病对社会造成的经济负担方面,"慢阻肺"位居第12位,但预计到2020年将上升至第5位。

二、慢阻肺的病因及发病机制

（一）致病因素

由于目前医学发展水平有限,引起慢阻肺的确切病因尚不明确,但引起慢阻肺的危险因素包括个体易感内在因素和外在环境因素,两者相互影响。

1. 个体易感的内在因素

某些遗传因素可增加慢阻肺发病的危险性,即慢阻肺有遗传易感性,在同一家族中有遗传倾向。已知的遗传因素为 α_1-抗胰蛋白酶缺乏,重度 α_1-抗胰蛋白酶缺乏与非吸烟者的肺气肿形成有关,迄今我国尚未见 α_1-抗胰蛋白酶缺乏引起的肺气肿的正式报道。哮喘和气道高反应性也是慢阻肺的危险因素,气道高反应的发生还与遗传基因有一定的关系。

慢阻肺属于多基因遗传疾病,也就是说它的发生是由多种遗传因素来共同控制的,并不是父母或兄弟姐妹有慢阻肺,下一代肯定会有慢阻肺。目前,我们发现某些蛋白质与蛋白酶的缺乏会导致慢阻肺的发生风险大大增加。另外,血型抗原可能也与慢阻肺的发生有关。正因为慢阻肺在某种程度上受到来自遗传基因的影响,因此,该病存在家族遗传性。慢阻肺患者的亲属,其发病率要明显高于普通人。一般来说,如果父母的肺功能水平都很低,其子女的肺功能也较低的概率达 37%;而对于同卵双胞胎来说,表现就更加明显了,两个人当中假如有一方对烟草敏感,那么另一方的肺功能也会比正常人差。

目前认为,遗传因素在慢阻肺的发生中起着重要作用。支气管哮喘和气道高反应性是慢阻肺的危险因素,气道高反应性可能与机体某些基因和环境因素有关。有研究表明,在有慢阻肺先症者的家族中,发生慢阻肺的可能性增加。慢阻肺发病具有典型的多基因遗传特点和家族聚集倾向,患者各级家属的发病率高于群体发病率。亲代患慢阻肺是其子女患慢阻肺(FEV1 降低和 FEV1<70%预计值)的独立危险因素。研究显示,在呼吸病家族史的人群慢阻肺患病率较无呼吸病家族史的人群高;父母和兄弟姐妹中有两个以上呼吸病的人群,比只有一个患有呼吸病的人群患的危险性高;提示慢阻肺有家族聚集性,这种聚集性可能与遗传易感染性效应有关。已知的遗传因素为 α_1-抗胰蛋白酶缺乏,除 α_1-抗胰蛋白酶缺乏的 ZZ 纯合子引起的 α_1-抗胰蛋白酶缺乏是迄今为止唯一确定的慢阻肺遗传易感因素外,还有证据表明,异型生物质代谢、抗氧化、抗炎症反应等各种因素的基因也与慢阻肺有某种程度的联系,多个基因的多个多态性结合,共同决定个体对吸烟和其他环境因素导致慢阻肺的易感性。有研究证明,若存在大量候选基因的个体,包括 α_1-抗胰蛋白酶基因、分泌性白细胞蛋白酶抑制物基因、TNF-α 基因等,会引起发病率增加。α_1-抗胰蛋白酶是血清中及肺中的主要蛋白酶抑制剂,可使组织免于受激活的中性粒细胞释放的多种酶的消化,包括中性粒细胞弹性蛋白酶。

另外,在临床中有时还发现在胎儿期、新生儿期、婴儿期或儿童期由各种原因导致肺脏发育或生长不良的个体在成年后更容易罹患慢阻肺。儿童期肺部疾病如慢性新生儿肺炎、支气管肺发育不良、病毒性毛细支气管炎和哮喘也是成人慢阻肺的危险因素。有研究报道，自诉儿童期患过肺疾病的成人，其气管截面的气流量较低，肺功能随年龄和吸烟增加而下降较快，更易发生与慢阻肺有关的呼吸系统症状，如咳嗽、咳痰和气喘等。

同时，有调查发现，30％～50％的中重度慢阻肺患者营养不良，即使是轻度慢阻肺患者，营养不良的发生率也在10％左右。营养不良的最常见表现为体重降低和骨骼肌功能障碍。体重指数、上肢测量、肺功能、运动耐量、饮食摄入、生活质量明显降低和病死率增加。严重者出现恶病质，消耗包括皮下脂肪、白蛋白、内脏储备脂肪等。

呼吸肌结构的改变：主要表现为膈肌重量减轻。实验发现，当患者体重降低至理想体重的70％时，膈肌重量较正常减少40％。若慢阻肺患者能量供应不足，当脂肪作为饥饿时的能量来源消耗殆尽后，蛋白分解代谢会加速，包括膈肌和肋间肌。

呼吸肌功能的改变：由于机体对能量生物利用率的减少，从而改变了肌纤维的结构，最终导致肌肉功能减弱。

另外，最新发表的研究发现，幼年因素如低出生体重、幼年呼吸道感染可以增加慢阻肺的发病率。

既然上文提到气道高反应性与慢阻肺有关，那么什么是气道高反应性呢？气道高反应性是指当气道遇到物理或化学刺激物时发生缩窄的程度，这种刺激在正常人无反应或反应程度较轻，而在某些人却引起严重的气流收缩。气道高反应性是阻塞性通气障碍和呼吸衰竭的一个重要发病因素。

具有气道高反应性的吸烟患者是发展为慢阻肺的易感者。据报道，大约2/3的轻度或早期慢阻肺的患者存在气道高反应性。近年来的研究发现，20％～60％慢阻肺患者存在气道高反应性，并且随着病情的发展，慢阻肺气道高反应性越高，FEV1下降越快。并且在气道高反应性者中，持续吸烟者比间断吸烟者的肺功能下降速率更快。研究发现，伴气道高反应性的18.1％的参与者在每3年一次的调查中症状都有发展，气道高反应性增加与呼吸道症状的发展呈正相关。吸烟是慢阻肺的主要病因，吸烟和慢阻肺均可引起气道高反应性。慢阻肺所致气道高反应性主要与肺部病变有关：小气道由于慢性炎症时管壁细胞增生、黏膜水肿、管道狭窄,故收缩反应所致气道阻力增加更多;肺气肿患者的肺泡壁在细支气管上的附着点减少、胸膜腔内压增高,使小气道管腔缩小和变形,也增加气道阻力变化。支气管哮喘患者常有家族性,吸烟者和慢阻肺患者中只有一部分表现为气道高反应性,有的却为气道低反应性,这些均表明遗传因素在气道高反应性的发生中具有主要作用。气道高反应性可能与机体某些基因和环境因素有关。

2. 外在环境因素

(1)吸烟:吸烟是慢阻肺最重要的环境发病因素。吸烟者的肺功能异常率较高,FEV1 年下降率较快,吸烟者死于慢阻肺的人数多于非吸烟者。被动吸烟也可能导致呼吸道症状及慢阻肺的发生。孕妇吸烟可能会影响胎儿肺脏的生长及其在子宫内的发育,并对胎儿的免疫系统功能有一定影响。

慢阻肺患者当中有 80% 是长期吸烟的"瘾君子",而有 10%～20% 的吸烟者最终会发展成为慢阻肺。吸烟可损害支气管上皮纤毛,影响纤毛运动,降低局部抵抗力,还能诱发支气管痉挛、增加气道阻力。被动吸烟同样也会增加慢阻肺的发生率。

被动吸烟即俗称"吸二手烟",是指在工作和生活中,吸烟者在吸烟时,周围的人们不自觉地吸入香烟中的尘粒以及各种有毒有害物质的过程。而在实际生活中,这种情况是普遍存在而且往往是不容易避免的。

大家可能或多或少都了解一些被动吸烟的危害,但是其机制却不为人所知,也没有引起公众的普遍重视。因此一些并不吸烟却长期接触二手烟的女性,在出现咳嗽、咳痰后,常常不能意识到问题的严重性,一直等到明显的呼吸困难等症状出现才到医院就诊,这时可能就已经错过了诊疗疾病的最佳时期。

目前研究发现,被动吸烟对人体产生的危害要比我们预想的更加严重。被动吸烟的成人患慢阻肺的概率比未被动吸烟的人高出 10%～43%,而患肺癌的概率更是高出 6 倍之多!据世界卫生组织估算,每年全球有 20 万人因为在办公室吸二手烟而死于相关疾病。

吸烟者在吸烟时,把大约 70% 的烟雾吐到了空气中,周围人就被强迫"分享"了这些烟雾,这些吐出的烟雾中所含有的有害物质的浓度可一点都不比吸烟者自己吸入的少,甚至有些物质的含量还要更高,比如烟焦油、苯并芘以及一氧化碳等。

　　吸烟为什么会导致慢阻肺呢？我们从两个层面来说这个问题，首先烟草是所有人都熟知的东西，它几乎天天出现在我们的日常生活中，甚至是很多人一生都难以割舍的"亲密伙伴"。我国是世界上最大的烟草生产国和消费国，"饭后一支烟，快活似神仙"，可见中国人对于烟草的"情有独钟"。据估计，从现在到 2050 年，我国将会有 1 亿人死于吸烟引起的相关疾病，其中一半的人将在中年时期（30～60 岁）死亡。2004 年，英国科学家指出，每年吸烟者排出的香烟烟雾要比全球汽车排放的尾气还要多 10 倍！并且，香烟在室内环境中造成的空气污染是在室外环境时的 15 倍！这些骇人听闻的数据值得我们深深思考和反省。吸烟可以导致多系统病变，其中尤其以呼吸系统为主。

　　目前已知的卷烟中的化学成分有 2500 多种，这些燃烧后产生复杂的物理、化学变化，并且释放出 400 多种致癌物质，还有 10 余种促进癌症生长的物质。其中最可怕的两大杀手就是我们熟知的"尼古丁"和烟焦油。

　　尼古丁，其学名叫作烟碱，是一种无色透明、味苦难闻的油质液体。它的挥发性很强，能迅速地溶解在水中和酒精中，并且极易通过口、鼻、支气管黏膜被人体吸收，甚至黏在皮肤表面的尼古丁也会很快渗入到体内。尼古丁具有很强的成瘾性，会使人对其产生依赖。大剂量的尼古丁会导致恶心呕吐，血压升高，食欲降低，心跳加速，严重时甚至可以致人死亡。研究显示，一支香烟中所含的尼古丁可以毒死一只小白鼠。如果将一支雪茄或者三支香烟中的尼古丁一次性注入人的静脉中，人在 3～5 分钟就会死亡。正是由于尼古丁具有很强大的毒理作用，因此它也是农业杀虫剂的主要成分。也许有人会说，很多吸烟者吸的量可是远远大于 60 支的，那么，他们怎么没有中毒死亡呢？这是因为烟卷中尼古丁很大程度上被香烟烟雾中的甲醛中和了，尼古丁其实是分批、间断、缓缓地进入人体中的，所以吸烟者才不会发生急性中毒现象。此外，长期吸烟者已经对尼古丁产生了一定的耐受性，就像我们刚刚进入到有臭味的房间时，会觉得刺鼻难闻，但是一段时间后你的嗅觉就会慢慢适应，以至于闻不到那种刺鼻气味了。我们的身体也是这样，长期接触尼古丁后，就慢慢地对于它的毒力不敏感。

　　烟焦油，它主要存在于香烟的过滤嘴内，是一种棕色的油质液体。它是一种成分非常复杂的混合物,其中99.4%的成分是有害的。卷烟中烟焦油的含量非常小,但是它对人体的危害是整支香烟中最大的。长期吸烟使得烟焦油在呼吸道日积月累,对呼吸道产生越来越大的毒害作用。而烟焦油的生成并不是一定的,它与单位时间内吸过滤嘴的次数成正比。也就是说,同一时间内,吸的越频繁,烟焦油的产生量就越多。例如每分钟吸三口烟产生的烟焦油量要比每分钟吸一口烟多出近一倍。烟焦油既含有0.2%的致癌物质,还含有0.4%的促癌物质,因此,它对于呼吸道恶性肿瘤的发生具有不可推卸的责任。单从烟焦油的危害来看,每日吸30支烟就相当于每年进行300次X线胸部透视所释放的总射线量对人体产生的伤害。

既然烟草的危害如此之大,为什么还有那么多的吸烟者呢?这是"烟草上瘾"惹的祸。有研究在对大量吸烟者进行调查后发现,90%的人知道吸烟有害健康,而60%的人表示有意愿控制吸烟数量,近50%的人在未来一年内有戒烟的计划。可是为什么很少有人真正做到呢?这是因为,吸烟者已经对香烟中的尼古丁"上了瘾"。简单来说,香烟之所以难戒的关键就在于吸烟者很难克服自身对于尼古丁的依赖性。很少有人知道,这种依赖性其实本身就是一种疾病。世界卫生组织在1997年就已经将尼古丁依赖列入了国际疾病分类中。这种疾病单靠毅力是很难戒除的。因此,香烟的成功戒断率仅仅只有3%,并且极易复吸,戒烟者不但要克服戒烟带来的身体不适,更要克服心理依赖。与其说尼古丁依赖是生理疾病,还不如说它更是一种心理疾病。

(2)空气污染:空气中常见的有害气体有一氧化碳、二氧化氮、二氧化硫、一氧化氮、甲醛、氨气、氯气、氰化氢等。有害气体是指在一般或一定条件下有损人体健康,或危害作业安全的气体,包括有毒气体、可燃性气体和窒息性气体。空气中的烟尘或二氧化硫明显增加时,慢阻肺急性发作显著增多。其他粉尘也会刺激支气管黏膜,使气道清除功能遭受损害,为细菌入侵创造条件。几种常见的有害气体与慢阻肺的关系:

(1)硫氧化物主要来源是燃烧含硫的煤和石油而产生的气体。在冶炼厂、硫酸厂等生产过程中,可排放大量的硫氧化物气体。二氧化硫是无色、具有恶臭的刺激性气体,当吸入浓度为5 mg/m³时,鼻腔和呼吸道黏膜都会出现刺激感,发生呼吸不畅;当二氧化硫浓度达30 mg/m³时,可使呼吸道深部发生炎症,咳嗽,甚至引起肺水肿等。

(2)二氧化氮是红棕色气体,对呼吸器官有强烈刺激,能引起急性哮喘病。研究表明,二氧化氮会迅速破坏肺细胞,可能是肺气肿和肺肿瘤的病因之一。

(3)甲醛污染。甲醛来源于大量使用黏合剂的地方,如各种人造板材(刨花板、纤维板、胶合板等),新式家具,墙面、地面的装饰铺设,都会有甲醛释放。某些化纤地毯、油漆涂料也含有一定量的甲醛。据统计,装修污染物的释放长达1~15年。正常的开门开窗式的放味,实际上是不能去除因装修所产生的有害气体及异味的。甲醛有一股难忍的刺激性异味。对呼吸道黏膜、口咽黏膜及眼部有刺激,可引起头痛、咳嗽、流泪,长时间接触可以引起恶心、呕吐,长期慢性刺激可出现精神不安,注意力不集中、记忆力减退甚至引起肿瘤。

(4)氨。写字楼和家庭室内空气中的氨,主要来自建筑施工中使用的混凝土外加剂和室内装饰材料。氨有一股臭味,直接接触可引起失明、皮肤损伤,在密闭场所会引起喉、气管痉挛,呼吸停止;低浓度时,可引起黏膜刺激感、头痛、恶心及呕吐等。

大气中经常有直径2.5~10 μm的悬浮颗粒物,即 $PM_{2.5}$ 和 PM_{10} 可能与慢阻肺的发生有一定关系。那么什么是悬浮颗粒物?悬浮颗粒物(SP),即总悬浮颗粒,又称总悬浮颗粒物。指悬浮在空气中的空气动力学当量直径≤100 μm的颗粒物。同类的其他简称常见的有 TSP、PM_{10}、$PM_{2.5}$ 等,它们都是指粉尘颗粒。它主要来源于燃料燃烧时产生的烟尘、生产加工时产生的粉尘、建筑和交通扬尘、风沙扬尘以及气态污染物经过复杂物理化学反应在空气中生成的相应的盐类颗粒。

总悬浮颗粒物是大气质量评价中的一个通用的重要污染指标。对人体危害最大的是10 μm以下的浮游状颗粒物,称为飘尘(后改称为可吸入颗粒物)。其中 $PM_{2.5}$ 对人体健康影响最大,$PM_{2.5}$ 是指大气中直径小于或等于2.5 μm的颗粒物,也称为可入肺颗粒物。因为 $PM_{2.5}$ 颗粒细小,容易沉积在呼吸道和远端的肺泡中,对肺泡的损害有协同作用,另外其还可以通过血管到达远端器官,例如脑组织和生殖系统,从而造成靶器官的损害,引起全身性疾病。研究表明,慢性呼吸道炎症、肺气肿、肺癌的发病与空气颗粒物的污染程度明显相关,当长年接触颗粒物浓度高于0.2 mg/m^3 的空气时,其呼吸系统病症增加。

美国心脏协会预测,仅在美国,被 $PM_{2.5}$ 颗粒污染的空气就导致每年约 6 万人死亡。

室内污染是指室内存在可以释放有毒物质的污染源或者由于室内通风不佳,导致室内空气中有毒物质的含量和种类超标,从而对人体产生毒害作用,引发人体一系列不适症状。室内污染主要包括以下几个来源:建筑、装饰材料以及日用化学用品等释放出来的一氧化碳、二氧化碳、甲醛、苯等化学性污染;农村地区烧柴、烧煤取暖做饭所产生的粉尘、烟雾等物理性污染;生活垃圾、空调、室内植物、宠物、地毯等产生的细菌、螨虫、毛屑等生物性污染。有研究表明,对于不吸烟的农村女性来讲,烧饭产生的油烟是她们患慢阻肺的最重要因素。

（3）职业性粉尘和化学物质:当职业性粉尘(二氧化硅、煤尘、棉尘和蔗尘等)及化学物质(烟雾、变应原、工业废气和室内空气污染等)的浓度过高或接触时间过久,均可导致慢阻肺的发生。接触某些特殊物质、刺激性物质、有机粉尘及变应原也可使气道反应性增加。

在某些职业当中,劳动者会长期暴露于一些化学、物理以及生物危险因素环境下,从而对人体,尤其是呼吸系统造成一定的危害,这些危险因素我们称之为职业性危险因素。常见的职业性危险因素有粉尘、烟雾等颗粒性物质,以及二氧化硫等有害化学气体成分。而对人体所产生的危害通常统称为职业危害,如教师吸入粉笔粉尘、厨师吸入油烟、采矿工人吸入煤尘、锯木工人吸入木屑等,都属于职业危害范围。

我们熟知的"矽肺"就属于一种职业危害病。它是由于长期大量吸入游离二氧化硅粉尘而导致的一种最常见、最严重的职业病。目前发现可以导致这种疾病的职业有 28 种,几乎包括了所有工业类行业,比如煤炭、石油、天然气、金属、建筑、化学肥料、橡胶、玻璃、陶瓷、石灰、砖瓦、炼钢、冶金以及机械工业,等等。很多"矽肺"患者到后期都会形成慢阻肺。

（4）生物燃料烟雾:生物燃料是指柴草、木头、木炭、庄稼杆和动物粪便等,其烟雾的主要有害成分包括碳氧化物、氮氧化物、硫氧化物和未燃烧完全的碳氢化合物颗粒与多环有机化合物等。使用生物燃料烹饪时产生的大量烟雾可能是不吸烟妇女发生慢阻肺的重要原因。生物燃料所产生的室内空气污染与吸烟具有协同作用。

（5）感染：呼吸道感染是慢阻肺发病和加剧的另一个重要因素，病毒和/或细菌感染是慢阻肺急性加重的常见原因。成年时肺功能降低及呼吸系统症状的发生与有关。

反复的呼吸道感染是慢阻肺发生的一个重要因素。呼吸道感染可以由病毒、细菌、支原体、衣原体病原微生物引起，反复发作可以引起气道损伤，导致气流受限。同时呼吸道感染还是慢阻肺急性加重的最重要因素。

（6）社会经济状况：慢阻肺的发病与患者的社会经济状况相关，室内外空气污染程度不同、营养状况等与社会经济地位的差异也许有一定内在联系；慢阻肺的发病也与低体重指数有关，体重指数越低，慢阻肺的患病率越高。吸烟和体重指数对慢阻肺存在交互作用。

三、慢阻肺的好发季节

同很多疾病一样，慢阻肺也有其易发季节。一般来讲，慢阻肺在冬春季节容易发作，其原因是多方面的：

其一是因为冬季寒冷，人体机体抵抗力下降，呼吸道防卫能力减弱，使得病原微生物有机可乘，侵犯机体，导致呼吸道感染，引发慢阻肺的发生或者急性加重。慢阻肺患者在冬季要特别注意保暖，避免着凉感冒。

其二，冬季雾霾天气较多。一般来说，当能见度小于 10 千米就属于雾霾天气，5～8 千米属于中度雾霾，3～5 千米属于重度雾霾天气，小于 3 千米则是严重雾霾天气。"霾"主要由平均直径只有 0.31 微米的细粒子大气溶胶组成，这些大气溶胶大部分可被人体吸入，并在肺部和气道沉积，引发慢阻肺。在雾霾天气里，慢阻肺患者最好减少户外运动，特别是雾大的早晨不宜外出，因为这时空气中的有害物质较多，慢阻肺患者可能会因为吸入这些有害物质而诱发慢阻肺急性加重，导致呼吸困难甚至危及生命。

其三，由于"温室效应"的影响，暖冬现象逐渐引发了人们的关注。由于暖冬气温比正常冬季气温高，这就使各种病菌、病毒繁殖活跃，容易引发流感、咽喉炎等，从而使慢阻肺患者病情发作或加重。

其四，由于冬季烧煤、烧炭取暖增多，且开窗通风较少，因此室内空气质量较差,这也是慢阻肺发生及加重的危险因素。

除冬季之外,慢阻肺也好发于春季。与冬季一样,人体在春季也易发呼吸道感染,尤其是病毒感染,此外,春季发病还和过敏因素有关。

我国过敏性疾病患者占人口总数的1/3。由过敏引发的疾病多种多样,如过敏性皮炎、过敏性紫癜、过敏性鼻炎和过敏性哮喘等。我国也是全世界过敏性疾病死亡率最高的国家。其中过敏性鼻炎和过敏性哮喘的发病率占所有过敏性疾病的35%,而这两者与慢阻肺的发生具有非常密切的关系。对于这两种疾病大家应该不陌生。

四、慢阻肺的高危人群

哪些人更容易患慢阻肺呢? 某些具有一定特点的人群,他们患某种疾病的概率要比其他人更高,这些人就叫作患这种病的高危人群。慢阻肺的高危人群如下:

(1)吸烟者或长期接触"二手烟"的人群。

(2)40岁以上中老年人。

(3)长期从事接触粉尘、有毒有害化学气体、重金属颗粒等工作的人,比如煤矿工、纺织棉纱工、谷物种植者、金属冶炼工、教师、环保清洁员、化工制造者、厨师、工地建筑工等。

(4)空气污染严重的地区的居民,尤其是二氧化硫等有害气体污染的地区。

(5)患有某些特定疾病(如支气管哮喘、过敏性鼻炎等)的人群。

(6)在婴幼儿时期患过下呼吸道感染的人群。

(7)维生素A缺乏或者胎儿时期肺发育不良者。

(8)直系亲属中有慢阻肺患者的人。

(9)居住在气候寒冷、潮湿地区以及使用燃煤、木柴取暖的人群。

(10)营养状况较差,体重指数较低的人群。

具有以上这些特点的人群均属于慢阻肺的高危人群。如果您也符合以上某些条件,那么就请注意,尽量避开这些危险因素或及早着手进行防治,做到未病先防。

五、慢阻肺对人体器官组织的危害

患慢阻肺后,会出现咳嗽、咳痰、呼吸困难等,还可能并发气胸、肺心病、肺癌等,严重时甚至导致呼吸衰竭。它虽然归于呼吸系统疾病,但是也会对全身多个脏器、多个系统造成损伤,使患者的生活质量大大降低,严重损害患者的生命健康。

(一)呼吸系统损害

慢性进行性不完全可逆性气流阻塞是慢阻肺的病理生理特征。呼气流速的降低与小气道纤维化和狭窄、肺泡弹性回缩力降低和维持小气道开放肺泡支持结构破坏有关。此属于不可逆阻塞。而慢阻肺也存在不同程度的可逆阻塞,如支气管内炎症细胞浸润、黏液和浆液的渗出、平滑肌痉挛等。慢阻肺患者的肺脏由于慢性炎症、蛋白酶和活性氧等引起的弹性纤维组织的破坏,使肺脏的弹性回缩力减小和外周气道远端气腔扩张,肺容积增加,表现为肺气肿。慢阻肺气道的阻塞和肺组织弹性减退,导致用力快速呼吸过程中呼气流速受限,可引起最大通气量的显著下降。最大通气量是反映慢阻肺患者肺脏功能储备的可靠指标。慢阻肺患者最大中期呼气流速也是明显降低,正常人静息呼吸的呼气流速明显低于最大呼气流速,有较大的储备。而严重肺气肿的患者静息呼气的流速已接近最大呼气流速,为了提高流速,必须将流速容量环向左移位(高容量段),因为在较高肺容量下进行静息呼吸可使气道扩张,以降低气道阻力。但由此而使吸气肌纤维初长度减少,吸气肌力下降。横膈低平使曲率半径增大,膈肌收缩力也减弱。因而,最大呼气流速-容量曲线向容量轴凹陷,不同容量段最大呼气流速均减低,以接近残气位时流速降低最为明显。而最大呼气流速的降低往往不明显,主要表现为呼气费力。

慢阻肺可导致肺过度充气。肺容量增加反映肺过度充气,肺过度充气通常是指平静呼气末肺容积超过正常水平的功能残气量。依据其发生机制,可将肺过度充气分成静态过度充气和动态过度充气。静态过度充气主要与慢阻肺肺脏弹性回缩力降低有关。慢阻肺肺脏由于慢性炎症、蛋白酶和活性氧等引起的弹性纤维组织的破坏,使肺脏的弹性回缩力减小和外周气道远端气腔扩张,结果肺脏的压力-容积(P-V)曲线左移,使得一定肺容积改变引起的弹性回缩力变化低于正常肺脏。肺弹性减退和 P - V 曲线的左移导致肺脏和胸廓弹性回缩力之间的平衡发生改变,在呼气末需要更大的肺容积以增加内向性回缩力来对抗胸廓的外向性扩张力,结果功能残气量或呼气末肺容积增加,临床表现为肺气肿。静态肺过度充气主要见于慢阻肺后期以及 a-抗胰蛋白酶缺乏的患者中。动态过度充气与静态过度充气相比,动态过度充气可发生在所有慢阻肺患者,是引起肺容量增加的最常见原因,也是慢阻肺病理生理的核心部分。动态过度充气由于患者气流受限和呼气所需时间延长等原因,在吸入潮气尚未完全排空之时下一次吸气已经开始,引起肺内动态气体潴留,此时的功能残气量或呼气末肺容积不再处于肺胸弹性回缩力方向相反数值相等的平衡点,而是处在因功能残气量增加产生的一个呼气末正压水平上。动态过度充气可以产生静态过度充气的基础之上,也可以独立发生。动态过度充气形成机制主要与呼气受限和呼气频率有关。慢阻肺由于支气管壁的炎症、黏液分泌增加与痰栓形成、支气管痉挛等,使气流阻力增加,加上肺实质的破坏,使支撑小气道的肺泡隔破坏,呼气过程中由于小气道失去有效的支撑而被压缩甚至闭塞,引起呼气受限。呼气受限使得呼出一定量气体所需时间延长。动态过度充气在慢阻肺急性加重期或运动后加剧,患者休息减慢呼吸频率后减轻。与正常人相比,慢阻肺患者增加通气的能力明显减退。动态过度充气具有可逆性,因而成为许多药物治疗慢阻肺的作用靶点。

慢阻肺可导致气流受限。人的呼吸道与外界是相连的,一个成年人在休息状态下每天约吸入 1.2 万升的新鲜空气。吸烟和自然环境中的多种有害物质如细菌、病毒、刺激性烟雾、粉尘、尘螨、大气污染、冷空气等可随呼吸运动进入人体,可以损害支气管、肺组织,从而产生炎症改变。那么,气流受限是如何发生的呢? 原因在于人体的气道对不同有害颗粒和有害气体刺激下引发的异常炎症反应。长期的慢性炎症刺激导致了支气管黏膜肥厚,纤体增生并产生较多的痰液,晚期支气管扭曲变形、管腔变细,痰液排出不畅,进一步阻塞管腔,最终形成气流受限,这就使得慢阻肺患者感到气促,呼吸困难。慢阻肺对肺功能的影响,正常成年人从 35 岁开始肺功能逐渐减退,但慢阻肺患者肺功能减退速度明显较普通人快。肺功能主要包括肺容积、通气功能和肺弥散功能等。肺功能受损则血液中的氧气含量减少,缺氧会影响机体重要脏器的功能。慢阻肺肺功能的最早改变是通气功能下降,主要是呼出气体流速变慢,表现为第一秒用力呼气量(FEV)和用力肺活量(FVC)的比值降低,第一秒用力呼气量绝对值占预计值的百分率也降低。疾病晚期,由于肺功能的显著下降,血液中的氧含量下降到一定程度,从而发生呼吸衰竭。除了肺功能下降之外,慢阻肺的患者在炎症等危险因素的作用下,支气管的组织结构遭到破坏,支气管腔狭窄,气流受限。肺组织是由无数个小的,形状像气球样的肺泡组成,正常状况下,肺泡在吸气时扩大,呼气时缩小,伸缩的弹性良好。但是在慢阻肺的患者中,由于支气管腔的狭窄,吸气时支气管扩张,气体进入肺泡相对容易;呼气时支气管缩小,气体呼出困难,肺泡内残留的气体增多,使得肺泡长期扩张处于过度充气的状态,导致肺泡弹性下降甚至肺泡破裂,发生肺气肿,肺功能受损,形成桶状胸。

(二)心血管系统损害

心血管系统疾病是慢阻肺患者最常见的死因。心脏是肺的邻居,在功能上二者也密不可分。心脏将血液射入肺部,在肺内进行"血液净化"后再进入心脏,最后被心脏泵到全身各个部位。但是慢阻肺患者的肺血管被大量破坏,流进肺的血液也就相应减少,心脏往肺射血时的阻力也会大大增加。这样,心脏为了能够将充足的血液射入到肺内,就必须"更加用力",这时的心脏就处于"过度劳累"状态。久而久之心脏就负荷不了如此大的劳动强度,就会因"过度疲劳"而"生病"了。这种心脏病是由于肺的病变导致的,也就说我们通常所说的慢性肺源性心脏病,简称"肺心病"。此外,慢阻肺患者也常常会出现动脉粥样硬化的病变,同时由于通过肺的血液减少,导致肺泡与血液之间的气体交换功能随之降低,血液中携带的新鲜氧气的含量也相应减少,这样慢阻肺患者的心脏就会长期处于缺氧状态,出现心律不齐、心肌缺血等症状。

(三)全身疲乏无力

我们身体运动所需要的能量离不开氧气的供给,而慢阻肺患者肺通气、换气功能大大降低,有效的气体交换减少,使得血液中含氧量降低,因此,慢阻肺患者全身组织长期处于缺氧状态。肌肉、骨骼等组织供氧不足,活动强度降低。另外,当人体感到呼吸困难时,机体各组织器官又必须加倍努力地"工作",比如加快呼吸频率、加强呼吸深度等,在一定程度上弥补缺氧所带来的不足。但是,加倍"工作"所引起的后果就是肌肉、骨骼等组织的耗氧量大大增加。这样便形成了一种恶性循环。因此,慢阻肺患者常常会感觉疲劳乏力,劳动强度降低。其实肌肉、骨骼等组织必须经常活动才会越来越强壮,但是有很多慢阻肺患者为了避免喘息、气促等症状的发作,会刻意减少体力活动,有些严重者甚至一动就喘,以至于完全丧失了活动能力,这样就使得这些患者的肌肉、骨骼长期"闲置",得不到有效的锻炼,长期下去,必定会导致肌肉萎缩,更加无法活动了。

(四)骨质疏松

骨骼是越练越强韧的,但是很多慢阻肺患者由于缺少体力活动,从而导致骨骼长期废用,得不到很好的锻炼;再加上感染、长期吸烟、食欲降低、营养不良以及长期进行激素治疗等因素,使得骨质疏松在慢阻肺患者中较为多见。

(五)消化性溃疡

慢阻肺是一种长期消耗性疾病,大多数患者都会出现体重下降、食欲减退的现象。有尸检报告显示,有18%～30%的慢阻肺患者并发胃溃疡。但是导致这种现象的具体原因目前还不是十分明确。中医学有"肺病及脾"的认识,在治疗肺系疾病的同时也会适当加入健脾养胃的药物,以帮助患者扶助正气。

(六)睡眠呼吸障碍

睡眠呼吸障碍是指患者在睡眠状态下出现的呼吸频率、呼吸深度等异常现象,其中最常见的就是睡眠呼吸暂停综合征。夜间睡眠时,呼吸持续停止超过10秒,就可以被认为是睡眠呼吸暂停综合征。此时,由于呼吸停止,气体交换中断,人体血液中的氧气含量减少,机体就会处于缺氧状态。如果这种现象频繁发生,每小时出现5次以上,或者在7小时的睡眠过程中出现30次以上,那么久而久之就会造成严重后果,诱发冠心病、高血压、肺心病,甚至猝死等。我们正常人在睡眠时,由于机体处于"休眠"状态,组织代谢降低,需氧量就相应减少,因此呼吸次数就会有所降低,肺通气减少;但对于慢阻肺患者来说,原本的肺通气功能就比正常人差,在睡眠时由于呼吸频率的降低,就导致肺通气减少的幅度更加明显。尤其是当患者清醒状态下,血液中的氧气含量原本就不足时,他在睡眠过程当中,血氧含量会进一步下降,这是非常危险的。

（七）精神抑郁、焦虑

慢阻肺是一种慢性疾病，过程通常迁延数十年，患者长期承担着疾病所造成的痛苦，不能进行正常的工作和生活，且经济负担巨大；加之肺内的一些细胞因子对情绪有着重要的影响，这样一来，由于多方面因素的影响就会导致慢阻肺患者长期处于精神抑郁、焦虑状态。而抑郁和焦虑等不良情绪也会给疾病的治疗带来负面影响，从而形成恶性循环。

据报道，慢阻肺患者中焦虑和抑郁的发生率比普通人高得多。许多患者也许尚未确诊或者只有轻微的症状。抑郁焦虑的发生可能是由于慢阻肺的慢性迁延，导致患者劳动力丧失，生活不能自理，社会活动受限，家庭负担增加，长期就医使经济拮据等处境。另外，由于慢阻肺患者的焦虑可增加机体的氧耗量，抑郁情绪则使患者机体免疫功能以及对医生治疗措施的配合性下降，所以可加重患者的症状，如胸闷、呼吸困难症状的主观感受加重，而胸闷、呼吸困难反过来又影响情绪，从而形成恶性循环。

六、慢阻肺继发肺部感染的主要因素

慢阻肺患者常常容易继发肺部感染，表现为咳嗽、咳脓痰，甚至还会有发热症状，那么罹患慢阻肺的患者为什么会容易继发感染呢？其原因是：

（1）自身因素：慢阻肺患者多为中老年人，免疫力及抵抗力均低下，容易导致反复的肺部感染。

（2）糖皮质激素的不合理应用：慢阻肺的患者许多需要长期使用激素，导致患者免疫力下降或免疫功能紊乱，继发肺部感染。

（3）并发症的出现：尤其是肺心病、肺性脑病、慢性呼吸衰竭及应激性疾病等，均会增加肺部感染的机会。

（4）广谱抗生素的广泛应用：抗生素是医院应用最广泛的药物，抗生素诱发真菌感染等是患者在院内肺部感染的主要原因。

（5）住院时间长，患者之间、医患之间容易交叉感染。

（6）气管插管、呼吸机的长期使用，使气道暴露机会增多，增加感染机会。

七、日常生活与慢阻肺的关系

慢阻肺是一种常见疾病，那么我们人类的日常生活与慢阻肺是否有关系呢？

(1)饮食是人类赖以生存的基本物质条件之一,饮食不仅为人类提供了构成人体和维持人体生命基本生命活动的物质。《素问·生气通天论》总结道:"是故谨和五味,骨正筋柔,气血以流,腠理以密,如是则骨气以精,谨道如法,长有天命。"饮食五味是保证机体脏腑器官进行正常功能活动的物质基础,人之精、气、血、津液皆来源于水谷之精微,饮食可调和阴阳,平衡脏腑,补益气血,调神畅志。而且饮食的合理与否还影响了脏腑的生理功能,直接或间接地导致了疾病的发生。

不良的饮食习惯导致营养不均衡,不仅损害肺功能,还会削弱机体免疫机制,使慢阻肺患者更容易出现呼吸道感染,引起急性加重;相反,慢阻肺患者由于呼吸时能量消耗增加、组织缺氧、反复感染、消化吸收功能障碍,也会导致营养不良。有资料表明,有 1/4 以上的稳定期慢阻肺患者体重低于理想体重,住院的慢阻肺患者中,有 50% 以上的患者有营养不良。如此反复,形成恶性循环,使得病情逐渐加重,可见良好的饮食习惯对慢阻肺患者的重要性。

因此,营养不良的慢阻肺缓解期患者必须进行营养补充,调整饮食。即使无明显症状,也应提倡健康饮食。有报道发现,慢阻肺患者在平静状态下,其能量消耗较正常人高出 20%～40%;若在体力活动状态下,其能量消耗还会进一步增加。因此,合理调配好膳食,保证营养就显得尤为重要。慢阻肺患者应该在做到膳食平衡的基础上,适当增加蛋白质、碳水化合物、维生素 A、B 族维生素、维生素 C、维生素 E 和锌、铁、钙等营养素的摄入,以保证身体的需求,多吃水果、蔬菜及富含蛋白质的食物,如鱼、鸡蛋、牛奶等。

(2)对于轻、中度缓解期慢阻肺患者来说,一般可通过膳食补充增加营养。而无法正常饮食的重度营养不良患者,可选用经胃管或静脉给予高营养物质。对食欲不好、消化吸收差的患者,必要时可静脉输入脂肪乳、多种氨基酸等,有助于改善机体营养状况,提高机体的免疫力,促进康复。

不吃辛辣等刺激性食物。因为辛辣食品均可使气管、支气管扩张,使呼吸道黏膜充血、水肿及黏液等分泌物增多,甚至导致气管及支气管平滑肌痉挛,轻则使咳嗽增加,痰量增多;严重者往往造成呼吸道通气障碍而出现气喘、呼吸困难、发绀等,使病情加重。糖类及含糖较高的食品,因其在代谢过程中易产生较多的二氧化碳,增加肺部的排气负担,减少氧的有效利用,故也应该减少食用。此外,痰饮较多的虚寒性患者,也不宜食用生冷瓜果之品,如西瓜、苦瓜等;痰热型患者不宜食用煎、炸、炙食品。生枣、石榴食之令人气壅生胀,均不宜食用。

(3)运动是生命的动力,运动可以带来很多益处。但是慢阻肺患者运动时常会加重呼吸困难,所以,许多患者认为自己不适宜做运动,也有很多慢阻肺患者因为害怕自己会喘不过气,而不运动。这是不正确的。

慢阻肺患者在疾病的初期,肌肉具有正常的收缩功能,跟正常人并没有太大的差别,但是,由于气促而减少了运动,有的患者甚至连续几年不运动,引起全身特别是肌肉的功能状态低下。肌肉功能低下的患者在运动时将需要大量的氧气和能量,所以很快就觉得疲劳,其结果将进一步增加对呼吸器官的负担,呼吸困难也就更重了。呼吸困难限制了患者的活动,活动减少使得身体的适应能力下降,病情加重使活动进一步受限,导致恶性循环。以上状态长期持续存在容易引起低氧血症、红细胞增多症、肺心病和心力衰竭等并发症,影响患者的生活质量。

慢阻肺患者是可以运动的,而且慢阻肺患者做适当的运动有利于改善呼吸循环功能,促进血液循环,改善心脏和肺脏的功能,缩短恢复所需要的时间,控制慢阻肺。但劳则气耗,关于运动量多大、多少合适,目前缺乏这方面的循证医学研究,只是简单提出了不建议过量运动。何谓过量?大致是使自己感到特别疲乏的运动就叫过量,适当的运动还是主张坚持的。并且,应该注意在饭后一小时或半小时后进行运动,运动前不宜饮水,在寒冷、炎热、潮湿气候状态下不宜运动。

(4)中医认为,正气虚损、痰瘀互阻、本虚标实为慢阻肺的主要病机特点。也就是说正气虚损是慢阻肺的主要病机之一。《灵枢·本藏》:"卫气者,所以温分肉、充皮肤、肥腠理、司开合者也。""卫气充则分肉解利,皮肤调柔,腠理致密矣。"即指皮肤的屏障防卫功能,正气虚则卫气不足,机体皮肤腠理稀疏,人易感寒而发为感冒。可见感冒也是由于正气虚损、卫气不足而致。加上慢阻肺患者本身正气虚损,抵抗力不足,对外界自然条件的变化无法适应,很容易反复发作感冒。《诸病源候论·咳逆短气候》说:"肺虚为微寒所伤则咳嗽,嗽则气还于肺间则肺胀,肺胀则气逆,而肺本虚,气为不足,复为邪所乘,壅痞不能宣畅,故咳逆、短气也。"说明肺胀的形成,不仅与肺气虚有关,而且也与六淫之邪反复入侵有关。肺为娇脏,外邪无论从口鼻,还是从皮毛入侵,都易袭肺,而致慢阻肺病情加重。西医学认为,慢阻肺急性加重多与感染因素有关。总结来说,慢阻肺患者正气不足,容易感冒,而感冒容易引起慢阻肺的急性加重,使得病情恶化。

(5)慢阻肺患者肺功能减弱,常并发多器官功能减弱,主动咳嗽排痰能力极差,易导致肺部反复感染。一旦感染后由于患者机体免疫力低下,往往导致感染的进一步加重,药物难以选择,临床上常难以控制,最终引起急性发作。慢阻肺患者频繁急性加重可加速肺功能的减退,而肺功能减退又使患者易发生肺部感染,形成恶性循环。因此,细致地观察病情和早期积极的预防是避免感染的重要措施,打断感染—肺功能恶化—再感染的恶性循环,改善患者的生活质量。

第二章　慢性阻塞性肺疾病的临床表现和诊断

第一节　慢性阻塞性肺疾病的临床表现

一、慢阻肺的症状

(一)慢性咳嗽、咳痰

通常为首发症状,往往连续数年。初起咳嗽间歇性,早晨较重,以后逐渐发展到早晚或者整日均有咳嗽,但夜间咳嗽并不明显。每当吸烟或遇到冷空气或其他刺激性烟雾、粉尘时,更容易引起咳嗽。气候多变或寒冷季节时易发作,多数发展为全年咳嗽,但以寒冷季节为严重。少数病例咳嗽不伴有咳痰;也有少数病例虽有明显气流受限但并无咳嗽症状,由于咳嗽时间长,症状轻,往往易被忽略。

咳嗽和咳痰症状往往互相伴随,咳嗽后通常咳出少量黏液性痰,初起时痰量少,且多为无色、半透明的黏液性痰,每日痰量不一,部分患者在清晨痰量较多;并发感染时痰量大量增加,常有脓性痰。

慢性咳嗽、咳痰常常先于气流受限许多年存在,但并不是所有的咳嗽、咳痰症状的患者均会发展成为慢阻肺。

咳嗽是机体的一种防御动作,通过咳嗽可以清除呼吸道分泌物以及气道内异物,当呼吸道黏膜受到异物刺激或由于其他原因引起的分泌物增多时,即可导致咳嗽,将气道内的分泌物排出体外,称为咳痰。当耳、鼻、咽、喉、支气管、胸壁、肺等器官或脏器由于炎症、瘀血、物理、化学等因素,刺激迷走神经、三叉神经及舌咽神经所支配的黏膜时皆可引起咳嗽。并发感染时痰量增多,常有脓性痰。

（二）呼吸困难

这是慢阻肺的标志性症状，是使患者焦虑不安的主要原因。慢阻肺患者呼吸困难的症状呈进行性加重，随病情的发展逐渐加重。初发病时，并无呼吸困难的感觉，很多人自以为是年龄因素造成，以后可能自觉胸闷或呼吸费力，容易产生疲劳感。因此，活动量逐渐减少，不能负担较重的体力劳动，外出或者社交活动减少，到后来甚至发展到走平路，或者静坐时也会喘。慢阻肺患者也会出现阵发性喘憋加重，伴有胸闷不适，多发生在急性感染加重时。少数患者则可同时存在支气管哮喘。

呼吸困难是指患者主观感到空气不足、呼吸费力，客观上表现为呼吸运动用力，严重时出现张口呼吸、鼻翼扇动、端坐呼吸，甚至气急，并且可有呼吸频率、深度、节律的改变。

因为肺部长期处于发炎状态，肿胀的呼吸道及分泌过多的痰液，严重阻碍了气体的流通。空气吸不进来，又吐不出去，使得慢阻肺患者呼吸的每一口气都非常辛苦，患者像是长时间被掐紧了脖子一样难受。这是因为，炎症等危险因素使支气管的组织结构遭到破坏，支气管腔狭窄，气流受限。正常状况下，肺泡在吸气时扩大，呼气时缩小，伸缩的弹性良好。但是在慢阻肺的患者中，由于支气管腔的狭窄，吸气时支气管扩张，气体进入肺泡相对容易；呼气时支气管缩小，气体呼出困难。换气的不足已经难以满足身体所需的氧气，用力呼吸时耗费的能量又增加了身体对氧气的需求，同时也提升了体内二氧化碳的代谢，却又因为吐气困难而无法排出，二氧化碳滞留，不仅使患者呼吸困难，同时也增加了呼吸性酸中毒的危险性。

但是出现呼吸困难不一定就是慢阻肺，呼吸困难的病因包括肺源性呼吸困难、心源性呼吸困难、中毒性呼吸困难、神经精神性呼吸困难以及血源性呼吸困难等。

1. 肺源性呼吸困难

其呼吸困难主要由于胸廓或者肺部疾病引起，例如上呼吸道的病变：咽后壁脓肿，喉及气管内异物，喉水肿，白喉，喉癌。气管或者大支气管受压或狭窄：甲状腺肿瘤、淋巴结肿瘤、主动脉瘤压迫支气管，支气管分支狭窄等。肺组织的病变：肺炎、肺结核、肺气肿、肺癌。肺受压：胸腔积液、积气。肺的收缩或扩张困难:胸膜粘连、肺纤维性变、肺不张。胸廓的运动以及呼吸肌功能障碍：各种引起胸廓运动受限、呼吸肌以及膈肌麻痹的疾病。

2. 心源性呼吸困难

由循环系统的疾病所引起,主要见于左心或右心功能不全。前者较后者为重。左心功能不全时,主要是由于肺淤血或肺水肿,换气功能发生障碍。右心功能不全时,呼吸困难的发病原因是体循环淤血。

3. 中毒性呼吸困难

包括酸中毒、毒血症以及药物所致的呼吸障碍。重症颅脑疾病,如脑溢血、颅内压增高等。呼吸中枢因为血流减少或者直接受压力的刺激,使呼吸慢而深并可出现呼吸节律的改变。

4. 血源性呼吸困难

常见于重度贫血、高铁红蛋白血症、一氧化碳中毒等,使红细胞携氧量减少,血氧含量降低,呼吸较慢而深,心率加快。

（三）喘息和胸闷

部分患者甚至是重度患者有喘息,胸部紧闷感通常于劳动后发生,与呼吸费力、肋间肌等容性收缩有关。

（四）反复肺部感染

慢阻肺患者可反复出现呼吸道感染加重,特别是在换季时,或多变季节以及寒冷季节表现为发热、咳嗽、咳痰和喘憋加重等全身和呼吸道疾病。

（五）全身性症状

在疾病的临床过程中,可能会发生全身性症状,如体重下降、食欲减退、外周肌肉萎缩和功能障碍、精神抑郁或焦虑等。

（六）其他症状

在慢阻肺的临床过程中,特别是程度较重的患者可能会发生全身性症状,如体重下降、食欲减退、外周肌肉萎缩和功能障碍、精神抑郁和/或焦虑等,长时间的剧烈咳嗽可导致咳嗽性晕厥,并发感染时可咳血痰。

二、慢阻肺的体征

慢阻肺的早期体征可不明显,随着疾病扩展,常出现以下体征：

视诊及触诊：胸廓形态异常，如胸部过度膨胀、前后径增大、剑突下胸骨下角（腹上角）增宽和腹部膨凸等，常见呼吸变浅、频率增快、辅助呼吸肌（如斜角肌和胸锁乳突肌）参加呼吸运动，重症患者可见胸腹矛盾运动，患者不时用缩唇呼吸以增加呼出气量，呼吸困难加重时常采取前倾坐位，低氧血症患者可出现黏膜和皮肤发绀，伴有右心衰竭的患者可出现下肢水肿和肝脏增大。

叩诊：肺过度充气可使心浊音界缩小，肺肝界降低，肺叩诊可呈过度清音。

听诊：双肺呼吸音可减低，呼气延长，平静呼吸时可闻及干性啰音，双肺底或其他肺野可闻及湿啰音，心音遥远，剑突部心音较清晰响亮。

当胸廓左右径与前后径比为1∶1时，形状像水桶，故称为桶状胸。桶状胸一般是由于肺内气体含量过多所致，比如肺气肿、支气管哮喘急性发作以及长期大量吸烟均可导致此类表现，个别正常人有时也可以出现桶状胸。

慢阻肺患者因为反复发作咳嗽，咳痰，呼吸困难，肺泡数量和肺泡周围毛细血管数量逐渐减少，减少了肺部气体交换的面积，严重损害呼吸功能，而致血氧含量过低。患者吸气时，气体尚能冲开阻塞的管腔，进入肺内；呼吸时，由于力量小，一部分进入肺内的气体，不能顺利排出而滞留肺内，时间长了，滞留肺内的气体越积越多，肺部过度充气而膨胀，就像吹气球那样使肺胀大了起来。整个胸部体积增大，前后径增加，肋间隙也增宽。使得整个胸部的外形很像水桶的形状，医学上称为桶状胸，这是慢阻肺的一个很重要的特点。

发绀是皮肤和黏膜弥散性紫蓝色的改变，在皮肤较薄，色素较少而血液供应充足的部位，如舌、口唇、黏膜和指（趾）甲临床表现较为明显。发绀的出现与否，取决于血液内的还原血红蛋白量。当毛细血管内的还原血红蛋白超过50 g/L时，即出现发绀。毛细血管内的还原蛋白的增加，可由于动脉血氧的饱和度降低，也可由于血流速度缓慢、组织耗氧量增加、过量的血红蛋白被还原所导致。此外，血中异常血红蛋白化合物，如高铁血红蛋白和硫化血红蛋白增加也可引起发绀。阻塞性肺气肿患者常常由于肺功能受损，不能有效地吸入氧气，使血液中还原血红蛋白增加，从而出现发绀。

三、慢阻肺的辅助检查

（一）肺功能检查

肺功能检查是判断气流受限的重复性较好的客观指标，对慢阻肺的诊断、严重程度评价、疾病进展、预后及治疗反应等均有重要意义。气流受限是以 FEV1 和 FEV1/FVC 降低来确定的。FEV1/FVC 是慢阻肺的一项敏感指标，可检出轻度气流受限。FEV1 占预计值（％）是评价中、重度气流受限的良好指标，因其变异性小，易于操作，应作为慢阻肺的肺功能检查基本项目。

患者吸入支气管舒张剂后的 FEV1/FVC＜70％，可以确定为持续存在气流受限。目前已经认识到，正常情况下随着年龄的增长，肺容积和气流可能受到影响，应用 FEV1/FVC＜70％ 这个固定比值可能导致某些健康老年人被诊断为轻度慢阻肺，也会对＜45 岁的成年人造成慢阻肺的诊断不足。因此，2018 年最新的 GOLD 指出，对于 FEV1/FVC 在 60％～80％ 的患者要多次测量数值。

目前很难科学地确定用哪项标准诊断慢阻肺更合适。应用固定比值造成个别患者产生慢阻肺的误诊和诊断过度，其风险有限。因为肺功能仅仅是确立慢阻肺临床诊断的一项参数，其他参数包括症状和危险因素。

气流受限可导致肺过度充气，使肺总量、功能残气量和残气容积增高，肺活量减低。肺总量增加不及残气容积增加的程度大，故残气容积与肺总量之比增高。肺泡隔被破坏及肺毛细血管床丧失可使弥散功能受损，DLCO 降低，DLCO 与肺泡通气量之比较单纯 DLCO 更敏感。

深吸气量是潮气量与补吸气量之和，深吸气量与肺总量之比是反映肺过度膨胀的指标，在反映慢阻肺呼吸困难程度甚至预测慢阻肺生存率方面具有意义。

支气管舒张试验作为辅助检查，不论是用支气管舒张剂还是口服糖皮质激素（简称激素）进行支气管舒张试验，患者在不同的时间进行支气管舒张试验，其结果可能并不相同。因此，支气管舒张试验不能预测疾病的进展，也不能可靠预测患者对治疗的反应。目前气流受限的可逆程度没有作为慢阻肺的诊断条件，也未用于哮喘和慢阻肺的鉴别诊断。

（二）胸部 X 线检查

X 线检查对确定肺部并发症及与其他疾病（如肺间质纤维化、肺结核等）鉴别具有重要意义。

慢阻肺早期 X 线胸片可无明显变化，以后出现肺纹理增多和紊乱等非特征性改变;主要 X 线征象为肺过度充气:肺容积增大,胸腔前后径增长,肋骨走向变平,肺野透亮度增高,横膈位置低平,心脏悬垂狭长,肺门血管纹理呈残根状,肺野外周血管纹理纤细稀少等,有时可见肺大疱形成。

并发肺动脉高压和肺源性心脏病时,除右心增大的 X 线特征外,还可有肺动脉圆锥膨隆,肺门血管影扩大及右下肺动脉增宽等。

(三)胸部 CT 检查

CT 检查一般不作为常规检查。但是在鉴别诊断时,CT 检查有益,高分辨率 CT 对辨别小叶中心型或全小叶型肺气肿及确定肺大疱的大小和数量,有很高的敏感性和特异性,对预计肺大疱切除或外科减容手术等的效果有一定价值。

(四)脉搏氧饱和度(SPO_2)监测和血气分析

慢阻肺稳定期患者如果 FEV1 占预计值<40%,或临床症状提示有呼吸衰竭或右侧心力衰竭时应监测 SPO_2。如果 SPO_2<92%,应该进行血气分析检查。呼吸衰竭的血气分析诊断标准为海平面呼吸空气时 PaO_2<60 mmHg(1 mmHg=0.133 kPa),伴或不伴有 $PaCO_2$>50 mmHg。

四、慢阻肺常见并发症

(一)自发性气胸

自发性气胸并发于慢阻肺患者并不少见,多因胸膜下肺大泡破裂,空气进入胸膜腔所致。若患者基础肺功能较差,即便是气体量不多,临床表现也比较重,必须积极抢救,不可掉以轻心。慢阻肺患者肺野透明度较高,常有肺大泡存在,体征不够典型,给局限性气胸的诊断带来一定困难。发绀、听诊呼吸减弱或者消失时,应该考虑气胸,积极进行救治。

正常表现时,肺的脏层胸膜和胸壁内的壁层胸膜之间只有少许的液体,如果有气体进入这两层胸膜之间的胸膜腔,医学上称之为气胸。慢阻肺患者的细支气管的气流阻力较高,加之支气管痉挛以及炎性分泌物等原因,导致小气道不畅,气体不易充分排出而潴留于肺泡内,肺泡体积不断增大,肺内压力不断增加,终于使肺泡破裂,气体溢出而发生气胸。

此时患者会迅速出现呼吸困难及胸闷等症状,严重者可危及生命。所以,阻塞性肺气肿患者一旦出现上述症状,应立即到医院就诊,以便及时发现气胸,及时治疗,有时是需要抢救的。

肺大疱形成时,慢阻肺的病理改变为肺过度充气,膨胀,弹性减低,肺泡壁变薄,肺泡腔扩大,破裂形成肺大疱。因呼吸道感染、剧烈活动、用力咳嗽等致胸腔内压急剧升高,容易导致肺泡破裂。

(二)肺部感染

患者常畏寒、发热、呼吸困难,咳嗽咳痰加重,血常规中白细胞以及中性粒细胞增多。老年患者以及体弱的患者由于免疫力低,有时虽然有严重的感染,可能并不伴有发热,但是常常迅速引起呼吸衰竭,需要引起注意。

(三)呼吸衰竭

慢阻肺患者往往呼吸功能严重受损,在某些诱因如呼吸道感染、分泌物干结潴留、不适当氧疗、外科手术等的影响下,通气和换气功能障碍进一步加重,可诱发呼吸衰竭。

(四)慢性肺源性心脏病

低氧血症和二氧化碳潴留以及肺泡毛细血管床被破坏等均可引起肺动脉高压。在心功能代偿期,并无右心衰竭表现。当呼吸系统病变进一步发展,动脉血气恶化时,肺动脉压显著增高,心脏负荷加重,加上心肌缺氧和代谢障碍等因素,可诱发右心衰竭。患者常逐步表现为活动后乏力、呼吸困难,可有心慌、胸闷、食欲不振、恶心呕吐以及头痛、头胀、烦躁不安、言语障碍、抽搐、精神错乱、嗜睡,甚至昏迷等表现。严重的慢性肺源性心脏病除了以上表现外,还可能发生肺性脑病、酸碱失衡以及电解质紊乱、心律失常、休克、消化道出血、弥散性血管内凝血等并发症。

(五)睡眠呼吸障碍

正常人睡眠中通气可以稍有降低。而慢阻肺患者睡眠时通气降低较为明显。尤其是患者清醒状态下动脉血氧分压已经低达 60 mmHg 时,如果睡眠中通气进一步降低,就更为危险。患者睡眠质量降低,可出现心律失常和肺动脉高压等。

第二节　慢性阻塞性肺疾病的诊断

一、发现慢阻肺

慢阻肺是一种慢性进行性呼吸系统疾病,如不积极控制病情,会使患者呼吸功能逐渐下降,最终导致呼吸衰竭而死亡。由于该病早期阶段症状较为隐蔽,仅为咳嗽、咳痰、气喘等,并未引起高度重视,常常在被发现时已经是中重度了。因此,尽早发现慢阻肺对挽救呼吸和功能意义重大。一般来说,老年人如果患有慢阻肺,常有多年的咳嗽咳痰病史,临床上呈现缓慢发展的气急和缺氧所引起的一系列症状,其主要症状为气急,早期较轻,仅在劳动或者上楼梯时出现,还能够胜任日常的工作,但是容易感到疲劳。随着病情的发展,气急也逐渐明显,轻体力劳动时感到胸闷气急,严重时连说话、平地走路、大便时也发生气急。在体征上,老年慢阻肺的患者,由于肺组织的生理衰退而膨胀,加上肋骨抬高,胸椎后弯,胸廓前后径增大而呈现水桶状,出现特有的"桶状胸"。结合以上的病史和体征,早期发现并不困难。

慢阻肺患者病程一般比较缓慢,少则 3 到 5 年,多则 10 到 20 年。如果能及早预防和治疗,坚持科学治疗和科学用药,完全能够有效控制病情,减缓病情进展,使患者的生活质量得到改善。但遗憾的是,患者常常在症状严重时才到医院就诊,而此时慢阻肺病情往往已处于中、晚期。主要有以下 3 种因素:

一是患者自己没有及时看病。不及时看病的原因有很多,有的是对慢阻肺病认识不足,因为慢阻肺早期症状主要是咳嗽、咳痰,很多人不把它当回事,不能及时就医。

二是某些医务人员由于对慢阻肺认识水平不足,对慢阻肺的治疗往往不太科学、不太规范。现在慢阻肺虽然是一种不可能根治的疾病,但由于当代医学的进展,现在及时科学地治疗慢阻肺完全可以控制病情。

三是假医假药坑害患者。一些所谓的"特效药""根治药",实际都是一些来路不明的、没经国家批准的药物,这些药里面添加了一些西药成分(如糖皮质激素、平喘药),用药及用量往往不合理。

如果要早期发现慢阻肺,患者自己可以根据下面的问题简单的判断一下自己的情况：

（1）是否有多年多量吸烟史且现在仍然吸烟，或者以前吸过烟。

（2）是否经常每天咳嗽，特别是清晨，咳嗽时是否经常咯出白色黏液痰。

（3）活动时是否比同龄人更容易感觉气短，走路比他们慢。

（4）年龄是否超过 40 岁。

当上面的 4 个问题的答案有 3 个或者 3 个以上均为"是"，就应该向医生咨询了，到时候医生很可能会为你做个简单的肺功能检查，以便明确诊断。

二、确诊慢阻肺

（一）全面采集病史进行评估

诊断慢阻肺时，首先应全面采集病史，包括症状、接触史、既往史和系统回顾。症状包括慢性咳嗽、咳痰和气短。既往史和系统回顾应注意：童年时期有无哮喘、变态反应性疾病、感染及其他呼吸道疾病（如肺结核），慢阻肺和呼吸系统疾病家族史，慢阻肺急性加重和住院治疗病史，有相同危险因素（吸烟）的其他疾病（如心脏、外周血管和神经系统疾病），不能解释的体重下降，其他非特异性症状（喘息、胸闷、胸痛和晨起头痛），还要注意吸烟史职业、环境有害物质接触史等。

（二）建立慢阻肺诊断

慢阻肺的诊断应根据临床表现、危险因素接触史、体征及实验室检查等资料，综合分析确定。任何有呼吸困难、慢性咳嗽或咳痰，且有暴露于危险因素病史的患者，临床上需要考虑慢阻肺的诊断。诊断慢阻肺需要进行肺功能检查，吸入支气管舒张剂后 FEV1/FVC＜70％即明确存在持续的气流受限，排除其他疾病后可确诊为慢阻肺。

因此，持续存在的气流受限是诊断慢阻肺的必备条件。肺功能检查是诊断慢阻肺的金标准。凡具有吸烟史和/或环境职业污染及生物燃料接触史，临床上有呼吸困难或咳嗽、咳痰病史者，均应进行肺功能检查。慢阻肺患者早期轻度气流受限时可有或无临床症状。胸部 X 线检查有助于确定肺过度充气的程度及与其他肺部疾病鉴别。

因此，肺功能检查对诊断慢阻肺非常重要。肺功能测定是一项十分重要的呼吸系统疾病的诊治技术。肺功能测定能客观地检测呼吸系统,识别可能被忽略的异常肺功能,协助疾病的诊断和鉴别诊断,评定治疗效果,有很大的临床价值。肺功能主要用于检测呼吸道的通常程度、肺容量的大小,了解通气功能的损害程度,鉴别通气功能障碍的类型,如阻塞性、限制性、混合性通气功能障碍。肺功能检查可作为诊断慢阻肺的"金标准"。

肺功能检查这么重要,但做肺功能检查基本不会有任何痛苦,医师通常会让患者夹住鼻子用嘴来呼吸,再做一些配合医师口令的吸气和呼气动作。在肺功能检查的过程中应该注意的事项是:

(1)因为鼻子被夹住,所以应该学会用嘴来呼吸。

(2)尽可能闭紧口唇,保证在测试的过程中不会漏气。

(3)尽可能配合医师的口令,及时做出呼气和吸气的动作。

(4)尽最大的能力吸气,然后配合医师以最大力量呼出气体。

肺功能检查在慢阻肺的诊疗中有重要的作用。合理的使用肺功能检查的结果,有利于慢阻肺的早期发现、明确诊断和鉴别诊断、病情严重程度评估、监控疾病的进展、制订合理的个体化治疗方案和客观评价疗效等。慢阻肺患者肺功能检测的内容包括以下几个方面。

1. 常规的通气功能

这是最基本的检查,常规的通气功能为诊断和严重程度分级提供客观依据。气流受限是以一秒钟用力呼吸容积(FEV1)和一秒钟用力肺活量(FVC)的比值降低来确定的,FEV1/FVC是慢阻肺的一项敏感指标,可检出轻度气流受限。FEV1占预计值的百分比是中重度气流受限的良好指标,它变异性小,易于操作,应作为慢阻肺肺功能检查的基本项目。肺功能是诊断慢阻肺的金标准,使用支气管扩张剂后FEV1/FVC<70%表示存在不可逆气流受限。

2. 支气管舒张试验

使用一定剂量的扩张支气管药物,使狭窄的支气管扩张,以测定其扩张程度的肺功能实验。对于有明显气流受限(尤其是FEV1/FVC<60%的预计值)的慢阻肺患者,应做此实验。一般只需要做一次,在首次诊断时进行。

3. 其他检查

肺容量和弥散功能测定有助于肺气肿严重程度的判断,运动心肺功能测试有助于判断引起呼吸困难和运动耐受力受限的主要原因。呼吸肌肉功能测定有助于指导呼吸康复治疗。肺功能检测在人工通气的慢阻肺患者中的应用有助于指导呼吸机的参数调节和脱机。

慢阻肺患者做肺功能检查的目的是什么？肺功能检查对受检者呼吸生理功能的基本状况做出评价,明确肺功能障碍的程度和类型,主要内容包括肺容积、通气、换气、血流和呼吸动力等项目。其目的具体有：

(1)肺功能是判断气流受限的客观指标,其重复性好,对慢阻肺的早期发现、明确诊断和鉴别诊断、严重程度评价、监控疾病发展、预后及制订合理的个性化治疗方案、客观治疗评价等均有重要意义,是慢阻肺诊断和治疗中必要的检查手段。美国国家肺部保健教育方案提出,具有以下危险因素的人群均应在常规门诊进行肺功能检查：≥45 岁的吸烟者或曾经是吸烟者、有慢阻肺家族史、有慢性咳嗽史、发作性喘息以及劳力性呼吸困难者。世界卫生组织和美国国立心、肺、血液研究所联合制订的"慢阻肺防治全球倡议"中亦强调,应该争取对每一位慢阻肺患者进行肺功能的测定。

(2)肺功能是慢阻肺诊断和严重程度分级的主要依据。慢阻肺的诊断是以气流受限为主要依据的,早期的诊断必须有肺功能的指标。肺功能也是严重程度分级的主要依据。可见没有肺功能检查就难以对早期的患者,尤其是无症状的患者做出诊断,也无法对慢阻肺患者进行合理的分级和相应的治疗。

(3)肺功能检查在慢阻肺鉴别诊断中的作用。慢阻肺的临床表现缺乏特异性,许多疾病均可引起类似于慢阻肺的临床表现。这些疾病包括支气管哮喘、充血性心力衰竭、不典型的支气管扩张症、弥散性泛细支气管炎和肺结核等。以呼吸困难为主要临床表现的患者中,肺功能检查具有更为重要的意义。在老年人中,引起呼吸困难的常见原因包括慢阻肺、老年性支气管哮喘和充血性心力衰竭,比较少见的原因有间质性肺疾病、胸腔膜疾病、大气道阻塞等,单纯依据临床表现常常难以肯定诊断。肺功能结果显示为限制性通气功能障碍,有利于充血性心力衰竭和间质性肺疾病的诊断,主要为可逆性气流受限则有利于哮喘的诊断,而流量-容积曲线出现"流量的平台"是大气道阻塞性疾病的特征。老年性哮喘或慢阻肺与哮喘合并存在时,临床表现与普通的慢阻肺相似,肺功能检查是主要的鉴别诊断方法。

（4）监测病情进展。慢阻肺是一种缓慢进展性疾病，然而其进展的速度有明显的个体差异，需要动态检测肺功能的变化判断其紧张的速度，以便能够及时发现进展快的患者，采取更加积极的方法来预防疾病进展。对于吸烟者，进行肺功能的检测有利于了解肺功能下降的速度，促使患者及时戒烟。

（5）评价药物和其他治疗方法的疗效。目前用于治疗慢阻肺的常用药物包括抗胆碱能药物，β_2 受体激动剂、茶碱类和激素等，其他药物包括免疫调节剂和抗氧化剂等。慢阻肺患者对上述药物的疗效和耐受性有非常明显的个体差异。在治疗过程中需要动态检测肺功能的变化，为患者建立个体化的治疗方案。

另外，诊断慢阻肺不仅要做肺功能检查，血气分析也是需要的。动脉血气分析可以协助判断病情严重程度和有无呼吸衰竭存在。动脉血气分析是抽取动脉血，分析其中的氧和二氧化碳的含量和压力水平，并且有助于进一步了解体内环境酸碱平衡状态。

当 FEV1＜40％预计值或既有呼吸衰竭或者右心衰竭的慢阻肺患者均应该做血气分析检查。血气异常受限表现为轻中度低氧血症。随着疾病的进展，低氧血症逐渐加重，并出现高碳酸血症。呼吸衰竭的血气标准为静息状态下海平面吸气时动脉血氧分压（PaO_2）＜60 mmHg，伴或者不伴动脉血二氧化碳分压（$PaCO_2$）＞50 mmHg。慢阻肺并发呼吸衰竭时常因缺氧和二氧化碳潴留，并发酸碱代谢失衡。因此，血气分析可以对危重患者的抢救提供诊疗参考。

慢阻肺在病变早期病情较轻，肺功能损害尚不严重，不会出现动脉血气异常表现。但是随着病情的逐渐加重，肺功能损害逐渐明显，就会出现低氧血症，进一步加重，还会并发高碳酸血症。慢阻肺严重的患者由于长期处于低氧血症状态，对身体健康有很多不利影响，容易引起慢性肺源性心脏病等并发症。因此，建议病情较为严重的慢阻肺患者在稳定期，当肺功能检查显示第 1 秒用力呼气量仅达到正常预计值40％以下，或者有呼吸衰竭症状的表现，就应该接受动脉血气分析的检查，或者先用脉冲血氧仪夹住手指测量血氧饱和度。如果血氧饱和度也＜92％，则应该接受动脉血气分析检查。当慢阻肺患者急性加重时，出现明显的气促、发绀，甚至精神状态也有所改变时，更应该及时进行动脉血气分析检查,以便及时观测病情发展。

正常状态下,健康人在地平面上呼吸空气时,动脉血氧分压(PaO_2)正常值为 $12.7\sim13.3\,kPa$($95\sim100\,mmHg$)。动脉氧饱和度(PaO_2)为 $98\%\sim100\%$;动脉血二氧化碳分压($PaCO_2$)正常值为 $4.7\sim6.0\,kPa$($35\sim45\,mmHg$);血液酸碱度(pH)为 $7.35\sim7.45$。下面是这几个主要指标的临床意义:

(1)酸碱度(pH):>7.45 为失代偿碱中毒;<7.35 为失代偿酸中毒。

(2)$PaCO_2$:$PaCO_2$ 是血液中物理溶解的 CO_2 分子所产生的压力。反映肺通气的指标,正常平均为 $5.33\,kPa$($40\,mmHg$)。

CO_2 轻度升高可刺激呼吸中枢,当达到 $7.31\,kPa$($55\,mmHg$)时则抑制呼吸中枢,有形成呼吸衰竭的危险。$PaCO_2$ 增高表示肺通气不足,为呼吸性酸中毒或代谢性碱中毒;降低为换气过度,为呼吸性碱中毒,或代谢性酸中毒。

(3)PaO_2:PaO_2 是指血液中溶解的氧分子所产生的压力,正常人为 $9.97\sim13.3\,kPa$,可随年龄增长而降低。氧分压与细胞对氧的利用有密切联系。

PaO_2 降低,$<10.6\,kPa$($80\,mmHg$)为轻度缺氧;

$<7.9\,kPa$($60\,mmHg$)为中度缺氧;

$<5.3\,kPa$($40\,mmHg$)为重度缺氧;

$<2.67\,kPa$($20\,mmHg$)以下,脑细胞不能再从血液中摄取氧,有氧代谢停止,生命难以维持。

三、慢阻肺的鉴别诊断

根据患者的病史、临床表现及肺功能就可以诊断慢性阻塞性肺疾病,但是有些患者有许多和慢阻肺相似的症状、体征及肺功能等表现,需要加以鉴别。这种现象在我国常见,往往把肺结核、支气管扩张、心功能不全、间质性肺病等误诊为慢阻肺。慢阻肺应与哮喘、支气管扩张症、充血性心力衰竭、肺结核和弥散性泛细支气管炎等相鉴别,尤其要注意与哮喘进行鉴别。慢阻肺多于中年后起病,而哮喘则多在儿童或青少年期起病;慢阻肺症状缓慢进展,逐渐加重,而哮喘则症状起伏较大;慢阻肺多有长期吸烟史和/或有害气体和颗粒接触史,而哮喘常伴有过敏体质、过敏性鼻炎和/或湿疹等,部分患者有哮喘家族史。(表 $1-2-1$)

　　然而,应用目前的影像学和生理测定技术对某些慢性哮喘与慢阻肺患者进行明确的鉴别诊断是不可能的,这两种疾病可同时在少数患者中重叠存在,应个体化应用抗炎药物和其他各种治疗方法。其余可能潜在的疾病,通常容易与慢阻肺相鉴别。

表 1-2-1　慢阻肺与其他疾病的鉴别诊断要点

疾病	鉴别诊断要点
慢阻肺	中年发病,症状缓慢进展,长期吸烟史或其他烟雾接触史。
哮喘	早年发病(通常在儿童期),每日症状变化快,夜间和清晨症状明显,也可有过敏史、鼻炎和/或湿疹,有哮喘家族史。
充血性心力衰竭	X线胸片示心脏扩大、肺水肿,肺功能检查提示有限制性通气障碍而非气流受限。
支气管扩张症	大量脓痰,常伴有细菌感染,粗湿啰音,杵状指,X线胸片或CT支气管扩张、管壁增厚。
肺结核	所有年龄均可发病,X线胸片示肺浸润性病灶或结节状、空洞样改变,微生物检查可确诊,流行地区高发。
闭塞性细支气管炎	发病年龄较轻,不吸烟,可能有类风湿关节炎病史或烟雾接触史,呼气相CT显示低密度影。
弥散性泛细支气管炎	主要发生在亚洲人群中,多为男性非吸烟者,几乎均有慢性鼻窦炎,X线胸片和高分辨率CT示弥散性小叶中央结节影和过度充气征

四、慢阻肺的分期

　　确诊了慢阻肺,下一步需要对慢阻肺进行分期。因为慢阻肺患者部分需要住院,大部分仅仅只要在家维持治疗,因此,分期非常重要。现在慢阻肺分为稳定期和急性加重期。

(一)慢阻肺的急性加重期(AECOPD)

　　慢阻肺的急性加重期是一种急性起病的过程,慢阻肺患者呼吸系统症状出现急性加重(典型表现为呼吸困难、咳嗽、痰量增多和/或痰液呈脓性),超出日常的变异,并且需要改变药物治疗。

1. 慢阻肺的急性加重期的诱因

　　AECOPD最常见诱因是呼吸道感染,78%的慢阻肺的急性加重期患者有明确的病毒或细菌感染依据，其他诱因包括吸烟、空气污染、吸入变应原、外科手术、应用镇静药物、气胸、胸腔积液、充血性心力衰竭、心律不齐以及肺栓塞等。目前认为慢阻肺的急性加重期发病因素为多源性，病毒感染、空气污染等因素均可加重气道炎症，进而继发细菌感染。安徽医科大学第一附属医院呼吸内科研究团队通过研究发现，病毒在慢阻肺急性加重的患者中占47%。

（1）AECOPD与病毒感染：目前已有明确证据表明上呼吸道病毒感染会诱发AECOPD，几乎50%AECOPD患者并发上呼吸道病毒感染，常见病毒为鼻病毒属、呼吸道合胞病毒和流感病毒。安徽医科大学第一附属医院呼吸科于2014年研究发现，流感病毒最常见，其次为呼吸道合胞病毒。先前的国外研究发现，64%的患者在AECOPD之前有感冒病程，鼻病毒属是普通感冒最为常见的诱因，也是AECOPD的重要触发因素。研究表明，鼻病毒属感染之后慢阻肺患者气道内已经存在的微生物出现显著的增殖，气道内细菌负荷增加。提示鼻病毒感染导致慢阻肺患者气道菌群改变，并参与继发的细菌感染。呼吸道合胞病毒感染也是AECOPD的一个重要因素。流感病毒感染所致的AECOPD相对较少。冬季由于气温较低，呼吸道病毒感染流行增加，AECOPD的发病也随之增多。上呼吸道病毒感染引起的AECOPD比细菌感染症状重，持续时间长，同时复发次数也有所增加。病毒感染后，痰液中不仅中性粒细胞增高，而且嗜酸粒细胞数量也增高。AECOPD患者还常存在细菌和病毒混合感染，约25%的AECOPD住院患者存在病毒和细菌混合感染，并且这类患者病情较重，住院时间明显延长。

（2）AECOPD与细菌感染：40%～60%的AECOPD患者从痰液中可以分离出细菌，通常认为最常见的3种病原体是流感嗜血杆菌、卡他莫拉菌和肺炎链球菌，其次为铜绿假单胞菌、肠道阴性菌、金黄色葡萄球菌和流感嗜血杆菌等。但近年来国内一项大型多中心研究显示，884例AECOPD患者中331例从痰液培养获得细菌菌（37.4%）。其中78.8%为革兰阴性菌，最为常见的是铜绿假单胞菌和肺炎克雷伯菌属，其次为流感嗜血杆菌；15%为革兰阳性球菌，包括肺炎链球菌和金黄色葡萄球菌。支气管镜检查提示稳定期慢阻肺患者存在下呼吸道细菌定植，而急性加重期则高达50%。吸烟是下呼吸道定植菌存在的独立危险因素。若患者稳定期肺泡灌洗液或痰液中中性粒细胞计数、白介素 8、肿瘤坏死因子 a 水平增高,则提示患者存在下呼吸道定植菌,在急性加重期上述炎症指标会进一步加重,抗感染治疗后炎症指标会下降。抗感染治疗对于感染性 AECOPD 是有效的,尤其对气流受限严重以及急性加重症状明显增多的患者(呼吸困难严重,痰量增加和痰液变为脓性)抗感染疗效明显。

(3)AECOPD 与非典型病原体感染:非典型病原体也是 AECOPD 不容忽视的因素,目前认为肺炎衣原体是慢阻肺患者发生急性加重的一个重要诱因。研究结果表明,3%~5%的 AECOPD 患者是由肺炎衣原体所致。AECOPD 患者的肺炎衣原体感染率为 60.9%,显著高于对照组(15.9%),而慢阻肺稳定期患者的肺炎衣原体感染率为 22.9%。

(4)AECOPD 与环境因素:气道炎症也可以由非感染因素引起,如吸烟、大气污染、吸入变应原等均可引起气道黏膜水肿、平滑肌痉挛和分泌物增加,从而导致移生细菌的过度生长。流行病学调查发现空气污染尤其是 $10~\mu m$ 和 $2.5~\mu m$ 左右的微粒浓度(PM_{10},$PM_{2.5}$)与 AECOPD 发病有关,室内温度以及室外温度的降低也能诱发 AECOPD。除此之外,尚有一部分 AECOPD 患者发病原因不明。

(二)慢阻肺的稳定期

稳定期是指患者病情相对稳定阶段,患者咳嗽、咳痰、气短等症状稳定或者症状轻微。稳定期的治疗目的是稳定病情,预防急性发作,其治疗有效与否,直接相关患者的预期寿命和生活质量。慢阻肺的稳定期仍然需要治疗、慢阻肺是一种长期、慢性疾病,目前没有特效药。而且随着年龄增大,反复感染出现,疾病呈进行性加重的过程。因此稳定期治疗尤为重要。

五、慢阻肺的综合评估分级

患有慢阻肺后是不是都需要进行复杂的治疗呢? 当然不是。这需要对患者进行评估,判断患者的病情现所处什么等级。慢阻肺评估是根据患者的临床症状、急性加重风险、肺功能异常的严重程度及并发症情况进行综合评估,其目的是确定疾病的严重程度,包括气流受限的严重程度,患者的健康状况和未来急性加重的风险程度,最终目的是指导治疗。

（一）症状评估

采用改良版英国医学研究委员会呼吸问卷（mMRC）对呼吸困难严重程度进行评估（表1-2-2），或采用慢阻肺患者自我评估测试（CAT）问卷（表1-2-3）进行评估。

表1-2-2　改良版英国医学研究委员会呼吸问卷

呼吸困难评价等级	呼吸困难严重程度
0级	只有在剧烈活动时感到呼吸困难
1级	在平地快步行走或步行爬小坡时出现气短
2级	由于气短，平地行走时比同龄人慢或者需要停下来休息
3级	在平地行走约100m或数分钟后需要停下来喘气
4级	因为严重呼吸困难而不能离开家，或在穿脱衣服时出现呼吸困难

表1-2-3　慢阻肺患者自我评估测试问卷（分）

	1	2	3	4	5	6	
我从不咳嗽	1	2	3	4	5	6	我总是在咳嗽
我一点痰也没有	1	2	3	4	5	6	我有很多很多痰
我没有任何胸闷的感觉	1	2	3	4	5	6	我有很严重的胸闷感觉
当我爬坡或上1层楼梯时，没有气喘的感觉	1	2	3	4	5	6	当我爬坡或上1层楼梯时，感觉严重喘不过气来
我在家里能够做任何事情	1	2	3	4	5	6	我在家里做任何事情都很受影响
尽管我有肺部疾病，但对外出很有信心	1	2	3	4	5	6	由于我有肺部疾病，对离开家一点信心都没有
我的睡眠非常好	1	2	3	4	5	6	由于我有肺部疾病，睡眠相当差
我精力旺盛	1	2	3	4	5	6	我一点精力都没有

数字0～5表示严重程度，请标记最能反映你当前情况的选项，在数字上打"×"，每个问题只能标记1个选项。

（二）肺功能评估

应用气流受限的程度进行肺功能评估，即以FEV1占预计值百分比为分级标准。慢阻肺患者气流受限的肺功能分级分为4级（表1-2-4）。

表 1-2-4　气流受限严重程度的肺功能分级

肺功能分级	气流受限程度	PEV1 占预计值百分比
Ⅰ	轻度	≥80%
Ⅱ	中度	50%～79%
Ⅲ	重度	30%～50%
Ⅳ	极重度	<30%

FEV1 为吸入支气管舒张剂后的 FEV1 值。

(三)急性加重风险评估

上一年发生≥2 次急性加重史者,或上一年因急性加重住院 1 次,预示以后频繁发生急性加重的风险大。

(四)慢阻肺的综合评估

临床医生要了解慢阻肺病情对患者的影响,应综合症状评估肺功能分级和急性加重的风险,综合评估(图 1-2-1,表 1-2-5)的目的是改善慢阻肺的疾病管理。目前临床上采用 mMRC 分级或 CAT 评分作为症状评估方法,mMRC 分级≥2 级或 CAT 评分≥10 分表明症状较重,通常没有必要同时使用 2 种评估方法。临床上评估慢阻肺急性加重风险也有 2 种方法:

(1)常用的是应用气流受限分级的肺功能评估法,气流受限分级Ⅲ级或Ⅳ级表明具有高风险。

(2)根据患者急性加重的病史进行判断,在过去 1 年中急性加重次数>2 次或上一年因急性加重住院>1 次,表明具有高风险。当肺功能评估得出的风险分类与急性加重史获得的结果不一致时,应以评估得到的风险最高结果为准,即就高不就低。

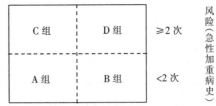

mMRC 分级<2 级　　mMRC 分级≥2 级
CAT 评分<10 分　　CAT 评分≥10 分

mMRC:英国医学研究委员会呼吸问卷;CAT:慢阻肺评估测试。

图 1-2-1　慢阻肺综合评估的示意图

表 1-2-5　慢阻肺的综合评估

组别	特征		肺功能	急性加重	呼吸困难	CAT 评分
	风险	症状	分级（级）	（次/年）	分级（级）	（分）
A 组	低	少	Ⅰ～Ⅱ	＜2	＜2	＜10
B 组	低	多	Ⅰ～Ⅱ	＜2	≥2	≥10
C 组	高	少	Ⅲ～Ⅳ	≥2	＜2	＜10
D 组	高	多	Ⅲ～Ⅳ	≥2	≥2	≥10

六、慢阻肺的诊断流程

见图 1-2-2。

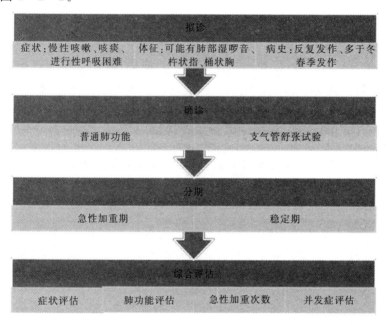

图 1-2-2　慢阻肺诊断流程图

第三章 慢性阻塞性肺疾病的治疗与预防

第一节 慢性阻塞性肺疾病的治疗

一、慢阻肺常用的治疗药物

慢阻肺的常用药物,主要用于预防和控制症状,减少急性加重的频率和严重程度,提高运动耐力和生活质量。医生往往会根据疾病的严重程度,逐步增加治疗药物,使症状得到控制。在症状处于稳定期时,应在同一水平维持长期的规律治疗,并根据对治疗的反应及时调整治疗方案。慢阻肺常用药物包括以下几种:

(一)支气管舒张剂

支气管舒张剂可松弛支气管平滑肌、扩张支气管、缓解气流受限,是控制慢阻肺症状的主要治疗措施。短期按需应用可缓解症状,长期规则应用可预防和减轻症状,增加运动耐力,但不能使所有患者的症状都得到改善。与口服药物相比,吸入剂不良反应小,因此多首选吸入治疗。

主要的支气管舒张剂有 β_2 受体激动剂、抗胆碱药及茶碱类,根据药物的作用及患者的治疗反应选用。不同作用机制与作用时间的药物联合应用可增强支气管舒张作用、减少不良反应。β_2 受体激动剂、抗胆碱药物和/或茶碱联合应用,可逐步改善患者的肺功能,增强运动能力。

1. β_2 受体激动剂

可分为长效 β_2 受体激动剂和短效 β_2 受体激动剂,其中短效 β_2 受体激动剂包括沙丁胺醇、特布他林等。本品数分钟内开始起效,15~30分钟达到峰值,持续疗效 4~5 小时,每次剂量 $100\sim200\,\mu g$。主要在缓解临床症状时使用。

长效 β_2 受体激动剂主要包括沙美特罗、福莫特罗、班布特罗和克伦特罗等,该类型药物作用持续 12 小时以上,与短效 β_2 受体激动剂相比,维持作用时间更长。

(1)短效 β_2 受体激动剂的作用有哪些?慢阻肺患者在临床上的最主要表现为因气道狭窄而引起的不完全可逆性气流受限。这里所提到的不完全可逆就是指在大多数情况下,通过应用支气管扩张剂,使气管内气流的受限程度降低,从而达到改善肺内气体的排出、降低慢阻肺患者肺内过度通气症状、提高患者的运动能力和生活质量的目的。临床上常用的支气管扩张剂有三类:β_2 受体激动剂、抗胆碱能类药物和茶碱制剂。而 β_2 受体激动剂作为缓解急性症状的一线药物而被经常使用。

β_2 受体激动剂可广泛分布于气道平滑肌、纤毛上皮细胞、气道内皮细胞、末梢血管内皮细胞、肥大细胞、中性粒细胞和淋巴细胞,使 β_2 受体数量及活性迅速下降,敏感度降低,从而使气道平滑肌松弛,抑制肥大细胞、中性粒细胞释放炎症介质和过敏介质,增强纤毛运动,减轻气道黏膜下水肿等。常用的 β_2 受体激动剂根据药品的起效快慢及作用维持时间可分为短效 β_2 受体激动剂和长效 β_2 受体激动剂。短效 β_2 受体激动剂,顾名思义,就是作用时间与长效的同类型药品相比较短。本类药品一般在数分钟内起效,10~30 分钟内血药浓度达到峰值,作用时间可维持在 4~6 个小时,在临床上多用于急性发作时缓解症状使用。

现今常用的短效 β_2 受体激动剂主要包括沙丁胺醇、特布他林、丙卡特罗等。沙丁胺醇是一种治疗效果被广泛证实的 β_2 受体激动剂。因其服用方便、局部刺激小、安全性高等优势,在临床上多用于支气管哮喘、慢阻肺的预防和治疗。特布他林能有效地改善支气管哮喘、慢阻肺患者的肺通气功能,有效地降低气道阻力,在临床上常作为治疗支气管哮喘和慢阻肺的首选药物。丙卡特罗为强效的 β_2 受体激动剂,具有明显的支气管扩张作用。相较于前两者,丙卡特罗的作用时间更长且有明显的镇咳和抗过敏作用。故在临床上多被用于缓解支气管哮喘、喘息性支气管炎、慢阻肺的症状。

(2)长效 β_2 受体激动剂与短效 β_2 受体激动剂的作用机制相类似,通过对 β_2 受体的拮抗作用来缓解呼吸道症状。但其作用时间较长,一般情况下可以维持 12 小时。近年来,伴随着对长效 β_2 受体激动剂研究的不断深入,使其在药物的起效时间及稳定性等方面都有了长足的进步。较为常用的长效 β_2 受体激动剂主要有沙美特罗、福莫特罗、班布特罗和克伦特罗等。

沙美特罗是沙丁胺醇的衍生物,是新型的选择性长效 β_2 受体激动剂,作用时间可维持在 12 小时。其作用特点为可直接作用于呼吸道平滑肌 β_2 受体,解除平滑肌痉挛,也可直接作用于炎症细胞表面,从而对炎症细胞的激活起抑制作用。

此外,它还能通过抑制由气道反应性和抗 IgE 抗体增高而引起的皮肤红斑。福莫特罗的扩张支气管作用长而持久,而且具有明显的抗炎、抗过敏和抑制肺水肿效果。其起效时间比沙美特罗要短。福莫特罗主要适用于慢性稳定型哮喘和慢阻肺的维持治疗以及对急性发作的预防,尤其适用于有明显夜间症状的患者。有报道显示,合理使用福莫特罗后可明显减少喘息夜间发作的次数。

班布特罗和克伦特罗为口服给药,作用时间长,一般可持续 24 小时。这两种药物通过抑制内源性致气道痉挛物质的释放来使气道平滑肌舒张。还可通过增强纤毛的摆动能力来通畅气道。临床上多将其用于气道痉挛的缓解。但由于其容易造成心律失常等副作用,仅在患者不能耐受吸入治疗时使用。

虽然近年来伴随着对长效 β_2 受体激动剂研究的不断深入而使其起效速度逐渐加快,但对于病情较为严重的患者来说依旧略显不足。所以在临床上常采用联合用药的方式来增强疗效。常见的联合用药方式主要有长效 β_2 受体激动剂与抗胆碱能药物(沙丁胺醇、异丙托溴铵等)和茶碱制剂联合应用。

2. 抗胆碱能药

主要品种有异丙托溴铵和噻托溴铵,两者均可阻断 M 胆碱受体。定量吸入时开始作用时间比沙丁胺醇等短效 β_2 受体激动剂慢,但持续时间长,30~90 分钟达最大效果。异丙托溴铵维持时间较短,一般为 6~8 小时,剂量为 40~80 μg,每天 3~4 次。噻托溴铵作用长达 24 小时,吸入剂量为 18 μg,每天 1 次。该类药物不良反应小,长期吸入可改善慢阻肺患者的健康状况。

应用抗胆碱能药物需要先了解胆碱能神经,这类神经在人类及大部分哺乳类动物关于肺神经的调节方面起了至关重要的作用。胆碱能神经所释放的乙酰胆碱,可以和气道平滑肌及肺血管内的 M 受体相结合。这种结合作用可使气道平滑肌收缩、黏液分泌量增加以及血管舒张。而上述这些反应均是引起慢阻肺患者病情加重的重要原因。

抗胆碱能药物可以选择性地作用于支气管及肺组织中的 M 受体,与胆碱能神经所释放的乙酰胆碱相竞争,减少其与 M 受体的结合。此外,有研究证实,抗胆碱能药物能通过与外周气道的 M_2 受体结合,来减少乙酰胆碱的释放量。因其病理性因素所致,慢阻肺患者气道内胆碱能神经兴奋性较高,且胆碱能神经反射较强,所以,抗胆碱能药物在慢阻肺治疗中往往较为有效。临床上常用的抗胆碱能药物主要包括异丙托溴铵、噻托溴铵、异丙东莨菪碱和氢溴酸东莨菪碱。

异丙托溴铵为早期抗胆碱药物阿托品的异丙基衍生物,对支气管平滑肌上的 M 受体有较高的选择性。本品松弛气道平滑肌的作用较强,多用于解除乙酰胆碱引起的气道平滑肌痉挛。目前临床上多将其作为辅助药物与 β_2 受体激动剂联合使用,取得较好疗效。

噻托溴铵为第二代抗胆碱能药物,属于长效 M 受体拮抗剂。结构与异丙托溴铵相类似,但对 M 受体的亲和力却是其 10 倍以上。噻托溴铵能产生扩张支气管平滑肌的作用。这种作用有很高的选择性,其作用速度为异丙托溴铵的 100 倍以上。口服的噻托溴铵不易被人体吸收,因此,现行的常用临床给药方式为吸入给药。这类药物常用于慢阻肺患者的长期维持治疗,可明显改善呼吸困难、提高耐力、减少急性加重次数。

异丙东莨菪碱为东莨菪碱的异丙衍生物,具有较强的支气管扩张作用。本品起效快、作用强,且对心血管影响较小。临床上多以气雾剂的形式用于支气管哮喘及哮喘性支气管炎。

氢溴酸东莨菪碱对唾液腺、支气管及汗腺分泌的作用较强,但对支气管平滑肌的作用较弱。且一般治疗剂量便可出现呼吸加快及烦躁不安等中枢兴奋症状,已很少用于呼吸系统疾病的治疗。

3. 茶碱类药物

该类药物可解除气道平滑肌痉挛,广泛用于慢阻肺的治疗。另外,还有改善心搏血量、舒张全身和肺血管、增加水盐排出、兴奋中枢神经系统、改善呼吸肌功能以及某些抗炎作用等。但总体来看,在一般治疗量的血浓度下,茶碱的其他方面作用不够突出。当前临床上较为常用的类型主要包括氨茶碱、二羟丙茶碱、多索茶碱和思普菲林等。此类药物的缺点较为明显,局部刺激大,口服用药通常会有恶心、呕吐、食欲下降等胃肠道刺激反应以及焦虑、烦躁、头痛、心慌等中枢神经兴奋反应。所以单次用量和服药方式都较为谨慎。

茶碱是茶中所含的白色结晶状生物碱,与咖啡因有类似的结构和作用,可从红茶及绿茶中提取。茶碱类药物作为一种非选择性磷酸酯酶抑制剂,具有舒张支气管平滑肌、刺激儿茶酚胺释放、调节免疫机制以及抗炎等方面的作用。

目前已知的茶碱类药物及衍生物有300余种,临床上较为常用的类型主要包括氨茶碱、二羟丙茶碱、多索茶碱和思普菲林等。

氨茶碱类药物是临床上使用最多且国内应用最为广泛的一类茶碱类药物。其本身水溶性较高,更易于溶解和吸收。但其缺点是局部刺激大,口服用药通常会感到恶心、呕吐、食欲下降等胃肠道刺激反应以及焦虑、烦躁、头痛、心慌等中枢神经兴奋反应,临床上单次用量和服药方式都应谨慎。

二羟丙茶碱,即人们通常所指的喘定,是一种茶碱的中性制剂,对胃肠道的刺激较小,对心脏副作用也较为轻微,仅为氨茶碱的 $1/20 \sim 1/10$,尤其适用于伴有心动过速以及不能耐受茶碱的哮喘患者。

多索茶碱,为茶碱的一种衍生物。其对支气管的扩张作用为氨茶碱的 $10 \sim 15$ 倍,同时又具有镇咳的作用,在人体内作用时间长,且无药物依赖性。至今没有研究显示多索茶碱对中枢及胃肠道有刺激作用。因其对支气管的扩张作用,在临床上多用于支气管哮喘、哮喘性支气管炎及其他支气管痉挛引起的呼吸困难。

因茶碱的可治疗范围较小,且不良反应常见,其在临床上的使用受到了一定的限制。但近年来的一些临床研究发现小剂量的茶碱制剂具有抗炎和免疫调节的作用,再次使这类药品作为临床常用药物被人们所关注。

4. 糖皮质激素

糖皮质激素是参与和调节人体多种物质代谢和生理功能不可缺少的重要活性物质,具有抗炎、抗病毒、抗休克、抗过敏等作用。长期规律地吸入糖皮质激素可以改善中重度（m 级和 rvr 级）慢阻肺患者的肺功能指标，减少急性加重频率，提高生活质量。目前临床上通常使用糖皮质激素和 β_2 受体激动剂联合吸入疗法，比各自单用效果好，目前已有布地奈德-福莫特罗、氟地卡松-沙美特罗两种联合制剂。糖皮质激素是参与和调节人体多种物质代谢和生理功能不可缺少的重要活性物质，具有抗炎、抗病毒、抗休克、抗过敏等作用，可抑制炎症细胞的活性及炎症因子的表达，在临床上有广泛的应用。

慢阻肺是一种与肺部对香烟烟雾等有害气体或有害颗粒的异常炎性反应相关的疾病。吸烟、大气污染、居室环境污染、生活条件不佳和职业因素都可以成为慢阻肺发生的重要原因。这些病因造成的结果非常相似，即气道炎症。气道炎症是慢阻肺发生的关键环节。例如，炎性介质释放的蛋白酶导致了腺体的增生和分泌增多，所以慢阻肺患者痰液量大；慢性的炎症反应对肺内小气道反复破坏，最终导致气道重建；慢阻肺的急性加重期的最主要因素是肺内炎症反应的加重等。由此我们不难看出，气道炎症对慢阻肺的发生及发展都起到了主导作用。

基于以上理解，糖皮质激素因有较强的抗炎作用，应该对慢阻肺的治疗起到一定作用。伴随着近年来对药物研究的不断深入，多项临床研究结果表明，吸入或全身应用糖皮质激素通过减轻气道炎症，减少慢阻肺加重的次数，可以降低平均住院天数，提高生存质量，甚至在一定程度上还可延缓患者的肺功能降低速度。

但我们也不可盲目夸大糖皮质激素的治疗效果，毕竟由于长期使用这类药物所带来的副作用也较为明显。应在医生的指导下合理使用激素才能达到预期的治疗目的。应用激素类药物时，应注意以下几个问题：

（1）激素类药物在应用时，必须严格掌握适应证，因个体差异不同制订严格的用药方针，避免因滥用而产生的不良反应和并发症的出现。同时，合理应用本类药物，也会使其在抢救和治疗中起到应有的作用。

（2）长期大剂量使用激素类药物，可引起多毛、肥胖、痤疮、血糖升高、高血压、眼内压升高、水钠潴留、水肿、血钾降低、精神兴奋、胃及十二指肠溃疡甚至出血穿孔、骨质疏松、脱钙、病理性骨折、伤口愈合缓慢或不良等。因此，应避免长期大剂量使用激素类药物。对于原发性高血压、动脉粥样硬化、心力衰竭、糖尿病、癫痫、胃十二指肠溃疡、肠道疾病或慢性营养不良的患者应避免或谨慎使用。

（3）激素类药物对病原微生物并无抑制作用，且由于其能抑制机体的免疫反应，降低机体的防御功能，反而可能使潜在的感染病灶（如结核等）活动和扩散。一般感染时不要应用激素类药物，必须使用本类药物时应将其与足量的有效抗菌药物配合使用。患有重度结核的患者使用时，必须同时使用足量的抗结核药，并根据病情进展及时减量和停用。

（4）对于必须长期使用激素类药物的患者，应防止肾上腺皮质功能减退和血钾降低现象的出现。患者出现胃酸过多时，应加服抗酸药。长期大量用药还应注意增加蛋白饮食，并适当加服钙剂和维生素 D，以防止钙流失及抽搐。当患者病情得到控制后应延长服药周期，减少库欣综合征发生的概率。

（5）停药时要注意逐渐减量，不可骤停，以免病情反复或出现肾上腺皮质功能不足症状。

慢阻肺患者因其病理因素对外界抵抗能力较弱，易感染炎症。使用糖皮质激素，尤其是全身使用，可长时间维持药物作用，增强抗炎效果。临床研究证明，慢阻肺患者经糖皮质激素全身使用治疗后，虽不能降低病死率，但可有效减少慢性阻塞性疾病急性加重的次数，并可改善肺功能和健康状况。但长期全身使用糖皮质激素会对患者造成全身的不良反应。主要表现在以下几个方面：

（1）库欣综合征：多见于长期使用糖皮质激素者。具体表现为向心性肥胖、皮肤变薄、痤疮、多毛、水肿、高血压、血糖升高等。停药后可自行消失。

（2）对骨骼肌肉系统的影响：全身使用糖皮质激素可诱发骨质疏松。对于慢阻肺的患者，因其肺功能下降而致活动量少，更易发生骨质疏松。长期使用激素的患者较不使用激素者易出现腰椎骨密度降低、椎骨骨折、无菌性股骨头坏死，且前两者可造成脊柱变形，进一步影响肺功能。

（3）诱发或加重感染：糖皮质激素能抑制机体的免疫功能。这种作用可以诱发新的感染（包括细菌、病毒和真菌感染）或加重机体的原有感染。有报道称，慢阻肺患者因肺炎入院治疗，使用糖皮质激素的患者因肺炎的年入院率显著高于未使用激素者。因此在使用糖皮质激素全身用药疗法前，应注意患者感染是否被控制或是否存在潜在的感染,并注意是否存在结核灶。

（4）代谢紊乱:糖皮质激素对糖、蛋白质、脂肪、水电解质代谢都有影响,全身使用可引起血糖升高、肌肉萎缩、脂肪重新分布、水肿以及各种电解质紊乱。

5. 祛痰药(黏液溶解剂)

慢阻肺气道内可产生大量黏液分泌物,可促使继发感染,并影响气道通畅,应用祛痰药有利于气道引流通畅,改善通气,加速排痰。常用药物有盐酸氨溴索、乙酰半胱氨酸等。

祛痰药,就是通过一系列方式使痰液从体内排出体外。使用祛痰药物的目的主要有两个方面:一是通过减少痰液来消除气管阻塞,减轻症状,并减少并发症的产生;二是加速难咳出的痰液的排出,并使其作为诊断和用药依据。

慢阻肺作为呼吸系统的常见病,咳嗽、咳痰以及喘息症状往往伴随整个病程。这三种症状互为因果,如痰液在气管内蓄积,可刺激气管黏膜引起咳嗽,当阻塞程度加重时则会因通气量严重不足而诱发喘息,有时甚至可诱发感染,加重慢阻肺症状。合理应用祛痰类药物可以缓解上述三种症状,减少急性加重发作的概率。

同时,痰液作为判断疾病严重情况及病情进展的一个重要因素,应在第一时间加以采集和化验。痰的颜色(黄色、绿色、棕色)和性质(如由清稀转为黏稠或脓性)是感染存在的重要标示。痰液的实验室检查可帮助医生获取更多信息,如鳞状上皮细胞的存在常提示痰液来源于喉部以上;若存在巨噬细胞,则痰液多来自于气管及支气管。痰液中嗜酸细胞比例上升的患者往往存在过敏反应;若脓性痰中中性粒细胞占优势,则经常提示为感染性炎症。对于痰液难以咳出的患者,使用祛痰药有助于将支气管内的分泌物排出体外,其作用原理为降低分泌物的黏稠性或通过增加呼吸道内液体量,来达到稀释痰液的目的,使其能更顺利地排出体外。

根据作用原理,可将祛痰药分为:恶心性祛痰药、刺激性祛痰药、黏痰溶解药、黏液调节剂。

（1）恶心性祛痰药和刺激性祛痰药的药物作用较为相似,都是通过刺激胃黏膜的迷走神经,引起轻度恶心,反射性地引发支气管分泌增加,稀释痰液,使其易于咳出。但这两类药品均会对肝肾功能造成严重损害,长期服用容易引发离子紊乱而危及生命。且患者对服用药物后所产生的恶心、呕吐、头痛、腹泻等副作用常无法耐受,故临床上已经基本不使用本类药物。恶心性祛痰药和刺激性祛痰药主要包括氯化铵、碘化钾等。

(2)黏液溶解药多使用气雾吸入的给药方法,直接与气管支气管内的黏液相结合,破坏黏液细胞中的蛋白成分,来达到降低痰液黏滞性、使其易于咳出的目的。

黏痰溶解药虽然也会出现恶心、呕吐、胃炎等胃肠道副作用,但其严重程度要远小于恶心类祛痰药和刺激性祛痰药。但由于其气雾给药的方式可引起支气管痉挛,故支气管哮喘和严重的呼吸道阻塞患者禁止使用本类药品。

(3)黏液调节剂作为最为常见的祛痰药物,因其疗效好且副作用小,在临床上被广泛应用。这类药物的主要作用机制是增加支气管纤体的分泌,促进肺部表面活性物质的产生,加强纤毛摆动,从而达到稀释痰液、增强排痰功能的目的。尤其适用于慢阻肺伴有排痰功能不良的患者。本类药品所产生的胃部不适感小,且极少会引起过敏反应,在临床上较易于被患者接受。黏液调节剂主要包括盐酸溴己新、厄多司坦、羧甲司坦、盐酸溴环己胺醇、氨溴特罗等不同类型。现行常用的沐舒坦、吉诺通等均为本类药物。祛痰药物可以促使痰液排出,方便进一步诊断和治疗。

虽然祛痰药物在临床治疗中经常被使用,但因其所具有的副作用,在用药时还需注意以下几个问题:

(1)不要单纯应用祛痰药,应与湿化气道、通过改变体位排痰等方式结合使用,往往能收到较好的效果。

(2)某些类型的祛痰药(如恶心性祛痰药)能引起恶心、呕吐、胃痛、便秘等一系列胃肠道副作用,使用时剂量不宜过大。

(3)对患有慢性支气管炎的患者,要选用黏液溶解性祛痰药(如溴己新等)。这类药物可以增强患者的排痰功能,利于痰液的排出。

(4)祛痰类药物的禁忌证:有胃肠道疾病如胃溃疡的患者慎用;支气管哮喘的患者慎用;有出血倾向如肺出血、急性肾炎的患者慎用。

6. 镇咳药

呼吸系统疾病的患者因其疾病因素诱导,咳嗽比较频繁。长时间的咳嗽会对患者的肺部造成损害，且会进一步加重心脏负担。针对患者咳嗽症状使用镇咳药物进行治疗，不仅可缓解患者症状，还能降低其生存风险，提高生活质量。常用的镇咳药物有中枢性和外周性两类。临床常见如中枢类的磷酸苯丙哌林等。

咳嗽是一种清除气道内痰液及其他阻塞物质的突然爆发性呼气动作，是机体受到刺激时的自我保护性反射活动。咳嗽有助于保护肺脏，将肺内的痰液及异物咳出，保持正常的呼吸作用。而呼吸系统疾病因其疾病因素诱导，咳嗽比较频繁。长时间的咳嗽会对患者自身肺脏造成损害，且会进一步加重心脏负担，引发致死因素的产生。所以，针对患者咳嗽症状使用镇咳药物进行治疗，不仅可缓解患者症状，还能降低其生存风险，提高生活质量。

镇咳药根据其作为部位的不同主要分为：中枢性和外周性两类。直接抑制脑延髓咳嗽中枢神经，发挥镇咳作用的药物称为中枢性镇咳药；抑制咳嗽反射弧中的感受器、传入神经、效应器中某一环节而起到镇咳作用的药物称为外周性镇咳药。

（1）中枢性镇咳药中包括麻醉性和非麻醉性两大类。麻醉性以可待因为代表，这类药物具有镇咳、止痛和轻度镇静的效果，对于缓解痛性咳嗽具有较好的疗效。此外，麻醉性中枢镇咳药还对呼吸道黏膜有干燥作用，可能发生恶心、呕吐、便秘等副作用，正常剂量使用不会出现成瘾性。非麻醉性以磷酸苯丙哌林为代表，这类药物对咳嗽中枢有抑制作用，不会抑制呼吸。可解除支气管平滑肌的痉挛，不会引起胆管和十二指肠的收缩，不会引起便秘，也无耐受性和成瘾性。

（2）外周性镇咳药通过改变呼吸道液体的产生量和黏稠度，或通过舒缓支气管痉挛来减少咳嗽的发生。主要可分为润药、局部麻醉药、湿化气溶胶等。润药以金合欢、甘草为代表，对喉以上部位产生的咳嗽具有较好效果。局部麻醉药以利多卡因为代表，多用于抑制支气管镜和支气管造影前的咳嗽反射。而湿化气溶胶则是将氯化钠、桉树脑等物质加入水中，以气溶胶的形式吸入来达到镇咳的效果。使用镇咳类药物时应注意以下几个方面：

1）药物过敏者禁止使用。有很多患者因自身遗传等原因对多种药物过敏，临床上经常可以见到有服药后出现皮疹、咳嗽、喘息、发热等过敏反应的患者根本不清楚上述症状所产生的原因。要注意,一旦曾经有过敏反应经历或此次服药后出现过敏反应的情况一定要在第一时间告知医生,避免危险的出现。

2)心肺功能和/或肝肾功能不全者慎用。某些镇咳类药物通过抑制神经兴奋性而使心跳及呼吸减慢,对本身有心脏及肺功能不全的患者容易引起危险。另外,大部分镇咳类药物都是经由肝脏或肾脏代谢的,有肝肾功能不全症状的患者应慎用。

3)消化系统疾病的患者慎用。某些镇咳类药物对消化道刺激作用较为明显,容易引起胃肠道反应,如恶心、呕吐、上腹部疼痛、消化不良、腹泻等。有消化系统疾病,特别是溃疡类疾病的患者,应慎重服药,以免出现消化道出血症状。

4)诊断不明的急腹症患者,失血性大肠炎及细菌性痢疾患者,休克、昏迷或心力衰竭患者,急性酒精中毒者,支气管哮喘急性发作患者都应禁止服用本类药物。

7. 其他药物

(1)抗氧化剂:慢阻肺患者气道炎症使氧化负荷加重,并加重其病理、生理变化。应用抗氧化剂如 N-乙酰半胱氨酸可降低疾病反复加重的频率。但目前尚缺乏长期、多中心临床研究结果,有待今后进行严格的临床研究考证。

(2)免疫调节剂:一些研究显示,免疫调节剂对降低慢阻肺急性加重严重程度可能具有一定的作用,但尚未得到验证。

(3)疫苗:主要分为流感疫苗和肺炎疫苗两大类。其中流感疫苗可降低慢阻肺的严重程度和死亡率。它含有灭活的或活的、无活性病毒,针对流行性病毒感染者使用。肺炎球菌疫苗含有 23 种肺炎球菌荚膜多糖,已在慢阻肺患者中应用,但尚缺乏有力的临床观察资料。

二、慢阻肺急性加重期的处理

慢阻肺急性加重是指患者以呼吸道症状加重为特征的临床事件,其症状变化程度超过日常变异范围,并导致药物治疗方案改变。慢阻肺急性加重是慢阻肺疾病病程的重要组成部分,因为急性加重可降低患者的生命质量,使症状加重、肺功能恶化,数周才能恢复,加快患者肺功能下降速率,特别是与住院患者的病死率增加相关,并加重了社会经济负担。

（一）慢阻肺急性加重的原因

慢阻肺急性加重可由多种原因所致,最常见的有气管、支气管感染,主要为病毒、细菌感染。部分病例急性加重的原因难以确定,一些患者表现出急性加重的易感性;每年急性加重超过2次,被定义为频繁急性加重。

环境、理化因素改变,稳定期治疗不规范等均可导致急性加重。肺炎、充血性心力衰竭、心律失常、气胸、胸腔积液和肺血栓栓塞症等的症状与慢阻肺急性发作相似,需要仔细加以鉴别。

（二）慢阻肺急性加重的诊断和严重程度评价

慢阻肺急性加重的诊断主要依靠患者急性起病的临床过程,其特征是呼吸系统症状恶化超出日间的变异,并由此需要改变其药物治疗。

慢阻肺急性加重期的主要表现有气促加重,常伴有喘息、胸闷、咳嗽加剧、痰量增加、痰液颜色和/或黏度改变及发热等,也可出现全身不适、失眠、嗜睡、疲乏、抑郁和意识不清等症状。当患者出现运动耐力下降、发热和/或胸部影像学异常时也可能为慢阻肺急性加重的征兆。气促加重,咳嗽痰量增多及出现脓性痰常提示有细菌感染。

慢阻肺急性加重的评价基于患者的病史、反应严重程度的体征及实验室检查。病史包括慢阻肺气流受限的严重程度、症状加重或出现新症状的时间、既往急性加重次数（总数/住院次数）、并发症、目前治疗方法和既往机械通气使用情况。

慢阻肺急性加重的评价还需要与急性加重前的病史、症状、体征、肺功能测定、动脉血气检测结果和其他实验室检查指标进行对比,对判断慢阻肺急性加重及其严重程度评估甚为重要。对于严重慢阻肺患者,意识变化是病情恶化和危重的指标,一旦出现须及时送医院救治。

慢阻肺急性加重的评价还需要看是否出现辅助呼吸肌参与呼吸运动,胸腹矛盾呼吸、发绀、外周水肿、右心衰竭和血流动力学不稳定等征象,也有助于判定慢阻肺急性加重的严重程度。

但是,肺功能测定急性加重期间不推荐进行肺功能检查,因为患者无法配合且检查结果不够准确。

慢阻肺急性加重的评价常还需要动脉血气分析：静息状态下在海平面呼吸空气条件下，$PaO_2 < 60\,mmHg$ 和/或 $PaCO_2 > 50\,mmHg$，提示有呼吸衰竭。如 $PaO_2 < 50\,mmHg$，$PaCO_2 > 70\,mmHg$，$pH < 7.30$ 提示病情严重，需进行严密监护或入住 ICU 行无创或有创机械通气。

慢阻肺急性加重在评价时，还需要进行胸部影像学和心电图检查：胸部 X 线检查有助于鉴别慢阻肺急性加重与其他具有类似症状的疾病，心电图对诊断心律失常、心肌缺血和右心室肥厚有所帮助。增强 CT 肺动脉血管成像对诊断肺栓塞有重要价值，血浆 D-二聚体阴性有助于排除低危患者的急性肺动脉栓塞，同位素通气灌注扫描对发现段以下肺动脉栓塞有一定诊断价值。但是，当低血压或高流量吸氧后 SaO_2 不能升至 $60\,mmHg$ 以上则提示可能存在肺栓塞，如果临床上高度怀疑慢阻肺急性加重并发肺栓塞而检查条件受限时，则应同时处理慢阻肺急性加重和肺栓塞。

对于其他实验室检查：红细胞计数及血细胞比容有助于了解有无红细胞增多症或贫血、出血。部分患者白细胞计数增高及中性粒细胞核左移可为气道感染提供佐证，但通常慢阻肺急性加重患者的白细胞计数并无明显改变。当慢阻肺患者症状加重、有脓性痰时，应给予抗生素治疗，若患者对初始抗生素治疗反应不佳，则应进行痰培养及细菌药物敏感性试验。降钙素原Ⅲ是细菌感染的特异性标志物，可能有助于决定是否使用抗生素。

此外，血液生化检查有助于确定引起慢阻肺急性加重的其他因素，如电解质紊乱（低钠、低钾和低氯血症等）、糖尿病危象或营养不良等，也可发现并发存在的代谢性酸碱失衡。

（三）慢阻肺急性加重期的治疗

治疗疾病首先要明确目标，有些疾病能治愈，需要尽全力去治愈；但是由于医学的未知性太多，许多疾病尚不能治愈。慢阻肺急性加重的治疗目标为：最小化本次急性加重的影响，预防再次急性加重的发生。根据慢阻肺急性加重和/或伴随疾病的严重程度，患者可以院外治疗或住院治疗，多数患者可以使用支气管舒张剂、激素和抗生素在院外治疗。

慢阻肺急性加重可以预防，减少急性加重及住院次数的措施有戒烟、接种流感和肺炎疫苗,掌握吸入装置用法等与治疗有关的知识,吸入长效支气管舒张剂或联合应用吸入激素,使用 PDE - 4 抑制剂。

1. 慢阻肺急性加重期的院外治疗

慢阻肺急性加重早期、病情较轻的患者可以在院外治疗,但需注意病情变化,及时决定医院治疗的时机。院外治疗包括适当增加以往所用支气管舒张剂的剂量及频度,单一吸入短效 β_2 受体激动剂或联合应用吸入短效 β_2 受体激动剂和短效抗胆碱能药物。

对较严重的病例可给予较大剂量雾化治疗数日,如沙丁胺醇 2 500 μg、异丙托溴铵 500 μg,或沙丁胺醇 1 000 μg 加用异丙托溴铵 250~500 μg 雾化吸入,每日 2~4 次。

急性加重患者全身使用激素和抗生素对治疗有益,可促进病情缓解,缩短康复时间,改善肺功能和动脉血气。症状较重及有频繁急性加重史的患者除使用支气管舒张剂外,还可考虑口服激素,泼尼松龙每天服 30~40 mg,连用 10~14 天,也可用激素联合 SABA 雾化吸入治疗。

慢阻肺症状加重,特别是有脓性痰液时应积极给予抗生素治疗。抗生素的选择应依据患者急性加重的严重程度及常见的致病菌,结合患者所在地区致病菌及耐药菌的流行情况,选择敏感的抗生素,疗程为 5~10 天。

2. 慢阻肺急性加重期的住院治疗

病情严重的慢阻肺急性加重患者需要住院治疗,到医院就医或住院治疗的指征:

(1)症状明显加重,如突然出现静息状况下呼吸困难。

(2)重度慢阻肺。

(3)出现新的体征或原有体征加重(如发绀、意识改变和外周水肿)。

(4)有严重的伴随疾病(如心力衰竭或新近发生的心律失常)。

(5)初始治疗方案失败。

(6)高龄。

(7)诊断不明确。

(8)院外治疗无效或条件欠佳。

对于收住院的慢阻肺急性加重患者中,一部分还需要收入重症监护室

（ICU），那么收住重症监护室的指征是：

（1）严重呼吸困难且对初始治疗反应不佳。

（2）意识障碍（如嗜睡、昏迷等）。

（3）经氧疗和无创机械通气低氧血症（$PaO_2 < 50\ mmHg$，$PaCO_2 > 70\ mmHg$）无缓解甚至恶化，和/或严重呼吸性酸中毒（pH < 7.30）无缓解，甚至恶化。

3. 慢阻肺急性加重期的主要治疗原则

根据患者的临床症状、体征、血气分析和胸部影像学等指标评估病情的严重程度，采取相应的治疗措施。其治疗措施有：

（1）氧疗：氧疗是治疗慢阻肺急性加重期住院患者的一个重要部分，氧流量调节以改善患者的低氧血症、保证88%～92%氧饱和度为目标，不是吸氧浓度越大越好，否则会加重病情，氧疗30～60分钟后应进行动脉血气分析，以确定氧合满意而无二氧化碳潴留或酸中毒，Venturi面罩（高流量装置）较鼻导管提供的氧流量更准确，但患者难以耐受。

（2）抗菌药物：虽然导致急性加重的病原体可能是病毒或细菌，但急性加重期是否应用抗菌药物仍存在争议。目前推荐抗菌药物治疗的指征为呼吸困难加重、痰量增加和脓性痰是3个必要症状。因此，并不是每位慢阻肺急性加重患者住院时都需要用抗生素。另外，患者还需要关注选什么抗生素，怎么用抗生素，用多长时间抗生素等问题。

临床上应用何种类型的抗菌药物要根据当地细菌耐药情况选择，对于反复发生急性加重、严重气流受限和/或需要机械通气的患者应进行痰培养，因为此时可能存在革兰阴性杆菌（如假单孢菌属或其他耐药菌株）感染并出现抗菌药物耐药。

住院的慢阻肺急性加重患者在病原学检查时，痰培养或气管吸取物（机械通气患者）可以替代支气管镜用于评价细菌负荷和潜在的致病微生物。对于是口服药还是静脉用抗菌药物，其药物治疗途径（口服或静脉给药）取决于患者的进食能力和抗菌药物的药代动力学特点，最好给予口服治疗。

抗菌药物什么时候可以停用，需要根据临床症状：呼吸困难改善和脓痰减少提示治疗有效。抗菌药物的推荐治疗疗程为5～10天。但是，如果并发耐药细菌感染或者真菌感染，抗生素疗程需要适当延长。

因为,慢阻肺患者会反复急性加重,并且可能会反复使用抗生素,因此临床上选用抗生素,还需要考虑有无铜绿假单胞菌感染的危险因素。其危险因素有:

1)近期住院史。

2)经常(>4 次/年)或近期(近 3 个月内)抗菌药物应用史。

3)病情严重(FEV1 占预计值%<30%)。

4)应用口服类固醇激素(近 2 周服用泼尼松>10 mg/d)。

综上所述,对慢阻肺急性加重期初始抗菌治疗的建议:

1)对无铜绿假单胞菌危险因素者,主要依据急性加重严重程度、当地耐药状况、费用和潜在的依从性选择药物,病情较轻者推荐使用青霉素、阿莫西林加或不加用克拉维酸、大环内酯类、氟喹诺酮类、第 1 代或第 2 代头孢菌素类抗生素,一般可口服给药,病情较重者可用 β 内酰胺类/酶抑制剂、第 2 代头孢菌素类、氟喹诺酮类和第 3 代头孢菌素类。

2)有铜绿假单胞菌危险因素者如能口服,则可选用环丙沙星,需要静脉用药时可选择环丙沙星、抗铜绿假单胞菌的 β 内酰胺类,不加或加用酶抑制剂,同时可加用氨基糖苷类药物。

3)应根据患者病情的严重程度和临床状况是否稳定,选择使用口服或静脉用药,静脉用药 3 天以上,如病情稳定可以改为口服。

(3)支气管舒张剂的使用:短效支气管舒张剂雾化吸入治疗较适用于慢阻肺急性加重期的治疗,对于病情较严重者可考虑静脉滴注茶碱类药物,由于茶碱类药物的血药浓度个体差异较大,治疗窗较窄,监测血清茶碱浓度对评估疗效和避免发生不良反应都有一定意义。

由于 β_2 受体激动剂、抗胆碱能药物及茶碱类药物的作用机制及药代动力学特点不同,且分别作用于不同级别的气道,所以联合用药的支气管舒张作用更强。

(4)糖皮质激素的使用:住院的慢阻肺急性加重患者宜在应用支气管舒张剂基础上,口服或静脉滴注糖皮质激素,因为慢阻肺是炎症性疾病,需要使用;但是糖皮质激素剂量要权衡疗效及安全性,建议口服泼尼松 30~40 mg/d,连续用 5~7 天后停药,对个别患者视情况逐渐减量停药;也可以静脉给予甲泼尼龙 40 mg,每日 1 次,3~5 天后改为口服。

第一篇 慢性阻塞性肺疾病

(5)辅助治疗:在监测出入量和血电解质的情况下适当补充液体和电解质,注意维持液体和电解质平衡,注意补充营养,对不能进食者须经胃肠补充要素饮食或给予静脉高营养;对卧床、红细胞增多症或脱水的患者,无论是否有血栓栓塞性疾病史,均需考虑使用肝素或低分子肝素抗凝治疗。

此外,还应注意痰液引流,积极排痰治疗(如刺激咳嗽、叩击胸部、体位引流和湿化气道等),识别及治疗并发症(如冠心病、糖尿病、高血压、休克、弥散性血管内凝血和上消化道出血等)。

(6)机械通气的使用:可通过无创或有创方式实施机械通气,无论何种方式都只是生命支持的一种手段,在此条件下,通过药物治疗消除慢阻肺急性加重的原因,使急性呼吸衰竭得到逆转。进行机械通气的患者应有动脉血气监测。

(1)无创通气:根据病情需要可首选此方法,慢阻肺急性加重期患者应用无创通气可降低 $PaCO_2$,降低呼吸频率、呼吸困难程度,减少呼吸机相关肺炎等并发症和住院时间,更重要的是降低病死率和插管率。使用无创通气要掌握合理的操作方法,提高患者的依从性,避免漏气,通气压力应从低水平开始逐渐升至适当水平,还应采取其他有利于降低 $PaCO_2$ 的方法,提高无创通气效果,具体应用指征见表 1-3-1。

表 1-3-1　无创通气在慢阻肺急性加重期的应用指征

适应证:具有下列至少 1 项

呼吸性酸中毒(动脉 pH≤7.35 和/或 $PaCO_2$≥45 mmHg)严重呼吸困难且具有呼吸肌疲劳的临床征象,如使用辅助呼吸肌、腹部矛盾运动或肋间隙凹陷禁忌证(符合下列条件之一)。

呼吸抑制或停止;

心血管系统功能不稳定(低血压、心律失常和心肌梗死);

嗜睡、意识障碍或患者不合作;

易发生误吸(吞咽反射异常、严重上消化道出血);

痰液黏稠或有大量气道分泌物;

近期曾行面部或胃食管手术;

头面部外伤,固有的鼻咽部异常;

极度肥胖;

严重胃肠胀气

（2）有创通气：在采用积极的药物和无创通气治疗后，患者的呼吸衰竭仍呈进行性恶化，出现危及生命的酸碱失衡和/或意识改变时，宜用有创机械通气治疗，待病情好转后，可根据情况采用无创通气进行序贯治疗，具体应用指征见表1－3－2。

表1－3－2　有创机械通气在慢阻肺急性加重期的应用指征

不能耐受无创通气，或无创通气失败，或存在使用无创通气的禁忌证；
呼吸或心搏骤停；
呼吸暂停导致意识丧失或窒息；
意识模糊、镇静无效的精神运动性躁动；
严重误吸；
持续性气道分泌物排出困难；
心率＜50次/分，且反应迟钝；
严重的血流动力学不稳定，补液和血管活性药无效；
严重的室性心律失常；
危及生命的低氧血症，且患者不能耐受无创通气

在决定终末期慢阻肺患者是否使用机械通气时，还须充分考虑到病情好转的可能性，患者本人及家属的意愿，以及强化治疗条件是否许可。使用最广泛的3种通气模式包括：同步持续指令通气（SIMV），压力支持通气（PSV）和SIMV与PSV联合模式。由于慢阻肺患者广泛存在内源性呼气末正压，导致吸气功耗增加和人机不协调，因此，可常规加用适度的外源性呼气末正压（PEEP），压力为内源性呼气末正压的70％～80％。慢阻肺患者的撤机过程可能会遇到困难，需设计和实施周密的撤机方案。无创通气也被用于帮助早期撤机，并取得初步的良好效果。

（7）AECOPD并发症的处理：病情严重的AECOPD患者常常有多种并发症，加强对并发症的早期诊断和治疗可以改善这些患者的预后。

1）AECOPD并发心力衰竭和心律失常：AECOPD并发右心衰竭时，有效地控制呼吸道感染，应用支气管扩张剂，改善缺氧和高碳酸血症，再配合适当应用利尿剂，即可控制右心衰竭，通常无须使用强心剂。但对某些AECOPD患者，在呼吸道感染基本控制后，单用利尿剂不能满意地控制心力衰竭时或患者并发左心室功能不全时,可考虑应用强心剂治疗。

a. 利尿剂的应用:适于顽固性右心衰竭、明显水肿及并发急性左心衰竭的AECOPD患者。一般选用缓慢或中速利尿剂,通过应用利尿剂来减少血容量及减轻肺水肿,从而改善肺泡通气及动脉血氧张力。在应用利尿剂时,不应过快及过猛,以避免血液浓缩,痰黏稠而不易咳出。长期应用利尿剂还可产生低钾血症,促进肾对碳酸氢盐的再吸收,从而产生代谢性碱中毒,抑制呼吸中枢和加重呼吸衰竭。

b. 强心剂的应用:AECOPD并发右心衰竭并不是应用强心剂的指征,因为强心剂对这些患者缺乏疗效,原因有:①肺血管收缩导致肺血管阻力增加;②右心室前负荷降低,导致心输出量下降;③应用强心剂还会增加心律失常的危险;④应用强心剂不能提高右心室射血分数和改善运动耐量。因此对AECOPD并发右心衰竭的患者不主张常规应用强心剂。AECOPD患者并发左心室功能障碍时可适当应用,但须十分小心。这是因为慢阻肺患者长期处于缺氧状态,对洋地黄的耐受性低,治疗量与中毒量相当接近,容易发生毒性反应,引起心律失常。使用强心剂时剂量宜小。

c. 心律失常的治疗:AECOPD患者发生急性呼吸衰竭时常出现心律失常,心律失常既可由疾病本身及代谢异常(如感染、缺氧、高碳酸血症、电解质紊乱)所引起,也可由医源性所引起,如洋地黄过量、拟交感神经药和茶碱的使用、右心导管术等。与原发性心脏病不同,AECOPD患者的心律失常如果不对生命立即构成威胁,那么主要治疗方法是识别和治疗引起心律失常的代谢原因——低氧血症、低钾血症、低镁血症、呼吸性酸中毒或碱中毒,以及治疗原发病。只要纠正上述诱因,心律失常即可消失。当诱因不能去除或在纠正上述诱因之后仍有心律失常时,可考虑应用抗心律失常药物。一般避免使用 β_2 受体阻滞剂,因其能损害肺通气功能,但可应用选择性 β_2 受体阻滞剂治疗,如美托洛尔或比索洛尔在特定情况下使用是安全的。

2)AECOPD并发肺栓塞:慢阻肺是引起肺栓塞的一项重要危险因素,在住院治疗的 AECOPD 患者中尤为突出。在简易肺栓塞严重程度指数评估中,慢阻肺作为一项重要的预测指标。由此可见,AECOPD 患者易发生肺栓塞,AECOPD 患者并发肺栓塞的发病率高达 24.7%。未经治疗的肺栓塞,病死率几乎为 30%。AECOPD 并发肺栓塞的诊断和治疗是临床工作中的难题,其诊断往往被延误,而且并发存在的肺栓塞常常为致死性的。如果高度怀疑 AECOPD 并发肺栓塞,临床上需同时处理 AECOPD 和肺栓塞。

a. AECOPD 并发肺栓塞的原因:①低氧血症导致继发性红细胞增多使血液黏稠度增加、血小板功能异常;②AECOPD 患者并发肺源性心脏病时常伴有右室壁栓子形成;③AECOPD 患者的心肺储备功能差,体力活动受限,长期卧床,深静脉血栓发病率增加。AECOPD 患者并发肺栓塞的诊断困难,因为肺栓塞的症状和体征均是非特异性的,呼吸困难和低氧血症又常可由 AECOPD 所引起。低血压和/或高流量吸氧后 PaO_2 不能升至 60 mmHg 以上常提示肺栓塞可能。

b. AECOPD 并发肺栓塞的诊断:①螺旋 CT 和肺血管造影是目前诊断慢阻肺并发肺栓塞的主要手段;②血浆 D-二聚体升高有助于排除低危患者的急性肺动脉栓塞,故 D-二聚体不升高,是除外肺栓塞的有用指标之一;③核素通气-血流灌注扫描对 AECOPD 并发肺栓塞的诊断价值有限;④如果发现深静脉血栓形成,则无须再行肺血管造影,因为深静脉血栓形成是抗凝治疗的指征。

c. AECOPD 并发肺栓塞的预防:对卧床、红细胞增多症或脱水的 AECOPD 患者,无论是否有血栓栓塞性疾病史,均需考虑使用肝素或低分子肝素抗凝治疗。

d. AECOPD 并发肺栓塞的治疗:参见肺血栓栓塞症诊断与治疗指南和急性肺血栓栓塞症诊断治疗。

(8)AECOPD 姑息治疗和临终关怀:慢阻肺的疾病特点是患者健康状况不断恶化、症状不断增加,随疾病急性加重的频繁发生而不断加重慢阻肺病情,死亡风险日益增加。AECOPD 患者急性加重住院后主要死亡原因包括进行性呼吸困难、心血管疾病和恶性肿瘤等,病死率高达 80%,所以姑息治疗、临终关怀和家庭养护治疗是慢阻肺晚期患者治疗中一个重要组成部分。

目前姑息治疗已经广泛应用于晚期肿瘤患者,2013 年 GOLD 颁布的慢阻肺全球策略首次提出将姑息治疗应用于晚期重症慢阻肺患者。人一生中超过 25% 的医疗费用花费在最后一年当中,呼吸内科医师应与重度慢阻肺患者及其家属多交流沟通,告知其可能发生的各种危急情况及相应的治疗措施和经济负担。医患之间临终关怀的交流和预先设计的治疗计划,可以使患者有足够时间做出接受何种治疗的明智选择,在确保了解患者的意愿下帮助患者和家属做出符合患者价值观的选择,从而提高患者医疗质量。同时可以使患者在接受符合其治疗目标和价值观的基础上,降低医疗费用。姑息治疗是在传统疾病治疗模式基础上的延伸,其目的是尽可能地防止和缓解患者痛苦,保证患者获得最佳生活质量,主要内容是提高患者生活质量、优化功能、帮助患者选择终末期治疗方式、向患者提供情绪和精神支持。姑息治疗可以提高晚期患者生活质量、减少症状,甚至可以延长部分患者生存期。

家庭养护治疗主要集中在患者之家、专门的安宁养护医院或者护理之家等机构,对疾病终末期患者提供服务。对支气管扩张剂治疗无效且在休息时即有呼吸困难、住院和急诊就诊次数增加的进行性加重的晚期 AECOPD 患者,应该对其提供家庭养护治疗。

(9)AECOPD 的出院:

1)出院标准:①临床医师认为患者可以适应在家中治疗;②患者能够使用长效支气管扩张剂,应用 β_2 受体激动剂和/或抗胆碱药,联合或不联合吸入糖皮质激素进行稳定期吸入治疗;吸入短效 β_2 受体激动剂应少于每 4 小时 1 次;③如果患者以前没有卧床,需能在室内行走;④患者能够进食,且睡眠不受呼吸困难影响;⑤患者临床稳定 12~24 小时;⑥动脉血气分析稳定 12~24 小时;⑦患者(或家庭保姆)完全明白稳定期药物的正确使用方法;⑧随访和家庭护理计划安排妥当(如随访社区医师、家庭氧疗等)。

AECOPD 患者出院时,应该已明确制订了有效的长期家庭维持药物治疗方案,也就是慢阻肺稳定期药物治疗的方案。对患者的药物吸入技术进行再次培训,并针对慢阻肺稳定期维持治疗方案的疗效进行宣教。指导如何停止全身糖皮质激素和抗菌药物治疗。评价是否需要长期氧疗。确定已安排 4~8 周后随访,提供并发症的处理和随访计划。

2)随访项目:患者出院后 6 周随访时,评价患者对家庭日常生活环境的适应能力;检测肺功能(FEV1);对患者的药物吸入技术进行再次评价以及评估患者对治疗方案的理解程度。并对是否需要长期氧疗和/或家庭雾化治疗进行再评价,考查患者体力活动和日常活动的能力,可进行呼吸困难指数或慢阻肺评估测试的问卷调查,以及了解患者并发症的情况。如果社区医师能够进行家庭随访,那么因急性加重而住院的慢阻肺患者可尽早出院,而再住院率也不会增加。制订治疗计划可以增加合理的干预,缩短急性加重的康复时间。急性加重过程中存在低氧血症的患者,出院前和以后 3 个月均应检测动脉血气分析和/或脉氧饱和度。如患者仍存在低氧血症则需要长期氧疗。

三、慢阻肺稳定期的管理

对于慢性阻塞性肺疾病的稳定期的治疗以对疾病的管理为主,稳定期患者长期在家庭或护理院。因此,医生、患者家属需要和患者共同管理患者的疾病评估、用药情况及康复训练情况等措施。

首先需要明确管理目标,对于慢性阻塞性肺疾病稳定期的管理目标为:①减轻当前症状:包括缓解症状、改善运动耐量和改善健康状况;②降低未来风险:包括防止疾病进展、防止和治疗急性加重和减少病死率。

(一)慢阻肺稳定期的教育与管理

通过教育与管理可以提高患者和有关人员对慢阻肺的认识及自身处理疾病的能力,更好地配合管理,加强预防措施,减少反复加重,维持病情稳定,提高生命质量。主要内容包括:

(1)教育与督促患者戒烟。

(2)使患者了解慢阻肺的病理生理与临床基础知识。

(3)掌握一般和某些特殊的管理方法。

(4)学会自我控制病情的技巧,如腹式呼吸及缩唇呼吸锻炼等。

(5)了解赴医院就诊的时机。

(6)社区医生定期随访管理。

(二)控制职业性或环境污染

避免或防止吸入粉尘、烟雾及有害气体。

(三)药物治疗

药物治疗用于预防和控制症状,减少急性加重的频率和严重程度,提高运动耐力和生命质量。根据疾病的严重程度,逐步增加治疗,如没有出现明显的药物不良反应或病情恶化,则应在同一水平维持长期的规律治疗。根据患者对治疗的反应及时调整治疗方案。

1. 支气管舒张剂

支气管舒张剂可松弛支气管平滑肌、扩张支气管、缓解气流受限,是控制慢阻肺症状的主要治疗措施。短期按需应用可缓解症状,长期规则应用可预防和减轻症状,增加运动耐力,但不能使所有患者的FEV1得到改善。与口服药物相比,吸入剂的不良反应小,因此多首选吸入治疗。

主要的支气管舒张剂有 β_2 受体激动剂、抗胆碱药及甲基黄嘌呤类,根据药物作用及患者的治疗反应选用。定期使用短效支气管舒张剂价格较为低廉,但不如长效制剂使用方便。联合应用不同作用机制与作用时间的药物可以增强支气管舒张作用,减少不良反应。联合应用 β_2 受体激动剂、抗胆碱药物和/或茶碱,可以进一步改善患者的肺功能与健康状况。

(1)β_2 受体激动剂:主要有沙丁胺醇和特布他林等,为短效定量雾化吸入剂,数分钟内起效,15～30分钟达到峰值,疗效持续4～5小时,每次剂量100～200 μg(每喷100 μg),24小时内不超过12喷。主要用于缓解症状,按需使用。

福莫特罗和沙美特罗为长效定量吸入剂,作用持续12小时以上,较短效 β_2 受体激动剂更有效且使用方便,其中吸入福莫特罗后1～3分钟起效,其起效快;而沙美特罗起效较慢。

茚达特罗是一种新型长效 β_2 受体激动剂,2012年7月已在我国批准上市,该药起效快,支气管舒张作用长达24小时,每日1次,吸入150或300 μg,可以明显改善肺功能和呼吸困难症状,提高生命质量,减少慢阻肺急性加重。

(2)抗胆碱药:主要品种有异丙托溴铵气雾剂,可阻断M胆碱受体,定量吸入时开始作用时间较沙丁胺醇等短效 β_2 受体激动剂慢,但其持续时间长,30～90分钟达最大效果,可维持6～8小时,使用剂量为40～80 μg(每喷20μg),每日3～4次,该药不良反应小,长期吸入可改善慢阻肺患者的健康状况。

噻托溴铵是长效抗胆碱药,可以选择性作用于 M_3 和 M_1 受体,作用长达24小时以上,吸入剂量为18 μg,每日1次,长期使用可增加深吸气量,减少呼气末肺容积,进而改善呼吸困难,提高运动耐力和生命质量,也可减少急性加重频率。

(3)茶碱类药物:叫解除气道平滑肌痉挛,在治疗慢阻肺中应用广泛。该药还有改善心搏出量、舒张全身和肺血管、增加水盐排出、兴奋中枢神经系统、改善呼吸期肌功能及某些抗炎作用。但总的来看,在一般治疗剂量的血浓度下,茶碱的其他多方面作用不很突出。

缓释型或控释型茶碱每日口服 $1\sim2$ 次可以达到稳定的血浆浓度,对治疗慢阻肺有一定效果。监测茶碱的血浓度对估计疗效和不良反应有一定意义,血液中茶碱浓度 $>5\,mg/L$ 即有治疗作用; $>15\,mg/L$ 时不良反应明显增加。

2. 糖皮质激素的使用

慢阻肺稳定期长期应用吸入激素治疗并不能阻止 FEV1 的降低趋势。长期规律的吸入激素适用于 FEV1 占预计值百分比 $<50\%$ (Ⅲ级和Ⅳ级)且有临床症状及反复加重的慢阻肺患者。吸入激素和 β_2 受体激动剂联合应用较分别单用的效果好,目前已有氟地卡松/沙美特罗、布地奈德/福莫特罗两种联合制剂。

FEV1 占预计值百分比 $<60\%$ 的患者规律吸入激素和长效 β_2 受体激动剂联合制剂,能改善症状和肺功能,提高生命质量,降低急性加重频率。不推荐对慢阻肺患者采用长期口服激素及单一吸入激素治疗。

3. 磷酸二酯酶-4(PDE-4)抑制剂

PDE-4 抑制剂的主要作用是通过抑制细胞内环腺苷酸降解来减轻炎症。该类药物中罗氟司特已在某些国家被批准使用,每日 1 次口服罗氟司特虽无直接舒张支气管的作用,但能够改善应用沙美特罗或噻托溴铵治疗患者的 FEV1。

对于存在慢性支气管炎、重度至极重度慢阻肺、既往有急性加重病史的患者,罗氟司特可使需用激素治疗的中重度急性加重发生率下降 $15\%\sim20\%$。罗氟司特联合长效支气管舒张剂可改善肺功能,但对患者相关预后,尤其是在急性加重方面的作用还存在争议。

目前尚未见关于罗氟司特和吸入激素的对照或联合治疗研究。不良反应:最常见的有恶心、食欲下降、腹痛、腹泻、睡眠障碍和头痛,发生在治疗早期,可能具有可逆性,并随着治疗时间的延长而消失。

对照研究结果显示,在罗氟司特治疗期间出现不明原因的体重下降(平均2 kg),因此建议在治疗期间监测体重,低体重患者避免使用。对有抑郁症状的患者也应谨慎使用。罗氟司特与茶碱不应同时应用。

4. 其他药物

(1)祛痰药(黏液溶解剂):慢阻肺患者的气道内产生大量黏液分泌物,可促使其继发感染,并影响气道通畅,应用祛痰药似有利于气道引流通畅,改善通气功能,但其效果并不确切,仅对少数有黏痰的患者有效。常用药物有盐酸氨溴索、乙酰半胱氨酸等。

(2)抗氧化剂:慢阻肺患者的气道炎症导致氧化负荷加重,促使其病理生理变化。应用抗氧化剂(N-乙酰半胱氨酸、羧甲司坦等)可降低疾病反复加重的频率。

(3)免疫调节剂:该类药物对降低慢阻肺急性加重的严重程度可能具有一定作用,但尚未得到确证,不推荐作为常规使用。

(4)疫苗:流行性感冒(流感)疫苗有灭活疫苗和减毒活疫苗,应根据每年预测的流感病毒种类制备,该疫苗可降低慢阻肺患者的严重程度和病死率,可每年接种1次(秋季)或2次(秋、冬季)。肺炎球菌疫苗含有23种肺炎球菌荚膜多糖,虽已用于慢阻肺患者,但尚缺乏有力的临床观察资料。

(5)中医治疗:对慢阻肺患者也应根据辨证施治的中医治疗原则,某些中药具有祛痰、支气管舒张和免疫调节等作用,值得深入研究。

5. 氧疗

氧疗对于慢阻肺缓解期的部分患者家庭是一种比较好的治疗措施,长期家庭氧疗的目的是使患者在海平面水平静息状态下达到 $PaO_2 \geqslant 60$ mmHg 和/或使 SaO_2 升至 90%,这样才可维持重要器官的功能,保证周围组织的氧气供应。

慢阻肺稳定期患者进行长期家庭氧疗,可以提高有慢性呼吸衰竭患者的生存率,对血流动力学、血液学特征、运动能力、肺生理和精神状态都会产生有益的影响。长期家庭氧疗应在极重度慢阻肺患者中应用,具体指征:①$PaO_2 \geqslant 55$ mmHg 或 $SaO_2 \geqslant 88\%$,有或无高碳酸血症;②PaO_2 为 $55 \sim 60$ mmHg 或

$SaO_2 < 89\%$,并有肺动脉高压、心力衰竭水肿或红细胞增多症(血细胞比容>0.55)。长期家庭氧疗一般是经鼻导管吸入氧气,流量 $1.0\sim2.0$ L/min,每日吸氧持续时间>15 小时。

6. 通气支持

无创通气已广泛用于极重度慢阻肺稳定期患者。无创通气联合长期氧疗对某些患者,尤其是在日间有明显高碳酸血症的患者或许有一定益处。无创通气可以改善生存率但不能改善生命质量。慢阻肺并发阻塞性睡眠呼吸暂停综合征的患者,应用持续正压通气在改善生存率和住院率方面有明确益处。

7. 康复治疗

康复治疗对进行性气流受限、严重呼吸困难而很少活动的慢阻肺患者,可以改善其活动能力,提高生命质量,这是慢阻肺患者一项重要的治疗措施。康复治疗包括呼吸生理治疗、肌肉训练、营养支持、精神治疗和教育等多方面措施。呼吸生理治疗包括帮助患者咳嗽,用力呼气以促进分泌物清除;使患者放松,进行缩唇呼吸及避免快速浅表呼吸,以帮助患者克服急性呼吸困难等措施。肌肉训练有全身性运动和呼吸肌锻炼,前者包括步行、登楼梯、踏车等,后者有腹式呼吸锻炼等。营养支持的要求应达到理想体重,同时避免摄入高糖和高热量饮食,以免产生过多二氧化碳。

8. 外科治疗

(1)肺大疱切除术:该手术对有指征的患者可减轻呼吸困难程度和改善肺功能,因此,术前胸部 CT 检查、动脉血气分析及全面评价呼吸功能对决定是否手术非常重要。

(2)肺减容术:该手术通过切除部分肺组织、减少肺过度充气、改善呼吸肌做功,可以提高患者的运动能力和健康状况,但不能延长寿命,主要适用于上叶明显非均质肺气肿康复训练后运动能力无改善的部分患者,但其费用较高,属于试验性、姑息性外科手术的一种,不建议广泛应用。

(3)支气管镜肺减容术:对于重度气流受限(FEV1 占预计值百分比为 $15\%\sim45\%$)、胸部 CT 示不均匀肺气肿及过度通气(肺总量>100%且残气容积占预计值>150%)的慢阻肺患者,该手术可轻微改善肺功能、活动耐量和症状,但术后慢阻肺急性加重、肺炎和咯血情况相对较多,尚需要更多的数据来明确适应证。

（4）肺移植术：该手术对适宜的慢阻肺晚期患者，可以改善肺功能和生命质量，但手术难度和费用较高，难以推广应用。

总之，慢阻肺稳定期的处理原则根据病情的严重程度不同，选择的治疗方法也有所不同。慢阻肺分级治疗药物推荐方案见表1-3-3。

表1-3-3　慢阻肺稳定期起始治疗药物推荐方案

组别	首选方案	次选方案	替代方案
A组	SAMA（需要时）或 SABA（需要时）	LAMA 或 LABA 或 SAMA 和 SABA	茶碱
B组	LAMA 或 LABA	LAMA 或 LABA	SABA 和（或）SAMA 茶碱
C组	ISA+LABA 或 LAMA	LAMA 和 LABA	PDE-4 抑制剂 SABA 和（或）SAMA 茶碱
D组	ICS+LABA 或 LAMA	ICS 和 LAMA 或 ICS+LABA 和 LAMA 或 ICS+LABA 和 PDE-4 抑制剂或 LAMA 和 LABA 或 LAMA 和 PDE-4 抑制剂	羧甲司组 SABA 和（或）SAMA 茶碱

注：SAMA：短效抗胆碱药；SABA：短效 β_2 受体激动剂；LAMA：长效抗胆碱药；LABA：长效 β_2 受体激动剂；ICS：吸入激素；PDE-4：磷酸二酯醇-4；替代方案中的药物可单独应用或首选方案和次选方案中的药物联合应用；各栏中药物并非按照优先顺序。

9. 慢阻肺的吸入治疗

吸入治疗是指雾化吸入疗法，即将药物制成气雾颗粒或干粉颗粒，以吸入气道和肺内的方式治疗呼吸道疾病的一种治疗方法。和传统的口服给药途径相比，吸入给药有很多优势和优点：药物吸入气道直接作用于呼吸道，局部浓度高，且作用迅速，所用剂量较小，全身性不良反应少。

吸入治疗作为一种较为新颖的治疗方式，具有作用直接、起效迅速、易于携带、使用方便等优点。但作为一种药物服用方式，吸入治疗仍伴随有一些药物产生的副作用。不正确的吸入方式，将会导致一系列危害的产生。所以，在吸入治疗时应注意以下几个方面：

（1）吸入剂量不宜过大：在临床上，能够适合吸入治疗的药物不是很多。激素则作为最常见的一类被广泛使用。而过量使用激素则会导致肥胖、血压、血糖升高等。所以使用吸入类药物的原则是吸入剂量、浓度、雾量大小要因人而异。总的来讲是要避免一次吸入剂量过大。

（2）保持呼吸道通畅：吸入药品在使用时会产生大量的药雾，而这种雾会阻塞气道，影响氧气吸入而致缺氧。尤其是老年患者在每次吸入前应尽量先咳痰、排痰，或拍背、吸痰。吸入时患者应采取侧卧位，这样有利于保持呼吸道通畅。

（3）保证氧气的吸入：对已有缺氧的患者在雾化吸入中应加大吸氧量，或用面罩雾化给氧。为保证氧气的供给不受太大影响，最好雾量从小到大，缓慢增加至中等雾量即可。

（4）避免过敏反应：吸入类药物在取得较好疗效的同时也会出现一些问题。比如在雾化吸入时吸进大量冷空气，而使呼吸道痉挛。或者是在雾化吸入时因雾化剂中某些生物制剂成分引起过敏反应而致哮喘发作。所以，在雾化吸入药物前应先想到是否有药物过敏史并注意避免过敏反应的出现。一旦发生呼吸道痉挛或哮喘，应立即停止吸入，并给予抗过敏、解痉平喘药物对症治疗，以保障安全为第一原则。

10. 常用吸入药物的使用方法

（1）小容量雾化吸入法（图 1-3-1）

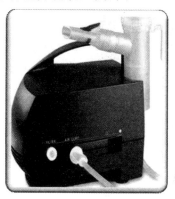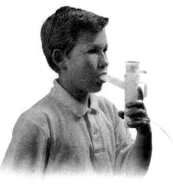

图 1-3-1　小容量雾化吸入法

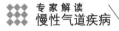
（2）定量吸入法（图1-3-2）

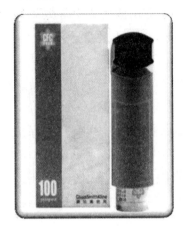
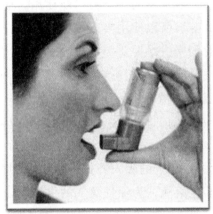

图1-3-2　定量吸入法

（3）干粉吸入法（图1-3-3）

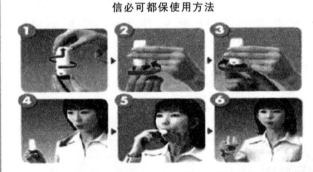

信必可都保使用方法

1.旋松盖子并拔出。2.使旋柄在下方,握住吸入器使之直立。将旋柄朝任意方向拧到底。3.将旋柄再旋回到原来位置,听到咔哒声表明已往吸入器中加入了一个剂量的药物。4.呼气,不可对着吸嘴呼气。5.轻轻地把吸嘴放在上下牙齿之间,双唇包住吸嘴,用力且深长地用嘴吸气。6.然后屏住气,口中含喷嘴,不要呼吸,闭住嘴,屏住3~5秒钟,然后慢慢呼气即可。盖上盖子。吸入完所需剂量后,用水漱口并吞咽(如上图)

图1-3-3　干粉吸入法(信必可都保使用方法)

（4）舒利迭准纳器™的使用方法

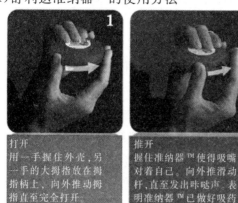
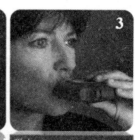

打开
用一手握住外壳，另一手的大拇指放在拇指柄上，向外推动拇指直至完全打开。

推开
握住准纳器™使得吸嘴对着自己，向外推滑动杆，直至发出咔哒声，表明准纳器™已做好吸药的准备。

吸入
将吸嘴放入口中。从准纳器™中深深地平稳地吸入药物。切勿从鼻吸入。然后将准纳顺™从口中拿出，继续屏气约 10 秒钟，关闭准纳器。

图 1－3－4　干粉吸入法（舒利迭准纳器™使用方法）

四、慢阻肺有并发症时的治疗

（1）慢阻肺发展到肺心病时，控制心力衰竭，应注意以下几点：

1）一般不需加用利尿剂，因为慢性肺心病患者一般在积极控制感染，改善呼吸功能后，心衰的情况便能得到改善，患者尿量增加，水肿即可消退，不需加用利尿药，治疗无效的重症患者原则上宜选用作用轻的利尿药，小剂量使用。因为应用利尿药后易出现低钾、低氯性碱中毒，亦可使痰液黏稠不宜咳出和血液浓缩，应注意防范。

2）慢性肺心病患者会因为慢性缺氧及感染的因素，对洋地黄类药物的耐受性很低，疗效较差，且易发生心律失常，在选用正性肌力药前应注意纠正缺氧，防治低钾血症，以免发生药物毒性反应。

（2）肺性脑病又称肺气肿脑病、二氧化碳麻醉或高碳酸血症，是因各种慢性肺胸疾病伴发呼吸功能衰竭、导致低氧血症和高碳酸血症而出现的各种神经精神症状的一种临床综合征。有研究表明，患者发生肺性脑病后，神经系统损害的发生率约为 53％，病死率近 30％，是一种极其危险的高致死率疾病。

慢阻肺患者并发肺性脑病的主要临床特征为原有的咳嗽、咳痰、胸闷、喘息等呼吸系统衰竭的症状加重，并出现一系列精神症状如神志恍惚、嗜睡、胡言乱语、四肢抽搐甚至昏迷，以男性多见。其临床表现除呼吸系统的症状外，

第一篇　慢性阻塞性肺疾病

还有头痛、头晕、恶心、记忆力减退、精神亢奋、多语、失眠等意识障碍反应及四肢肌肉震颤、视盘水肿、视网膜出血等神经症状。

慢阻肺或肺心病患者常因右心功能不全致胃肠瘀血,进食减少,以及利尿剂的使用,容易出现电解质紊乱,尤其以低钾、低钠、低氯多见。并且慢阻肺患者多有通气障碍,部分患者还可能并发呼吸衰竭,在此基础上若再合并呼吸道感染,可引起和加重缺氧和二氧化碳潴留的发生,这两种情况都可能引发患者的神经系统异常,诱使肺性脑病发作而使患者出现生命危险。

第二节　慢性阻塞性肺疾病的预防

要弄清这个同题,我们先要明确慢阻肺患者的治疗目标。根据目前的医疗科技水平和广大患者对慢阻肺理解能力,目前对于慢阻肺的治疗目标是减轻患者症状,阻止病情发展,缓解或阻止肺功能下降,改善活动能力,提高生活质量,降低致死率。

慢阻肺患者的疾病病程通常较为漫长、迁延难愈。且伴随着病情的不断加重,甚至可以影响到患者的工作和生活。又因为慢阻肺患者的自身抵抗力较低,容易因各种因素使病情反复加重,甚至危及生命。为减少上述情况的发生,慢阻肺患者通常需要制订长期、规范化的治疗方案。比如,作为患者及患者家属应对慢阻肺的疾病特点,加重时的诱发因素和当前能够进行的治疗方式有较为正确的理解和认识,树立长期治疗的理念。对患者自身情况有较为全面的理解,能在患者出现咳嗽、咳痰、喘息症状加重时及时就医,缓解症状,并坚持治疗,减少急性加重的概率。

一、预防慢阻肺

鉴于目前临床上尚无可以"根治"慢阻肺的药物,且现行的临床用药通常也伴随有一定的副作用,剂量过大时甚至可危及生命。作为患者及家属切不可盲目服用,以免发生危险。只有与医生密切配合,选择当前最有效的治疗方式,制订并执行长期、规范的治疗计划才会使疾病向好的方向发展。

慢阻肺本身的致病因素较为复杂,因此产生的临床表现也是多种多样。慢阻肺患者之间往往存在着相似的症状,但也会出现不同的临床表现。如有的患者偏向于呼吸困难，而有的患者则是以营养不良为主，还有的患者则是因烦躁、抑郁等精神症状就诊。因此，根据每个患者不同情况，制订相应的治疗计划和康复措施，是慢阻肺患者长期治疗中必不可少的一环。

健康人的呼吸道内细菌含量较少，一般不足以引起炎症反应。且气道自身清除作用能使细菌数量保持在一个较小的范围内。但慢阻肺的患者因为其气道炎性反应增高、肺功能降低等原因，使呼吸道内的自我清除和防御功能下降，从而导致细菌及病毒明显增多。这种增多一旦超过了一定阈值，便会反作用于气道，诱发新的炎症反应，使病情快速进展。

流感疫苗和肺炎疫苗均可诱导人体自身的免疫系统产生抗体，从而应对有可能发生的感染性炎症，属于较为早期的预防治疗模式。其中流感疫苗是在"失活"病毒的基础上研制出来的，主要在病毒性流感大规模出现前使用。而肺炎疫苗则是针对反复出现肺部细菌感染的人群使用。从两者的药物作用上看，从理论上讲，两种疫苗都会对慢阻肺的发生起到一定的预防作用。

临床研究证实，使用疫苗确实可减少支气管炎症急性发作的次数，同时可以减少季节因素对气道炎症发作的影响。但目前尚无明确的预防医学研究可以证实接种疫苗对慢阻肺患者能起到预防或治疗作用。

慢阻肺患者病情的发生和发展往往与环境因素紧密相关。环境因素主要包括吸烟，职业暴露于有毒气体、粉尘等，由燃烧有机燃料和煤炭等造成的室内空气污染以及室外空气污染等。如果能够在以下几个方面提高注意，就能远离这些有害的因素，从而在一定程度上减缓慢阻肺病情的发展。

（一）戒烟

吸烟是慢阻肺最主要的危险因素。研究显示有15％～20％的吸烟者会发展成为慢阻肺。吸烟水平与慢阻肺存在剂量反应关系，随着吸烟水平的增高，发生慢阻肺的危险性增高，死亡率上升。所以，慢阻肺患者一定要戒烟。但怎么去戒烟呢？其实戒烟并不简单，是一个系统过程，但主要是患者的意愿性。

吸烟可以成瘾，称为烟草依赖。烟草依赖是一种慢性疾病。许多吸烟者知道吸烟的危害，并有意愿戒烟，但因烟草依赖而难以戒烟。部分烟草依赖者甚至在罹患吸烟相关疾病后仍不能戒烟。对吸烟者应判断其是否患有烟草依赖并对严重程度进行评估。烟草依赖者戒烟常需依靠专业化的戒烟干预。

1. 强化戒烟干预

强化戒烟干预包括联合使用多种干预方法、进行多次随访、增加每次干预的时间、几位医生共同进行干预等,适用于烟草依赖较为严重并愿意接受强化干预的吸烟者。强化戒烟干预应由经过培训的临床医生实施。

(1)烟草依赖的表现:烟草依赖表现在躯体依赖和心理依赖两方面。躯体依赖表现为,吸烟者在停止吸烟或减少吸烟量后,出现一系列难以忍受的戒断症状(表1-3-4、表1-3-5),包括吸烟渴求、焦虑、抑郁、不安、头痛、唾液腺分泌增加、注意力不集中、睡眠障碍等。一般情况下,戒断症状可在停止吸烟后数小时开始出现,在戒烟最初14天内表现最强烈,之后逐渐减轻,直至消失。大多数戒断症状持续时间为1个月左右,但部分患者对吸烟的渴求会持续1年以上。心理依赖又称精神依赖,俗称"心瘾",表现为主观上强烈渴求吸烟。烟草依赖者出现戒断症状后若再吸烟,会减轻或消除戒断症状,破坏戒烟进程。

表1-3-4 烟草戒断症状

症状	持续时间
易激惹	<4周
抑郁	<4周
不安	<4周
注意力不集中	<2周
食欲增加	>10周
睡眠障碍	<1周
吸烟渴求	>2周

· 烟草依赖者会出现戒断症状,但并非每个人都会出现所有症状

· 戒断症状不是长期持续存在的,大部分症状在戒烟后4周内消失

· 患者可通过使用戒烟药物及改变认知与行为等方法缓解戒断症状

表1-3-5 烟草戒断症状量表*

项目	评分	项目	评分
吸烟的冲动		焦虑	
易激惹、受挫感或生气		坐立不安	
难以集中注意力		入睡困难	
食欲增加		睡眠易醒	
情绪低落			

以上各项为戒烟者在过去一天中的感受,以0～4分计分。完全没有:0分;轻微:1

分;中度:2 分;严重:3 分;非常严重:4 分

* 明尼苏达烟草戒断症状量表(MNWS)

(2)烟草依赖的诊断标准:在过去 1 年内体验过或表现出下列 6 项中的至少 3 项,可以做出诊断。

1)强烈渴求吸烟。

2)难以控制吸烟行为。

3)当停止吸烟或减少吸烟量后,出现戒断症状。

4)出现烟草耐受表现,即需要增加吸烟量才能获得过去吸较少量烟即可获得的吸烟感受。

5)为吸烟而放弃或减少其他活动及喜好。

6)不顾吸烟的危害而坚持吸烟。

(3)烟草依赖严重程度的评估:对于存在烟草依赖的患者,可根据以下两个量表(表 1-3-6、表 1-3-7)评估其严重程度。烟草依赖评估量表和吸烟严重度指数(HSI)的累计分值越高,说明吸烟者的烟草依赖程度越严重,该吸烟者从强化戒烟干预,特别是戒烟药物治疗中获益的可能性越大。

表 1-3-6　烟草依赖评估量表*

评估内容	0 分	1 分	2 分	3 分
您早晨醒来后多长时间吸第一支烟?	>60 分钟	31~60 分钟	6~30 分钟	≤5 分钟
您是否在许多禁烟场所很难控制吸烟?	否	是		
您认为哪一支烟最不愿意放弃?	其他时间	晨起第一支		
您每天吸多少支卷烟?	≤10 支	11~20 支	21~30 支	>30 支
您早晨醒来后第 1 个小时是否比其他时间吸烟多?	否	是		
您患病在床时仍旧吸烟吗?	否	是		

0~3 分:轻度烟草依赖;4~6 分:中度烟草依赖;≥7 分:重度烟草依赖

* 法氏烟草依赖评估量表(FTND)

表 1-3-7　吸烟严重度指数

评估内容	0 分	1 分	2 分	3 分
您早晨醒来后多长时间吸第一支烟?	>60 分钟	31~60 分钟	6~30 分钟	≤5 分钟
您每天吸多少支卷烟?	≤10 支	11~20 支	21~30 支	>30 支

≥4 分为重度烟草依赖

（4）干预方法：医生应询问就医者的吸烟状况，评估吸烟者的戒烟意愿，根据吸烟者的具体情况提供恰当的治疗方法。目前常以"5R"法增强吸烟者的戒烟动机，用"5A"法帮助吸烟者戒烟。

1）对于暂时没有戒烟意愿的吸烟者采取"5R"干预措施增强其戒烟动机。"5R"包括：

·相关（Relevance）：使吸烟者认识到戒烟与其自身和家人的健康密切相关。

·危害（Risk）：使吸烟者认识到吸烟的严重健康危害。

·益处（Rewards）：使吸烟者充分认识到戒烟的健康益处。

·障碍（Roadblocks）：使吸烟者知晓和预估戒烟过程中可能会遇到的问题和障碍。同时，让他们了解现有的戒烟干预方法（如咨询和药物）可以帮助他们克服这些障碍。

·反复（Repetition）：反复对吸烟者进行上述戒烟动机干预。

医生要首先了解吸烟者的感受和想法，把握其心理。医生应对吸烟者进行引导，强调吸烟的严重危害、戒烟的目的和意义，解除其犹豫心理，使之产生强烈的戒烟愿望并付诸行动。

2）对于愿意戒烟的吸烟者采取"5A"戒烟干预方案。"5A"包括：

·询问（Ask）并记录所有就医者的吸烟情况。

·建议（Advise）所有吸烟者必须戒烟。

以明确、强烈以及个体化的话语建议所有吸烟者戒烟——

明确指出：吸烟可导致多种疾病；吸低焦油卷烟、中草药卷烟同样有害健康；偶尔吸烟也有害健康；任何年龄戒烟均可获益，戒烟越早越好。

强烈建议：现在必须戒烟；戒烟是为健康所做的最重要的事情之一。

个体化劝诫：将吸烟与就医者最关心的问题联系起来，如目前的症状、对健康的忧虑、经济花费、二手烟暴露对家庭成员及他人的不良影响等。

·评估（Assess）吸烟者的戒烟意愿（图1-3-6）。

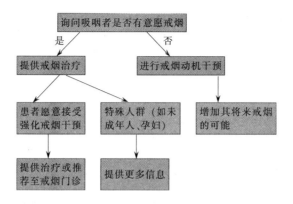

图 1‑3‑6　评估吸烟者戒烟意愿流程图

·提供戒烟帮助(Assist)。

✓向吸烟者提供实用的戒烟咨询。

✓向吸烟者提供戒烟资料,介绍戒烟热线。

✓推荐有戒烟意愿的吸烟者使用戒烟药物。

実用的戒烟咨询——

戒烟应彻底:不要在戒烟后尝试吸烟,即使是一口烟。

戒烟经验:帮助吸烟者回忆、总结之前戒烟尝试中的成功经验与失败原因。在过去戒烟经验的基础上进行本次戒烟。

帮助吸烟者制订戒烟计划:设定戒烟日,应在2周之内开始戒烟;告诉家人、朋友、同事自己已决定戒烟,取得他们的理解和支持;预见在戒烟中可能出现的问题,特别是在戒烟最初的几周内可能出现的问题或困难,如尼古丁戒断症状等;处理掉身边与吸烟有关的全部物品,在完全戒烟前使家中与办公室无烟。

控制吸烟欲望:改变与吸烟密切相关的生活行为习惯,如改变清晨的行为顺序,先洗漱、吃饭,再上卫生间等;建立一些补偿行为,可借用一些替代物,如饮水、咀嚼无糖口香糖等。

分析戒烟中可能遇到的问题:如应对戒断症状、避免吸烟诱惑、改变生活习惯等。

处理戒断症状:针对吸烟者的主诉可以采取相应措施,如:

"我感觉紧张、烦躁"——做深呼吸,散步;

"我不能集中精力"——减少工作负担;

"我感觉身体疲乏,总想睡觉"——保证充足睡眠;

"我总想吃东西"——多吃一些蔬菜、水果进行替代,不要吃高热量的零食。

限酒:在戒烟期间饮酒会降低戒烟成功率。

家庭中的其他吸烟者:应鼓励家中其他吸烟者共同戒烟,至少要求他们不在戒烟者面前吸烟。

·安排(Arrange)随访:吸烟者开始戒烟后,应安排随访至少6个月,6个月内随访次数不宜少于6次。随访的形式可以是要求戒烟者到戒烟门诊复诊或通过电话了解其戒烟情况。

3)对于已戒烟者采取措施防止复吸:复吸多发生在戒烟后较短的时间内,新近戒烟者面临较高的复吸风险,但戒烟数月后甚至数年后仍可发生复吸。

·对于开始戒烟者,医生应给予充分肯定,并强调戒烟对健康的巨大益处,并帮助他们解决戒烟中遇到的问题。

·医生应持续关注戒烟者的戒烟进程,并告知戒烟者若出现复吸倾向应主动向医生寻求帮助。

·对戒烟成功者,医生可与他们探讨戒烟的经验,进一步巩固戒烟状态。

·告诫戒烟成功者可能还会遇到诱导其复吸的因素,应有所戒备并加以抵制。

·告知戒烟者如有复吸发生,应尽早报告医生以获得及时干预,不要"羞于"报告。

(5)成功戒烟的过程:戒烟一般要经历从"没有想过戒烟"到"完全戒烟"的过程。因此,对于戒烟干预的结果,不应简单地理解为"戒"或"没戒",而是递增的、阶段性的"成功"过程(图1-3-7)。多数吸烟者会经历全部或大部分戒烟阶段,最后才完全成功戒烟。临床医生要帮助每个吸烟者解决戒烟各阶段遇到的问题,最终成功戒烟。

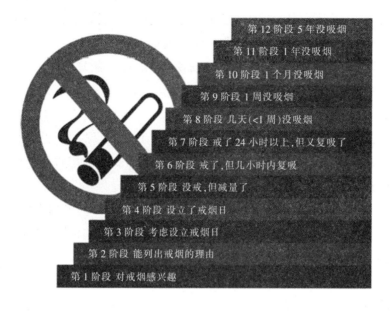

图 1－3－7　成功戒烟的 12 个阶段

（6）戒烟药物

1）戒烟药物可以缓解戒断症状,辅助有戒烟意愿的吸烟者提高戒烟成功率。

2）不是所有吸烟者都需要使用戒烟药物才能成功戒烟,但医生应向每一位希望获得戒烟帮助的吸烟者提供有效戒烟药物的信息。

3）对于存在药物禁忌或使用戒烟药物后疗效尚不明确的人群(如非燃吸烟草制品使用者、少量吸烟者、孕妇、哺乳期妇女以及未成年人等),目前尚不推荐使用戒烟药物。

4）目前我国已被批准使用的戒烟药物有:

·尼古丁贴片、尼古丁咀嚼胶(非处方药)。

·盐酸安非他酮缓释片(处方药)。

♯伐尼克兰(处方药)。

5）盐酸安非他酮缓释片和伐尼克兰存在一些禁忌证和需要慎用的情况,医生应严格依照说明书指导戒烟者使用。

6）应对使用戒烟药物者的情况进行监测,包括是否发生不良反应、规律服用情况以及戒烟效果等。

7)戒烟药物可能会影响体内其他药物的代谢（如氯氮平、华法林等），必要时应根据药物说明书调整这些药物的使用剂量。

国内可获得的一线戒烟药物的详细说明，见如下有关尼古丁替代疗法类药物等产品说明书。

①尼古丁替代疗法类药物

·尼古丁替代疗法（NRT）类药物（如尼古丁贴片、尼古丁咀嚼胶）通过向人体释放尼古丁，代替或部分代替吸烟者通过吸烟获得的尼古丁，从而减轻或消除戒断症状。

·以 NRT 类药物辅助戒烟安全有效，可使长期戒烟的成功率增加 1 倍。

·不同剂型的 NRT 类药物在戒烟疗效方面无显著差别，可遵从戒烟者的意愿选择。

·使用 NRT 贴片或咀嚼胶的疗程应至少达到 12 周。

·单一药物减轻戒断症状不明显时，可联合使用两种 NRT 类药物（如联合使用贴片和咀嚼胶），可望取得更好效果。

·NRT 类药物可长期使用（超过 12 周），但临床医生应对患者进行规律随访，了解他们的使用情况和吸烟状态。

·在戒烟前，吸烟者可使用 NRT 类药物减少吸烟量。

·一旦开始尝试戒烟，应规律使用 NRT 类药物。

·NRT 类药物为非处方药，可在医院或药店购买。吸烟者在使用前宜咨询专业医生，并在医生指导下使用。

②盐酸安非他酮缓释片

·盐酸安非他酮缓释片是一种抗抑郁药，可以缓解戒断症状，提高戒烟成功率。

·盐酸安非他酮缓释片为处方药，需凭医生处方在医院或药店购买。

·吸烟者应在戒烟日前 1 周使用药物，并至少使用 7 周。

·医生在开具处方之前，应核实用药禁忌和使用的注意事项。

·孕期或哺乳期妇女以及未成年人禁止使用盐酸安非他酮缓释片。

·常见不良反应包括口干、失眠和头痛等。

·药物选择应取决于吸烟者的意愿并结合临床医师关于用药相关风险的

评估。

③伐尼克兰

·伐尼克兰为 $\alpha_4\beta_2$ 尼古丁乙酰胆碱受体的部分激动剂,同时具有激动及拮抗的双重调节作用。

·伐尼克兰可使长期戒烟率提高2倍以上。

·应在戒烟日前1周开始使用,并规律使用12周。

·伐尼克兰为处方药,需凭医生处方在医院或药店购买。

·医生在开具处方之前,应核实用药禁忌和使用的注意事项。

·孕期或哺乳期妇女以及未成年人禁止使用伐尼克兰。

·应监测戒烟者使用伐尼克兰的不良反应。

·常见的不良反应包括恶心、异常梦境和睡眠障碍。曾经报道过的更严重的不良反应事件有心脏事件、抑郁、自杀倾向和自杀行为,但尚不确定与使用伐尼克兰存在明确相关性。

·如果戒烟者在使用伐尼克兰后出现了情绪或行为的改变,建议及时联系专业医生。

④联合用药

·已被证实有效的药物组合包括:

·长疗程尼古丁贴片治疗(>14周)+其他NRT类药物(如咀嚼胶)。

·尼古丁贴片+盐酸安非他酮缓释片。

·戒烟药物配合戒烟咨询等综合干预可进一步提高戒烟成功率。

·对于有戒烟意愿的少量吸烟者(每日吸烟<10支),也可使用戒烟药物。该类人群使用NRT药物时可以考虑减小剂量,使用盐酸安非他酮缓释片和伐尼克兰时则不需减量表1-3-8。

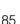

表 1-3-8　国内可获得的一线戒烟药物的使用方法及注意事项

药品名（英文名）	用法、用量及疗程	不良反应	禁忌	注意事项	规格及获得途径
尼古丁贴片	用法：撕去保护膜后迅速将其粘贴于清洁、干燥、少毛、无创面的躯干或四肢部位，贴后紧压10～20秒，每日需更换粘贴部位 用量：每24小时或16小时一次，每次一贴。治疗开始时宜用较大剂量，按照疗程逐渐减量 疗程：12周或根据戒烟情况延长。	局部皮肤反应（皮肤发红、针刺感、轻度瘙痒等）；心悸；失眠；头晕；多梦。	对尼古丁成分过敏	①年龄＜18岁者，吸烟＜10支/日者，孕期或哺乳期妇女，急性心肌梗死后2周内、严重心律失常、不稳定型心绞痛患者，药物控制不佳的高血压患者，对胶带过敏或有皮肤病的患者慎用 ②对于有睡眠障碍的患者，可在睡前撕去贴片或使用16小时剂型。	16小时剂型（5毫克/片、10毫克/片、15毫克/片）；24小时剂型（7毫克/片、14毫克/片、21毫克/片）。 非处方药
尼古丁咀嚼胶	用法：置于颊和牙龈之间，缓慢间断咀嚼，约30分钟后尼古丁可全部释放。吸烟支数≤20支/日者使用2毫克剂型；吸烟支数＞20支/日者使用4毫克剂型 用量：戒烟第1～6周：每1～2小时1片，8～12片/日（不超过24片/日）；第7～8周：每2～4小时1片，4～8片/日；第9～12周：每6～8小时1片，2～4片/日 疗程：12周或根据治疗情况延长。	下颌关节酸痛；消化不良；恶心；打嗝；心悸（大多短暂且轻微，若咀嚼方法正确，可以避免或减轻不良反应）	对尼古丁成分过敏	年龄＜18岁者，吸烟＜10支/日者，怀孕或哺乳期妇女，急性心肌梗死后2周内、严重心律失常、不稳定型心绞痛患者，药物控制不佳的高血压患者慎用。	2毫克/片，4毫克/片，非处方药

药品名（英文名）	用法、用量及疗程	不良反应	禁忌	注意事项	规格及获得途径
盐酸安非他酮缓释片	用法：口服。用量：戒烟前1周开始用药。用药第1～3天：150毫克，每日1次；第4～7天：150毫克，每日2次；第8天起：150毫克，每日1次；疗程：7～12周或根据治疗情况延长。	口干；易激惹；失眠；头痛；眩晕等	癫痫；使用其他含有安非他酮成分的药物；现在或既往诊断为贪食症或厌食症；过去14天中服用单胺氧化酶抑制剂；对安非他酮或类似成分过敏；突然戒酒或停用镇静剂	①每日用药量不得超过300毫克；②心脏疾病、肝脏损害、肾功能障碍患者以及曾有过敏史和过敏体质者慎用；③本品可能会导致失眠，因此应避免在睡觉前服用。	150毫克/片，处方药
伐尼克兰	用法：口服。用量：戒烟前1周开始用药。用药第1～3天：0.5毫克，每日1次；第4～7天：0.5毫克，每日2次；第8天起：1毫克，每日2次。疗程：12周或根据治疗情况延长。	恶心（轻到中度）；口干；腹胀；便秘；多梦；睡眠障碍等。	对伐尼克兰或类似成分过敏。	有严重肾功能不全患者（肌酐清除率<30毫升/分）慎用	0.5毫克/片，1.0毫克/片，处方药

（二）简短戒烟干预

卫生计生人员是帮助吸烟者戒烟的最佳人选。卫生计生机构在提供医疗卫生服务过程中，应建立首诊询问吸烟史制度，明确建议吸烟者戒烟。对于有戒烟意愿的吸烟者，应提供进一步戒烟指导和帮助；对于尚无戒烟意愿的吸烟者，应激发其戒烟动机。这些干预一般耗时不超过3分钟，但可促进吸烟者尝试戒烟并提高戒烟成功率。

简短戒烟干预的具体方法（图1-3-8），包括：

·每位卫生计生人员在首次接触就医者时均应问询并记录其吸烟状况。

例如：

您是否吸烟？	1.是	2.否
（如果选择"是"，请回答以下问题）		
您每日吸烟多少支？	_____支/日	
您吸烟多少年了？	_____年	

可使用吸烟指数计算吸烟者的吸烟程度，单位为"包年"（1 包＝20 支），计算方法如下：

吸烟指数（包年）＝每日吸烟量（包）×吸烟时间（年）

·向吸烟者提供关于吸烟危害健康和吸烟与其自身疾病或健康有关的信息。

·建议所有吸烟者必须戒烟。

·向有戒烟意愿的吸烟者提供戒烟帮助。对于需要进一步戒烟干预的吸烟者，可推荐至戒烟门诊或建议拨打戒烟热线（全国戒烟热线 400－888－5531、400－808－5531，卫生热线 12320）。

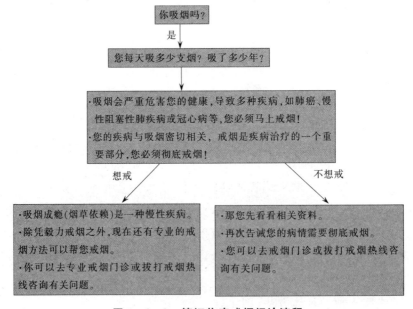

图 1－3－8   简短临床戒烟问诊流程

(三)避免职业暴露,远离有害物质

职业暴露是慢阻肺的一个被低估的危险因素。很多患者因为其工作性质原因,即使在已明确病情的情况下仍长时间地暴露于高危险因素中。这些高危因素主要包括有机和无机粉尘、化学制剂和烟雾等。长期与这些有害物质接触会进一步加重患者病情。所以,慢阻肺患者如果在工作或生活中经常遇到这些危险因素,应尽快远离其影响范围。

(四)避免室内空气污染

早期的室内空气污染主要来源于厨房内的油烟以及用于取暖的生物燃料(如木材、煤、动物粪便等)不完全燃烧产生的废气。而当下最严重的污染源则来自于新装修居室内的有害气体(如苯等)。这些气体常由于室内通气状况不佳而大量蓄积,从而对人体呼吸道造成损害。呼吸系统疾病尤其是慢阻肺的患者应远离室内污染源,尽可能避免此类状况的出现。

(五)减少感染的发生

慢阻肺本身就是由多种炎症细胞和炎症介质参与的慢性气道炎症反应,再加上患者自身抵抗能力弱,营养摄入不佳,很容易造成气道感染,使病情加重。所以慢阻肺患者要保持良好的生活习惯,科学锻炼,均衡饮食,有意识地远离可能诱发感染的环境,努力增强自身抵抗能力,减少机体感染的发生。

慢阻肺是一种呼吸系统主要的慢性致残和致死性疾病。随着本病病情的不断进展,大多数患者会出现形体消瘦和体重下降等营养不良的症状。临床上对慢阻肺患者的治疗主要以抗炎、祛痰、解痉等改善患者通气功能为主,却往往忽视了评价患者的营养状况以及给予适当营养支持的问题。

慢性消耗性疾病患者发生营养不良是一个相当普遍的现象,而慢阻肺患者出现营养不良的情况则更为严重。据国外不完全统计,其疾病进展过程中发生营养不良的概率为 $24\%\sim71\%$。长时间的营养不良可使慢阻肺患者呼吸系统及机体防御功能产生显著不良影响,对呼吸肌的损害主要是减少呼吸肌重量,减弱呼吸肌强度,对通气功能的损害主要体现为呼吸肌耐力的降低。

慢阻肺患者营养不良的原因主要有以下几个方面:

(1)慢阻肺患者因为长期缺氧、高碳酸血症、心功能不全及胃肠道瘀血等因素引发食欲不振、吸收功能下降,造成可吸收的总营养量减小,导致体重降

低,营养不良。

(2)慢阻肺患者缺氧、呼吸频率上升,呼吸功耗增加引起能量消耗增多,从而造成营养不良。

(3)慢阻肺急性加重期的应激反应,厌食和并发的肝肾功能异常也会加重营养不良的发生和发展,甚至引起呼吸肌结构改变。

(4)严重的营养不良还可造成机体的免疫功能减退,呼吸道炎症感染的发生率增加,使病情加重而迁延难愈,从而加重营养不良的症状。

(5)某些激素类药物抑制了机体蛋白的合成或促进了蛋白的分解,造成营养不良。

针对慢阻肺患者营养不足以及因此而产生的一系列问题,应采取必要的、合理的、个体化的能量支持,改善其营养不良症状,提高生存质量。

大多数慢阻肺患者各器官系统功能减退,抵抗力下降,呼吸道黏膜萎缩,纤毛运动不良,极易因外界因素诱发肺部感染。又可因咳嗽、咳痰能力下降使分泌物潴留,阻塞气管,继而严重降低肺部的气体交换功能,使疾病久治不愈。所以,对慢阻肺患者尤其是高龄慢阻肺患者,有效协助其排痰,清除呼吸道分泌物,可以缩短病程,减轻患者痛苦,并有效地预防呼吸衰竭、肺不张及呼吸道再感染。

当下,临床上常见的排痰方法分为药物排痰法和物理排痰法。药物排痰多是指患者在医生的指导下使用口服药物或雾化吸入药物,稀释气管内的痰液,加速纤毛摆动,以促进痰液的排出。药物排痰法虽对患者排痰有较好疗效,但若单一使用很容易造成药物耐受以及副作用的产生。所以,现行的临床排痰多是以药物和物理两者联合应用。

所谓物理排痰法,是指借助人工及外界器械,对患者身体的一定部位进行叩击,对附着于支气管黏膜表面的黏液和代谢产物起松弛作用,使其能较为顺利地排出体外。临床上,物理排痰可分为手工叩击法及机械叩击法。近年来,随着相关领域科技的进步及国外先进仪器技术的引进,机械叩击法正逐步取代手工叩击法成为临床上主要的物理排痰方式。机械排痰仪根据物理定向叩击原理,对排除和移动分化的黏液按照选择的方向排出体外,具有叩击力道均衡、持久,节律均匀,穿透性强等优势。临床研究显示,对慢阻肺患者使用机械排痰仪治疗 4 天后,患者的排痰量可有明显增加;治疗 10 天左右,排痰量有所减少,血氧饱和度明显升高。

慢阻肺患者总住院时间毕竟较短,接受机械排痰仪治疗时间也相应较短。且一般家庭也无法担负长期使用机械排痰的治疗费用。所以,缓解期患者在家中休养时,仍要以手工排痰为主。正确的手工叩击排痰法操作步骤为:首先帮助患者翻身变动体位,在病情允许的情况下,最好取半坐卧位或坐位。家属或护理人员将手空心握拳,适度拍打患者背部由下至上,由外到内反复进行5~10 分钟。然后指导患者进行深吸气,用力将痰液咳出。如果患者痰液黏稠,可先给患者喝温开水后再拍背排痰,这样可使痰液稀释,排痰效果更好。

二、预防慢阻肺急性发作

AECOPD 通常是可以预防的。戒烟、流感疫苗接种和肺炎球菌疫苗接种、掌握药物吸入技术等知识,长效支气管扩张剂治疗联合或不联合吸入糖皮质激素,应用磷酸二酯酶-4 抑制剂,均可减少 AECOPD 的发生和住院次数。国际权威文献推荐慢阻肺稳定期患者吸入糖皮质激素/支气管扩张剂治疗,适用于 AECOPD 的预防。N-乙酰半胱氨酸可能具有抗氧化作用,故推测这类药物对反复急性加重的慢阻肺患者有一定治疗作用。有证据表明,在没有应用吸入糖皮质激素的慢阻肺患者中,应用化痰剂羧甲司坦、N-乙酰半胱氨酸或许可以减少急性加重次数。应用免疫调节剂治疗慢阻肺可降低其严重程度及急性加重的频率。AECOPD 患者出院后尽早进行肺康复,能显著改善出院 3个月时的运动能力和健康状态(表 1-3-9)。必须指出,上述预防 AECOPD的方法不一定完全有效,尚需要探索和研发更为有效的预防 AECOPD 的新药物和新方法。

虽然文献报道大环内酯类抗生素治疗能够预防 AECOPD,改善患者的生活质量和临床症状,但 2013 年 GOLD 颁布的慢阻肺全球策略明确指出:"持续预防性应用抗生素对慢阻肺急性加重无效。近期应用阿奇霉素每日 1 次治疗,表明有减少急性加重的效果。然而,考虑效应和不良反应的关系,现在不能推荐这种治疗。"

表 1-3-9　减少 AECOPD 发生频率和住院次数的预防措施

药物预防	非药物预防
吸入糖皮质激素	戒烟
氟替卡松、布地奈德吸入长效支气管扩张剂	家庭氧疗
茚达特罗、沙美特罗、福莫特罗、噻托溴铵	无创通气支持
磷酸二酯酶-4 抑制剂	肺康复
罗氟司特	肺减容术
茶碱	
黏液溶解剂	
氨溴索、厄多司坦、羧甲司坦	
抗氧化剂药物	
N-乙酰半胱氨酸	
免疫调节剂	
疫苗	
流感疫苗和肺炎球菌疫苗接种	

　　AECOPD 目前已经引起国际呼吸病学术界的广泛关注,新型的诊断和治疗研究层出不穷。现在正在探索应用先进的非细菌培养技术,即分子生物学方法可以检测细菌的基因,揭示 AECOPD 微生物感染的多样性、疾病的严重程度,并且指导治疗药物的应用。依据 AECOPD 的临床表型和生物标志物,预测和指导 AECOPD 的治疗是当今临床上的一个热点研究课题,也就是"表型-特异性 AECOPD"处理。临床上可以将 AECOPD 分成"嗜酸粒细胞"型表型和"细菌"型表型,按照不同的表型,可以进行 AECOPD 的糖皮质激素和抗生素的定向目标治疗。这些探索均提示 AECOPD 的治疗需要个体化处理。最后需要提及,当前 ERS 和 ATS 正在准备颁布"慢性阻塞性肺疾病急性加重指南",未来 AECOPD 新指南的出台,将为呼吸内科临床提供更为详尽的AECOPD 诊断和治疗指导性策略。

第四章　慢性阻塞性肺疾病患者就诊指导

第一节　什么时候去就医

根据中国医院等级划分标准,我国医院等级按其功能、任务不同划分为一、二、三级。

一级医院:(病床数在 100 张以内,包括 100 张)是直接向一定人口的社区提供预防、医疗、保健、康复服务的基层医院、卫生院。

二级医院:(病床数在 101 张至 500 张之间)是向多个社区提供综合医疗卫生服务和承担一定教学、科研任务的地区性医院。

三级医院:(病床数在 501 张以上)是向几个地区提供高水平专科性医疗卫生服务和执行高等教育、科研任务的区域性以上的医院。那么你该到哪一级医院就诊呢?

由于作为诊断 CODP 的金标准肺功能在我国很多地区并没有开展,大部分基层和社区医院还是依靠临床症状为主来做出 COPD 的诊断和初步判别病情严重程度。因此为早期诊断 COPD 以及准确判别病情带来困难。对于 COPD 存在着一定的漏诊和误诊。因此根据自己的症状、体征到您所在的地区的基层医疗机构进行快速准确的初步分析判断,对于疾病的正确诊断及治疗有重要的意义。那么慢性阻塞性肺疾病常见的有意义的症状体征及危险因素有哪些呢?咳嗽、咳痰、活动后气促、喘息为 COPD 的主要临床表现,广东的流行病学调查显示,310 例 COPD 患者中有咳嗽、咯痰和/或活动时气短或喘息表现者的症状出现率为 67.7%。因此,根据患者的生活环境、性别、年龄、教育程度、燃料暴露级、吸烟指数、职业暴露、家族史、体重指数、咳嗽、咳痰、喘息等 12 项指标综合评估,这些都与 COPD 的发生和发展有着直接或间接的关系,在 COPD 的疾病过程中扮演着重要的角色。也就是说,若有以上这些危险因素,应及时去就医。

对于已经确诊的慢阻肺患者,您需要知道自己处于慢阻肺的什么分期,肺功能的分级,以及是否有并发症,根据不同的状况接受就医指导。

第二节　到什么级别的医院就诊

这需要根据您所患的慢阻肺严重程度,所处什么分期,是否有并发症。一般来说,如果您处于慢阻肺的缓解期,建议您到一级机构进行康复保健,定期进行肺功能的评估及用药指导,了解您的病情控制的怎么样,关于慢阻肺的药物使用情况及是否需要调整剂量等。(表 1 - 4 - 1)

表 1 - 4 - 1　AECOPD 的评估:病史和体征

病史	体征
FEV1 的严重程度	辅助呼吸肌参与呼吸运动
病情加重或新症状出现的时间	胸腹矛盾运动
既往加重次数(急性加重,住院)	进行性加重或新出现的中心性发绀
并发症	外周水肿
目前稳定期的治疗方案	血流动力学不稳定
既往应用机械通气的资料	右心衰竭征象
	反应迟钝

如果您处于慢阻肺急性加重期,那么情况就比价复杂。首先根据您的气促情况,AECOPD 严重程度的分级目前尚无统一的临床适用的客观标准,为了便于临床操作,2004 年美国胸科学会(ATS)/欧洲呼吸学会(ERS)推出慢阻肺诊断和治疗标准时,将 AECOPD 的严重程度分为 3 级:Ⅰ级,门诊治疗;Ⅱ级,普通病房治疗;Ⅲ级,ICU 治疗(急性呼吸衰竭)。

(1)Ⅰ级:门诊治疗(表 1 - 4 - 2)。

(2)Ⅱ级:普通病房治疗。表 1 - 4 - 2 列举了重症 AECOPD(但无生命危险)患者普通病房住院后的治疗方案Ⅲ。

表 1-4-2　普通病房 AECOPD 患者的处理

氧疗和系列测定动脉血气

支气管扩张剂

　增加短效支气管扩张剂的剂量和/或次数

　联合应用短效 β_2 受体激动剂和抗胆碱药物

　应用储雾罐或气动雾化装置

加用口服或静脉糖皮质激素

当有细菌感染时,考虑应用抗菌药物

考虑无创通气

随时注意

　监测液体平衡和营养

　考虑应用肝素或低分子肝素皮下注射

　鉴别和治疗并发症(心力衰竭、心律不齐)

　密切监护患者

---

(3)Ⅲ级:入住 ICU 治疗(急性呼吸衰竭)(表 1-4-3)。

表 1-4-3　ICU AECOPD 患者的处理

氧疗或机械通气支持

支气管扩张剂

　应用气动雾化装置雾化吸入短效 β_2 受体激动剂、异丙托溴铵或复方异丙托溴铵

　如果患者已经进行呼吸机治疗,考虑应用进行定量雾化吸入

糖皮质激素

　如果患者耐受,口服泼尼松 30～40 mg/d,10～14 日

　如果患者不耐受口服,则可以应用相等剂量的糖皮质激素进行静脉滴注,10～14 日

　考虑应用定量吸入或雾化吸入糖皮质激素

抗菌药物(根据当地细菌耐药情况选用抗菌药物)

　阿莫西林/克拉维酸,呼吸喹诺酮(左氧氟沙星、莫西沙星)

　如果怀疑有铜绿假单胞菌和/或其他肠道细菌感染,考虑抗菌药物联合治疗

　可选择环丙沙星和/或抗铜绿假单胞菌的 β 内酰胺类,同时可加用氨基糖苷类抗菌
　　药物

随时注意

　监测液体平衡和营养

　考虑应用肝素或低分子肝素皮下注射

　鉴别和治疗并发症(心力衰竭、心律不齐)

　密切监护患者

第一篇　慢性阻塞性肺疾病

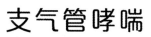

支气管哮喘

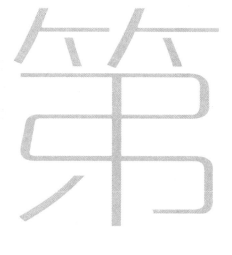

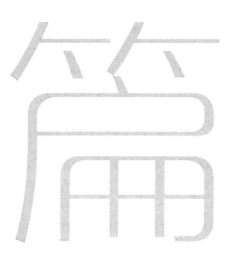

第一章 支气管哮喘概述

第一节 中西医对哮喘的认识

历史沿革：支气管哮喘通常简称为哮喘，是一种严重的全球健康问题。这种慢性气道疾病可发生在不同国家、不同地区、不同年龄的人群中，严重时可致人死亡。早在中世纪（1190 年）Maimonides 医生就对哮喘进行了论述，但第一个准确描述哮喘的是 John Floyer，他本人就遭受哮喘的困扰，他第一个把哮喘从其他支气管-肺感染性疾病中独立出来，并认为哮喘的发作是由于支气管痉挛所引起。在 11 世纪后期，William Osler 认识到了哮喘的炎症本质。中医学最早记录"哮喘"的医书是《内经》，书中有"喘息、鼻张、肩息，四逆而起，起则熏肺，使人喘鸣"的描述。数千年前中医就采用麻黄治疗哮喘，数百年前我国就有吸食洋金花治疗哮喘的记载。其实支气管哮喘和哮喘所表达的是两种不同的概念。支气管哮喘是一种疾病，而哮喘是一种症状。换言之，并非所有哮喘症状的人都是支气管哮喘患者。"哮"与"喘"亦有差别，气促而呼吸有声为哮，"哮"也即"鸣"，可见于支气管哮喘。气促而呼吸无声为喘，"喘"不是支气管哮喘的专利，还可见于肺泡充填性疾病（如肺泡蛋白沉积症）、肺泡弹性下降（如肺间质病），肺膨胀受限（如大量胸腔积液或气胸）、心功能不全等。因此给支气管哮喘下一个恰当的定义极为重要。

1992 年 12 月份，在广东省中山市召开了全国第一届支气管哮喘会议，大会通过了《支气管哮喘的定义、诊断、严重度分级及疗效判断标准（修正方案）》，之后公开发表于 1993 年《中华结核和呼吸杂志》第 16 卷哮喘增刊上，实际上这是我国第一份哮喘诊治指南。这标志着我国的哮喘防治工作开始进入一个新阶段，具有里程碑式的意义。

此方案第一次便明确指出"支气管哮喘是一种以嗜酸性粒细胞、肥大细胞反应为主的气道炎症,病理生理特点是不同程度的广泛的可逆性气道阻塞,临床上表现为反复发作性喘息、呼吸困难、胸闷或咳嗽,这些症状经治疗可以缓解或自然缓解"。这个定义是基本准确的。随着对支气管哮喘的病因、发病机制、病理生理、免疫机制的新认识,支气管哮喘的定义也不断更新、充实、完善。2002年11月,我国在北京召开了全国第四届支气管哮喘会议,参会专家根据世界卫生组织2002年制定的《全球支气管哮喘防治创议》(GINA),对支气管哮喘的定义作了如下的规定:支气管哮喘是由多种细胞(如嗜酸性粒细胞、肥大细胞、淋巴细胞、中性粒细胞和气道上皮细胞等)和细胞组分参与的气道慢性炎症疾患。这种慢性炎症导致气道高反应性,并引起反复发性的喘息、气急、胸闷或咳嗽等症状,常在夜间和/或清晨发作、加剧,通常出现广泛多变的可逆性气流受限,多数患者可自行缓解或经治疗缓解。哮喘发病的危险因素包括宿主因素(遗传因素)和环境因素两个方面。2006年全球哮喘防治创议作了较大修改,反映了国际上近年来对哮喘诊断、治疗及预防的新进展。

中华医学会呼吸病分会组织有关专家在查阅中外相关文献的基础上,起草修订《支气管哮喘防治指南》初稿,经广泛征求意见,并几经修改、集体讨论,最后定稿了2008年新指南,于当年公开发表。本次修订的《支气管哮喘防治指南》框架,包括以下5个部分:①定义;②诊断;③常用药物简介;④治疗;⑤教育和管理。此后,还制定了3个文件,即2010年的《难治性哮喘诊断与处理专家共识》,2013年的《支气管哮喘防治指南》基层版和《支气管哮喘控制的中国专家共识》。

第二节　支气管哮喘的流行状况及对经济、社会的影响

一、支气管哮喘的流行状况

支气管哮喘是一种世界性疾病,无地域和种族的局限性,男女和任何年龄段均可发病。世界各国或地区所报道的哮喘患病率不尽相同,最高患病率为20%,最低患病率为0.3%。我国所报道的支气管哮喘患病率也有较大差别,为0.5%～5.29%。说明不同地区、不同调查者和不同调查对象,其患病率可

以有相当大的差异。但总的说来,支气管哮喘的发病率不低,全世界的哮喘患者估计为 1.5 亿,我国有近 3 000 万。我国富裕地方的哮喘患病率较高,城市地区患病率高于农村。哮喘的发病率和病死率在全世界的范围内以惊人的速度逐年增加,增加的确切原因尚不明了。有研究认为,可能与室内环境的改变和空气中吸入性变应原,尤其是室内尘螨和职业变应原等有关。气候变化也是原因之一。

二、哮喘对经济、社会的影响

哮喘是影响身心健康的重要疾病,不仅直接影响患者的健康,而且成为严重的社会问题,如:增加患者及其家庭的经济负担,影响青少年的学习和社会活动,限制了职业选择范围,造成患者心理上的创伤,影响家庭的和睦,增加离婚率等。如果治疗不及时、不规范,可能致命,而规范化的治疗可使 80％的哮喘患者得到非常好的控制,生活、学习和工作基本不受影响。WHO 报道,在全世界的范围内计算,哮喘相关的经济花费比肺结核和艾滋病的总数还高。由此可见,哮喘防治有着极高的社会效益和经济效益。每年 5 月的第一个星期二为世界哮喘日,旨在提醒公众正确认识哮喘,提高全社会哮喘防治水平。

第二章 支气管哮喘的病因

支气管哮喘的发病原因极为复杂,至今尚无满意的病因分类法,目前多主张将引起支气管哮喘的诸多因素分为致病因素和诱发因素两大类。致病因素是指支气管哮喘发生的基本因素,因此是该疾病的基础,无论在支气管哮喘的发生抑或发作中均起重要作用。诱发因素也可称为激发因素,是指患者在已有哮喘病的基础(即气道炎症和气道高反应性)上促使哮喘急性发作的因素。

在哮喘的气道炎症学说提出以前,传统上把哮喘分为外源性(过敏性)和内源性(隐源性)哮喘。现在已经普遍感觉到这种分类法的明显不足和理论上的不合理性。其实哮喘的内因,更多指作为哮喘的易感者的患者本身的"遗传素质"、免疫状态、内分泌调节等因素,但同时也包含精神心理状态,而后者并不是"哮喘易感者"的决定因素,一般作为激发因素起作用。实际上这些因素对外源性或内源性哮喘患者来说都是存在的。周围环境因素在哮喘的发病过程中既起致病作用,又起激发作用。

第一节 宿 主 因 素

(一)遗传因素

遗传因素在哮喘的发病中占十分重要的地位,占48%～79%。众所周知,支气管哮喘有非常明确的家族聚集性,表明哮喘的发生与遗传有密切的关系,但它属于"多基因病",环境因素也起重要的作用,同时受遗传因素和环境因素的双重影响。遗传只决定患者的过敏体质,即是否容易对各种环境因素产生变态反应,是否属于哮喘的易感人群。引起哮喘发病还必须有环境因素,如变应原和激发因素。

哮喘实际上是主要发生在气道的过敏性(即变态反应性)炎症,而变态反应是因免疫功能异常所造成的。许多有过敏性体质（或称特应性）的患者，其一级亲属发生各种过敏性疾病（包括过敏性哮喘、过敏性鼻炎、花粉症、婴儿湿疹、荨麻疹等）的概率，比其他无过敏体质的家庭成员高得多。就哮喘病而言，许多哮喘患者祖孙三代，甚至四代均有发病。林耀广等曾经对 150 名确诊的哮喘患者进行了问卷调查，其三代成员共 1775 人，哮喘患病率高达 18.3%。文献也报道哮喘家族的哮喘患病率高达 45%。多数学者认为，哮喘是一种多基因遗传病，遗传度在 70%～80%。目前的研究显示，在多个染色体位点上存在与哮喘有关的基因。遗传因素在哮喘的发病中的确起十分重要的作用。然而，并非所有具遗传因素者都会发生哮喘，父亲或母亲患哮喘的同一个家庭中，兄弟姐妹数人，并非每人都发生哮喘。因此只能认为，遗传是导致哮喘的潜在因素。

既然遗传因素在哮喘的发病中起着重要作用，那么是不是出生后很快就发生哮喘呢？不一定，其规律目前还不很清楚。下一代可以在出生后的婴幼儿期即发病，也可以到了成年后才发病，也可以在第三代才出现哮喘患者，即所谓隔代遗传。

（二）性别

多项研究提示，哮喘患病率与年龄和性别密切相关。女性一生中患哮喘的可能性比男性高 10.5%。但 18 岁以下及青春期男孩哮喘患病率比同龄女孩高 54%，青春期后女性哮喘发病率增高。哮喘患病率多随年龄的增长呈累积增长，有报道称哮喘在儿童及年龄大于 54 岁以上成人中发病率最高，发病率随年龄增长呈 U 型曲线分布。

（三）肥胖

肥胖和代谢综合征可能是哮喘发生的危险因素。研究发现，哮喘发病率与高体质指数（BMI）呈正相关，特别是在那些不伴有其他过敏性疾病的人群中这种相关性更加显著。无论性别，超重或肥胖均增加哮喘的风险，且 BMI 越高，哮喘发生风险越大。肥胖还可以降低哮喘患者对激素治疗的反应性和增加急性加重的频率。Farah 等研究还发现，肥胖是独立于气道炎症、气道高反应和肺功能状况的哮喘控制不佳的独立危险因素。此外，腹型肥胖也是哮喘发生的独立危险因素。研究显示，即使拥有正常体重的女性，大腰围也与哮喘患病率增加有关,腹部多脂症的老年人的哮喘患病率明显增高。阻塞性睡眠呼吸暂停低通气综合征(OSAHS)也是哮喘发生的危险因素之一。随着OSAHS病情加重,哮喘发病风险增高。

(四)种族

种族差异是否与哮喘患病率相关目前尚存争议。儿童哮喘及过敏症的研究显示,不同人群中儿童症状性哮喘的患病率差异较大,0%～30%不等,中国13～14岁儿童哮喘患病率约5.0%,远低于英国、新西兰和澳大利亚。美国研究显示,黑人、美洲印第安人或阿拉斯加土著人的哮喘发病率高于白人,黑人孕妇哮喘及湿疹的患病率也明显高于白人孕妇。最近 Oraka 等对国民健康调查的研究发现,种族或民族因素不但能够影响哮喘患病率,而且可能还会影响哮喘的控制水平。

第二节 环 境 因 素

引起哮喘的变应原与引起变态反应的其他变应原一样,大多是蛋白质或含有蛋白质的物质。它们在变态反应的发病过程中起抗原的作用,可以引起人体内产生对应的抗体。在周围环境中常见的变应原可分为以下几类。

(一)外源性变应原的分类

(1)吸入性变应原:一般为微细的颗粒,包括:①家禽、家畜身上脱落下来的皮屑;②衣服上脱落的纤维,如绒衣或羽绒服上脱落的毳毛;③经风媒传播的花粉;④飞扬在空气中的细菌、真菌等微生物和尘螨等,人因吸入昆虫排泄物诱发哮喘也有报道,以蟑螂为多见,有人认为它是华东地区人群主要变应原之一。有些昆虫例如蜜蜂、黄蜂则经叮刺后诱发Ⅰ型变态反应;⑤尘土或某种化学物质,这些微小物质一旦从鼻孔吸入,就可能引起过敏性哮喘的发作;⑥油烟;⑦职业性吸入物,例如棉纺厂、皮革厂、羊毛厂、橡胶厂和制药厂的工人吸入致敏性或刺激性气体、灰尘均可诱发哮喘。

(2)摄入性变应原:通常为食品,经口腔进入,如牛奶、鸡蛋、鱼、虾、蟹及海鲜等,引起过敏反应的药物实际也属这一类。

(3)接触性变应原:指某些日用化妆品,外敷的膏药,外用的各种药物。药物涂擦于皮肤,吸收到体内后,即可引起过敏反应。可表现为局部反应,如接触性皮炎,也可导致哮喘发作。

（二）哮喘常见的变应原

严格讲,除了食盐和葡萄糖外,世界上千千万万的物质,都可能成为变应原,但什么人发生过敏,这要看他（她）是否是易感者,对什么过敏。

虽然理论上几乎什么东西都可以引起过敏,但至今比较明确的变应原约有 500 种,能够用特异性免疫球蛋白 E(IgE)抗体检测出来的变应原约为 450 种。引起哮喘的变应原多由特异性 IgE 介导,因此多为速发型过敏反应。

（1）屋尘和粉尘:屋尘包括卧室中的灰尘和工作环境的灰尘,如图书馆的灰尘。粉尘包括面粉厂粉尘、皮革厂粉尘、纺织厂棉尘、打谷场粉尘等。卧室或某些工厂车间的灰尘含大量的有机物,如人身上脱落的毛发、皮屑、微生物、小的昆虫尸体,螨及各种衣物的纤维碎屑等。这些有机物都是引起呼吸系统等过敏的重要变应原。

（2）花粉:花粉是高等植物雄性花所产生的生殖细胞,可引起花粉症。主要分为风媒花粉和虫媒花粉两大类。风媒花粉经风传播,虫媒花粉是由昆虫或小动物传播。引起过敏者主要是风媒花粉,其体积小,在风媒花植物开花的季节,空气中风媒花粉含量高,很容易被患者吸入呼吸道而致病。这类花粉春天多为树木花粉,如榆、杨、柳、松、杉、柏、白蜡树、胡桃、枫杨、桦树、法国梧桐、棕榈、桑、臭椿等;夏秋季多为杂草及农作物花粉,如蒿、豚草、藜、大麻、蓖麻、向日葵、玉米等。这些花粉的授粉期一般均在 3—5 月和 7—9 月,所以花粉症和花粉过敏的哮喘患者多集中在这两个季节发病。其中蒿和豚草花粉是强变应原,危害极严重,可引起花粉症的流行。花粉引起人体过敏,是因为它含有丰富的植物蛋白。由于花粉粒体积很小,大多数直径为 $20\sim40\,\mu m$,加上授粉季节空气中花粉含量很高,极易随着呼吸进入人体。当花粉粒被其过敏者吸入后,便和支气管黏膜等组织的相应抗体（特异性 IgE）相结合,产生抗原抗体反应,引起发病。

（3）真菌:真菌有一个庞大家族,有 10 万多种。它们寄生于植物、动物及人体,或腐生于土壤。但无论是哪种生存方式,在繁殖过程中都会把大量的孢子散发到空气中,在过敏患者的周围形成包围圈。常见的致敏真菌为毛霉、根霉、曲霉、青霉、芽枝菌、交链孢霉、匍柄霉、木霉、镰刀菌、酵母菌等。

真菌的孢子和菌丝碎片均可引起过敏,但以真菌的孢子致敏性最强。真菌和花粉一样,都富含多种生物蛋白,其中某些蛋白质成分可引起过敏。许多患者的哮喘发作有明确的季节性,或在某一季节加重,这除了与季节花粉过敏有关以外,还与真菌和气候条件的变化有关。

(4)昆虫:昆虫过敏的方式可分为叮咬过敏、蜇刺过敏和吸入过敏等。叮咬引起过敏的昆虫如蚊、白蛉、跳蚤等,它们通过口部的吸管排出分泌物进入人体皮肤后引起过敏;蜇刺过敏的昆虫主要为蜜蜂、马蜂等,它们通过尾部蜇针(排毒管)蜇刺,并将毒液注入人体而引起过敏;吸入过敏的昆虫主要有蟑螂、家蝇、象鼻虫、蛾、螺,而最主要者为尘螨,它是引起哮喘的最常见,也是最重要的变应原。此外,一些昆虫的排泄物、分泌物等经与人体接触后亦可引起皮疹、湿疹等。

螨在分类学上属于蜘蛛纲,目前已知有约 5 万种,但与人类变态反应有关系的螨仅是少数几种,如屋尘螨、粉尘螨和宇尘螨等。屋尘螨主要生活在卧室内的被褥、床垫、枕套、枕头、沙发里或躲藏在木门窗或木椅桌的缝隙里,附着在人的衣服上,也可与灰尘混在一起,随灰尘到处飘扬。据统计,1 克屋尘内最多可有 2 000 只螨。粉尘螨生长在各种粮食(如面粉)内,并以其为食,因此在仓储粮食内,常有大量的螨生长。宇尘螨为肉食螨,以粮食、屋尘等有机物中的真菌孢子为食料。

尘螨的致敏性很强,但引起过敏的原因并不是活螨进入人体内,而是螨的尸体、肢体碎屑、鳞毛、蜕皮、卵及粪便。这些变应原随着飘浮的灰尘被吸入人的呼吸道内而致病。

尘螨引起的哮喘发病率极高,据报道,德国 60％以上的支气管哮喘患者均与尘螨过敏有关。1974 年,国外有人报道儿童哮喘患者的皮试结果,显示对螨的反应阳性率高达 89.4％。尘螨一年到头与哮喘患者缠绵不断,因此对尘螨过敏的患者一般是全年都可发病,但在尘螨繁殖高峰季节,症状常常加重。

(5)纤维:包括丝、麻、木棉、棉、棕等。这类物品常用于服装、被褥、床垫等的填充物或各种织品原料。患者因吸入它们的纤维碎屑而发病,其中对丝过敏者最多见。

（6）皮毛：包括家禽和家畜皮毛，如鸡毛、鸭毛、鹅毛、羊毛、驼毛、兔毛、猫毛、马毛等，它们的碎屑可致呼吸道过敏。

（7）食物：米面类、鱼肉类、乳类、蛋类、蔬菜类、水果类、调味食品类、硬壳干果（如腰果、花生等）类等食物均可成为变应原，引起皮肤、胃肠道、呼吸系统等过敏。

食物过敏大多属于Ⅰ型变态反应，即由变应原和特异性IgE相互作用而发生。临床可见哮喘患者常伴有口腔黏膜溃疡，有些患儿可出现"地图样"舌，或伴有腹痛和腹泻等消化道症状，而食物过敏患儿也常伴有哮喘的发作。

（8）化妆品：化妆品种类很多，成分也较复杂，常用的如唇膏、脂粉、指甲油、描眉物、擦脸油及染发剂等。这些化妆品大部分为化学物质，属于半抗原，不单独引起过敏，但当它们和人体皮肤蛋白质结合后，即可形成全抗原，可引起接触性皮炎，有时也可引起哮喘。

其他可引起过敏者尚有药物、有机溶剂、各种金属饰物等。

第三节　哮喘的诱发因素

引起哮喘发作的诱因错综复杂。作为诱因，主要是指变应原以外的各种激发哮喘发作的非特异因素，包括气候、呼吸道感染、运动、药物、食物和精神等。吸入、摄入或接触变应原虽然也可激发哮喘的发作，但它主要是作为特异性（特应性）的致病因子参与气道炎症和哮喘的发病过程的，有别于非特异（非特应性）的激发因素。

（一）气候因素

许多哮喘患者对天气的变化非常敏感，气候因素包括气压、气温、风力和风向、湿度、降水量等。气压低往往使哮喘患者感到胸闷、憋气。低气压诱发哮喘发作的原因尚不清楚，可能是低气压使飞扬于空气中的花粉、灰尘及真菌孢子沉积于近地面空气层，增加患者吸入概率之故。气压突然降低可使气道黏膜小血管扩张、充血、渗出增多，支气管腔内分泌物增加、支气管腔变窄、支气管痉挛而加重哮喘。南方初春的黄梅季节就是气压较低、湿度又大的季节，哮喘发病也增加。

温差的变化对哮喘的影响尤其重要。冷空气侵袭往往发生于季节变化时刻。如华东地区的秋季日平均气温从25℃下降到21℃时，哮喘发作的患者明显增多。初冬季节，寒潮到来，气温突然下降，温差迅速增大，哮喘发作者猛增。在秋天，空气中的花粉要比春季少得多，这时螨类数量虽增加，但气温和湿度并不适合它的大量繁殖。由此可见，秋季哮喘发作的主要原因可能是由于冷空气刺激具有高反应性气道之故，这也说明哮喘患者对气温的变化特别敏感。

风力的作用与哮喘发作的关系主要有两方面：风力强、空气流动快常导致气温的下降，若在秋天或初冬，必定会增加气道的冷刺激；强风时增加了气道的阻力，使本来存在呼气性呼吸困难的哮喘患者更加感到呼吸不畅。风向常常与空气的湿润度有关，初冬时主要刮来自西伯利亚的西北风，途经沙漠地带，因此特别干燥，这对哮喘患者不利，因为哮喘患者的气道比正常人更需要温暖和湿润。

正常人的气道必须有一定的湿度，降水量和空气的湿度直接影响哮喘患者气道的湿润度。但过于潮湿的空气和环境有利于真菌的繁殖，增加了吸入气中变应原的密度，对哮喘患者不利。

空气离子浓度与哮喘的发作也有一定关系。一般情况下空气中的阳离子多于阴离子。空气中的阳离子可使血液碱化，致支气管平滑肌收缩，对健康人和哮喘患者均不利，而阴离子可使支气管纤毛运动加速，使支气管平滑肌松弛，可缓解哮喘的发作。对于正常人来说，阳离子与阴离子的作用基本处于平衡状态。但当气候变化使空气中阳离子浓度增加时，气道处于高反应性的患者就容易发作哮喘；相反，如果1 cm³空气中含有10万～100万个阴离子时就具有防治疾病的作用。国内外已应用阴离子发生器来改善环境气候，防治哮喘等疾病。

环境污染与哮喘发病有密切的关系。诱发哮喘的有害刺激物中，最常见的是煤气（尤其是煤燃烧产生的二氧化硫）、油烟、被动吸烟、杀虫喷雾剂、蚊烟香等。烟雾对已经处于高反应状态的哮喘患者气道来说，是一种非特异的刺激，可以使支气管收缩，甚至痉挛，使哮喘发作。烟雾的有害物质在气道沉积下来以后，可导致慢性支气管炎。慢性支气管炎形成后支气管黏膜增厚，分泌物增多等因素不但可增加气道的刺激,而且可进一步造成管腔的狭窄。这些因素都会加重哮喘患者的病情,而且给治疗造成困难。

（二）运动和过度通气

运动是诱发哮喘发作的常见因素,特别在儿童和青年哮喘患者中。其机制可能是运动时气道黏膜层的渗透压随着气道内温度的反复波动而变化,因此运动对哮喘的激发非常特异。其他一些非哮喘患者,如慢性支气管炎、囊性肺纤维化、支气管扩张等均很少由运动而诱发气流受限。由于运动诱发的支气管收缩在哮喘患者中是一种很普遍的问题,人们在运动与哮喘的关系方面做了大量的研究,但仍有很多问题尚待解决。首先,在哮喘患者的运动耐量问题上,人们普遍认为重度的哮喘患者的运动耐量是减低的,但在轻中度的哮喘患者中则有不同意见。有报道认为是减低的,亦有报道认为是与正常无差异。在临床上,大多数哮喘或过敏性鼻炎的患者,运动后常导致哮喘发作,或出现咳嗽、胸闷。短跑、长跑和登山等运动尤其容易促使轻度哮喘或稳定期哮喘发作。游泳的影响相对比较轻,因此较适于哮喘患者的运动锻炼。但有研究发现,轻中度哮喘患者的运动耐量与相同日常活动量的正常人是没有差异的。哮喘患者在无氧阈水平和最大运动量水平上均显示了与正常人相似的氧耗量、分钟通气量和氧脉搏,由此推论他们具有与正常人相等的运动能力,亦即在哮喘患者中不存在对运动的通气和循环限制。有研究发现,即使是重度的哮喘患者,下降的运动耐量与控制较差的疾病之间也没有相关性,表明运动能力的下降是多因素的,不能仅仅用疾病本身来解释。在这些因素中,日常活动量起到很重要的作用。对此,也许可以通过预先吸入支气管扩张剂得到解决。因此,目前大多数研究表明运动锻炼在哮喘患者中是安全而有效的,经过运动锻炼,运动耐量是可以提高的。

与运动诱发相类似,用冷、干燥甚至热空气进行过度通气也可以诱发哮喘发作,其机制尚不清楚。过度通气和运动一样,对哮喘的诱发也非常特异。

（三）呼吸道感染

呼吸道感染一般不作为特异性因子激起哮喘的发作,但各种类型的呼吸道感染,如病毒性感染、支原体感染和细菌性感染往往诱发哮喘的发作或病情加重。

（1）呼吸道病毒性感染：尤其多见于儿童，好发于冬春季节，以上呼吸道为常见，但可向下蔓延引起病毒性肺炎。病毒感染与支气管哮喘的发作之间确实有着密切的关系，尤其是5岁以下的儿童。儿童呼吸道病毒感染引起哮喘发作者高达42%，在婴幼儿甚至可达90%。成人虽较少，但也有约3%。在有过敏体质或过敏性疾病家族史者中，呼吸道病毒感染引起哮喘发作更为多见，尤其是男性。引起哮喘发作的病毒种类可因年龄而有所不同。一般来说，成人以流感病毒及副流感病毒较为多见，而儿童则主要为鼻病毒及呼吸道合胞病毒，婴幼儿主要是呼吸道合胞病毒。

病毒的感染大多在冬末春初和晚秋温差变化比较大时发生。一般起病较急，起病初可有发热、咽痛，以后很快出现喷嚏、流涕、咳嗽、全身酸痛、乏力和食欲减退等症状，继而出现气急、呼气性呼吸困难等哮喘的症状，肺部可闻及明显的哮鸣音。文献还报道，持续和/或潜伏性腺病毒感染，可能影响皮质激素和支气管扩张剂对哮喘的疗效。

呼吸道病毒感染不但可使哮喘患者的气道反应性进一步增高，哮喘发作，而且可引起健康人的气道反应性增高和小气道功能障碍，这种状态一般持续6周左右。

（2）气道急性或慢性细菌感染：并不引起过敏反应，但由于气道分泌物增多，因此可加重哮喘患者的气道狭窄，使哮喘发作或加重。这时抗菌药物的使用是必要的，而且有效的抗菌治疗往往可缓解症状。呼吸道细菌性感染虽然也可诱发气道平滑肌痉挛，但较病毒性感染要轻得多。

（3）1989年，Strachan提出"卫生学假说"，认为大家庭中长子给年幼弟妹们带来的感染概率可能降低。之后很多研究均支持这一观点，进一步发展了卫生学假说。该假说的主要内容为：兄弟姊妹越多的家庭，过敏危险性越小，其中长子的危险性最高；而改善卫生条件、增加抗生素的使用或使用消毒过的食品，都会导致婴儿早期微生物抗原缺乏，从而引起机体免疫系统和免疫调控机制发育不全，引起免疫应答偏向 TH_2 型免疫模式分化，TH_2 细胞能分泌白介素-4，它能诱导 IgE 合成，使血清 IgE 水平升高，从而引起异常免疫反应。

西方现代化生活减少了微生物的暴露，而导致儿童哮喘发病率增加，其机制可能是围生期暴露于细菌和内毒素，引起胎儿和新生儿机体免疫的变化，而幽门螺杆菌或甲型肝炎病毒感染与哮喘发生负相关。而益生菌能够改善人体的生态环境和免疫功能,对于特应性疾病可能是一种较为理想的辅助治疗手段。

(四)过度的情感变化和精神心理因素

情感变化、精神和心理状态对哮喘的发病肯定有影响,但这一因素往往被患者和医务人员所忽视。大哭、大笑、生气、恐惧或紧张均可诱发哮喘,前述因素导致的高通气和低碳酸血症可能与气道狭窄有关。许多患者受到精神刺激以后哮喘发作或加重,而且很难控制。

据报道,70%的患者的哮喘发作有心理因素参与;而在引起哮喘发作的诸多因素中,单纯以外源性变应原为主要诱因者占29%,以呼吸道感染为主要诱因者占40%,心理因素为主的占30%。还有的学者报道,在哮喘发作的诱因中过敏反应合并精神因素占50%。与哮喘有关的精神心理状态涉及非常广泛的因素,包括社会因素、性格因素和情绪因素,社会因素常常是通过对心理和情绪的影响而起作用的。哮喘患者在出现躯体痛苦的同时,伴有多种情绪、心理异常表现,主要为焦虑、抑郁和过度的躯体关注。因此,往往形成依赖性强、较被动、懦弱而敏感、情绪不稳和以自我为中心等性格特征,是比较典型的呼吸系统的心身疾病。哮喘儿童的母亲也常呈"神经质性"个性,母亲的焦虑、紧张、唠叨、烦恼的表现影响儿童哮喘的治疗和康复。

精神因素诱发哮喘的机制目前还不清楚,有人认为在可接受大量感觉刺激的人脑海马回部位,可能存在与基因有关的异常。遗传素质或早年环境的影响,造成某些哮喘患者精神心理的不稳定状态。同时精神忧虑或紧张的哮喘患者,生理上气道的敏感性升高,可能与迷走神经兴奋性增强有关。长期的情绪低落、心理压抑可使神经-内分泌-免疫网状调节系统功能紊乱,引起一系列身心疾病。

精神和心理因素也属于内因,但它有别于遗传背景。精神和心理因素不决定一个人是否成为哮喘的易感者,却可明显地影响哮喘的发作及其严重程度,对于哮喘常年反复发作的患者来说,这种影响尤其显著。因此许多学者强调哮喘的防治必须采用包括心与身两方面的综合性治疗措施。

(五)吸烟

香烟产生的烟雾中有4 500种化合物和污染物,包括可吸入颗粒物、多环碳氢化合物、一氧化碳、二氧化碳、一氧化氮、二氧化氮、尼古丁和丙烯醛等。吸烟可损伤气道上皮细胞,使纤毛运动减退,巨噬细胞吞噬功能降低,导致气道净化能力下降;同时吸烟还可刺激黏膜下感受器,使副交感神经功能亢进,气道平滑肌收缩,腺体分泌亢进,杯状细胞增生,气道阻力增加。研究发现,吸烟可增加男性及女性患哮喘的风险,且丈夫吸烟的女性烟民患哮喘的风险更高。此外,吸烟还可增加与某些职业性致敏物质接触的工人患职业性哮喘的危险。孕妇吸烟也是儿童哮喘发生的高危因素。研究发现,家庭中母亲的吸烟量若超过 20 支/天,其子女发生哮喘的危险性将会增加 8 倍。孕妇吸烟可影响宫内胎儿的肺的发育,且影响其过敏应答的发育,使出生后的婴儿呈气道高反应性。妊娠妇女被动暴露于香烟烟雾与其子女发生哮喘和过敏相关性症状显著正相关。

吸烟还可增加哮喘疾病的严重程度,是哮喘急性发作的触发因素,加速哮喘患者的肺功能损害程度;降低患者对吸入激素治疗的反应性、降低哮喘控制的可能性,是导致哮喘难治的重要原因之一。吸烟的哮喘患者其哮喘生命质量评分(AQLQ)和情绪评分明显低于非吸烟的哮喘患者。

（六）饮食

近年来随着人们饮食结构的变化,哮喘等变应性疾病发病率增加。西方国家研究显示,食物中的保鲜剂、着色剂、谷氨酰胺和亚硫酸氢盐等与哮喘发生相关。母乳喂养的婴儿的喘息症状发生率明显低于完全牛奶或蛋白喂养的婴儿,同时采用高纤维素、高维生素、低脂、低热量的地中海饮食,可能有助于预防哮喘发生。母亲孕期的饮食可能会影响子女过敏性疾病的发生,如母亲摄入水果、绿叶蔬菜或巧克力过少或摄入碳酸饮料过多均与儿童喘息或过敏性疾病发生风险呈正相关。此外,食物中的脂肪酸也被认为是影响哮喘发病率的因素之一。维生素在哮喘免疫调节中的作用一直备受关注,维生素 E 是主要的脂溶性抗氧化剂,可能有望通过补充维生素 E 来纠正哮喘的自由基代谢失衡,使体内的氧化/抗氧化系统保持动态平衡,从而防止哮喘的发生。维生素 D 被认为是促进过敏性疾病增加的因素之一,其水平可能与哮喘严重程度相关,维生素 D 水平是哮喘发生的一项重要预测因子。维生素 A 能够保护胆碱能 M_2 受体的结构和功能,抑制平滑肌迁移,抑制气道高反应发生。因此,深入研究维生素可能有利于阐明哮喘的发病机制,有助于开辟哮喘治疗的新方法。饮食中硒、锰、铁、锌等微量元素缺乏也可导致免疫功能下降,可能与哮喘发生相关。

(七)药物

药物引起哮喘发作有特异性过敏和非特异性过敏两种,前者以生物制品过敏最为常见,因为生物制品本身即可作为完全抗原或半抗原引起哮喘发作。以往认为阿司匹林引起哮喘发作的机制是过敏,现在普遍认为是由于患者对阿司匹林的不耐受性。非特异性过敏常发生于服用交感神经阻断药(如普萘洛尔)和增强副交感神经药物(如乙酰胆碱和新斯的明)。

(八)内分泌因素

临床上发现许多女性患者的哮喘发作与月经周期有一定关系。在月经前期、月经期哮喘症状会发作或加重,因此有学者提出"月经性哮喘"的概念。哮喘的发作与妊娠的密切关系也证实,支气管哮喘与内分泌功能有关,有研究表明,2.3%的妊娠妇女可发生哮喘。

(九)出生状况

母亲分娩异常如胎位不正、头先露,以及母亲年龄过小、早产、晚产、低出生体重、高出生体重都是哮喘的高危因素。此外,剖宫产的婴儿与自然娩出的婴儿相比没有暴露于母亲的细菌环境,这一过程不利于免疫系统的形成。研究发现,20岁以下的母亲与30岁以上的母亲相比,前者所生的儿童患哮喘的风险是后者的3.5倍。一项来自瑞典的大规模出生队列研究显示:早产儿(孕龄23~27周)成人后发生哮喘的风险是正常足月儿的2.4倍,而晚产对哮喘的发生无关。但亦有研究发现胎儿生长迟缓是哮喘发生的危险因素。目前国内尚缺乏生产方式与哮喘相关性的流行病学报道,其具体机制有待进一步阐明。

(十)社会环境

(1)社会经济环境:与工作无压力或压力较小的受试者相比,工作压力很大或极大的受试者,哮喘发生的概率将增加2倍,成人哮喘发作的概率增加50%,该相关性在男女均存在,而且独立于职业、年龄、体质指数或吸烟等危险因素。社会经济状况较差与哮喘和呼吸道症状风险增加呈正相关,在体力劳动者中尤为明显。

（2）家庭人口：哮喘患病率与家庭中孩子个数相关，独生子女患病率为7.3%，三个子女的家庭中患病率增至9.0%，之后随着兄弟姐妹人数增加，患病率逐渐下降，而患病率与出生次序无关。哮喘与家庭成员的多少呈负相关。

（3）环境多样性：英国、澳大利亚、新西兰和北美的英语国家有一个共同特点，即人种背景多样化、环境多样化。而人种背景和环境的多样化会导致抗原能力增强、变应原种类增多，意味着诱发过敏反应的可能性增大。

（4）应激：应激是增加哮喘易感性的独立因子。母亲遭受家庭暴力和居住环境不佳与儿童早期哮喘发病率增加相关，与单因素暴露相比，累积性或多种应激因素暴露使儿童期哮喘发生的风险增加，精神状态欠佳，较心理健康者近期发生哮喘的概率明显增高，且哮喘的发作与精神状态差之间呈明显的"剂量效应"。母亲压力过大将增加儿童喘息的风险，尤其是对于无哮喘家族史的男孩。母亲抑郁情绪在儿童哮喘发生中也起一定作用，产后抑郁持续存在将增加儿童哮喘发生的风险。此外，情绪波动与疼痛也可导致过度通气与低碳酸血症，诱发气道收缩痉挛。

（十一）其他诱发或加重哮喘症状的因素

鼻炎、鼻窦炎和鼻息肉与哮喘有密切关系，对这些疾病的治疗常可使哮喘症状减轻，否则会加重或诱发哮喘。有间接证据显示，细菌性鼻窦炎可使哮喘症状加重，用抗生素治疗后可减轻哮喘症状。胃-食管反流也可加重哮喘，特别在儿童，一旦反流得到控制，哮喘症状也可得到改善。

"全国哮喘患病率和相关危险因素的流行病学调查"（CARE）研究揭示，哮喘相关的危险因素为：吸烟、非母乳喂养、直系亲属过敏疾病史、特异体质、肥胖、饲养宠物等。同期北京地区61 107名14岁以上的人群调查显示，影响北京地区哮喘发病的相关危险因素除包括遗传因素、特异体质、性别和肥胖以外，还包括主动吸烟史、儿童罹患肺炎、气管/支气管炎、结核类呼吸道感染性疾病。

第三章　支气管哮喘的发病机制及病理

第一节　支气管哮喘的发病机制

支气管哮喘的发作是气道综合性的病理生理变化的结果,包括炎症基础和气流阻塞两方面的因素。气道炎症引起气道的高反应性,并通过释放细胞因子而导致支气管痉挛、气流受阻。气流受阻的主要机制是小支气管平滑肌收缩、小支气管黏膜水肿、以嗜酸性粒细胞为主的黏膜下炎性细胞浸润、黏膜腺体的分泌功能亢进,造成分泌物阻塞,黏膜结缔组织、腺体及上皮层的增生与肥厚(气道重建)等。由此可见,支气管哮喘的发病机制是极为复杂的,多年来的大量研究提出众多学说,分别从不同的角度揭示哮喘的发病机制。新建立的气道炎症学说已被广泛接受,但并不能完全解释各种类型的发病机制。因此哮喘更可能是由多种机制引起的一种共同作用结果,可概括为免疫-炎症反应、神经机制和气道高反应性及其相互作用。

(一)免疫-炎症机制

哮喘是由于多种细胞、介质、和细胞因子参与并交互作用导致的气道炎症疾病。这些细胞包括:①构建细胞,如上皮细胞、黏液腺和内皮细胞以及纤维母细胞;②驻留细胞,如骨髓源性肥大细胞和巨噬细胞;③炎性细胞,如嗜酸性粒细胞、T淋巴细胞和中性粒细胞。免疫系统在功能上分为体液(抗体)介导的免疫和细胞介导的免疫,均参与哮喘的发病。

(1)抗原通过抗原递呈细胞激活 T 细胞,活化的辅助性 T 细胞(主要是 Th2 细胞)产生白细胞介素(IL)-4、IL-5、IL-10 和 IL-13 等进一步激活 B 淋巴细胞,后者合成特异性 IgE,并结合于肥大细胞和嗜碱性粒细胞等细胞表面的 IgE 受体。若变应原再次进入体内,可与结合在细胞的 IgE 交联,使该细胞合成并释放多种活性介质,导致平滑肌收缩、黏液分泌增加、血管通透性增高和炎症细胞浸润等。炎症细胞在介质的作用下又可分泌多种介质,使气道病变加重,炎症浸润增加,产生哮喘的临床症状,这是一个典型的变态反应过程。

根据变应原吸入后哮喘发生的时间,可分为速发型哮喘反应(IAR)、迟发型哮喘反应(LAR)和双相型哮喘反应(OAR)。IAR 几乎在吸入变应原的同时立即发生反应,15~30 分钟达高峰,2 小时后逐渐恢复正常。LAR 约 6 小时发病,持续时间长,可达数天。而且临床症状重,常呈持续性哮喘表现,肺功能损害严重而持久。LAR 是由于气道慢性炎症反应的结果。

(2)活化的 Th(主要是 Th2)细胞分泌的细胞因子,可以直接激活肥大细胞、嗜酸性粒细胞及肺泡巨噬细胞等多种炎症细胞,使之在气道浸润和聚集。这些细胞相互作用可以分泌出许多种炎症介质和细胞因子,构成一个与炎症细胞相互作用的复杂网络,使气道收缩,黏液分泌增加,血管渗出增多。根据介质产生的先后可分为快速释放性介质,如组胺;继发产生性介质,如前列腺素(PG)、白三烯(LT)、血小板活化因子(PAF)等。肥大细胞激活后,可释放出组胺、嗜酸性粒细胞趋化因子(ECF)、中性粒细胞趋化因子(NCF)、LT 等介质。肺泡巨噬细胞激活后可释放血栓素(TX)、PG、PAF 等介质。进一步加重气道高反应性和炎症。

(3)各种细胞因子及环境刺激因素亦可直接作用于气道上皮细胞,后者分泌内皮素-1(ET-1)及基质金属蛋白酶(MMP)并活化各种生长因子,特别是转移生长因子-β(TGF-β)。以上因子共同作用于上皮下成纤维细胞和平滑肌细胞,使之增殖而引起气道重塑。

(4)由气道上皮细胞、包括血管内皮细胞产生的黏附分子(AMs)可介导白细胞与血管内皮细胞的黏附,白细胞由血管内转移至炎症部位,加重了气道炎症过程。

(二)神经机制

神经因素也被认为是哮喘发病的重要环节。支气管受复杂的自主神经支配。除胆碱能神经、肾上腺素能神经外,还有非肾上腺素能非胆碱能(NANC)神经系统。支气管哮喘与 β-肾上腺素受体功能低下和迷走神经张力亢进有关,并可能存在有 a-肾上腺素能神经的反应性增加。NANC 能释放舒张支气管平滑肌的神经介质如血管活性肠肽(VIP)、一氧化氮(NO),及收缩支气管平滑肌的介质如 P 物质、神经激肽,两者平衡失调,则可引起支气管平滑肌收缩。

(三)气道高反应性(AHR)

表现为气道对各种刺激因子出现过强或过早的收缩反应,是哮喘患者发生发展的另一个重要因素。目前普遍认为气道炎症是导致气道高反应性的重要机制之一,当气道受到变应原或其他刺激后,由于多种炎症细胞、炎症介质和细胞因子的参与,气道上皮的损害和上皮下神经末梢的裸露等而导致气道高反应性。AHR 常有家族倾向,受遗传因素的影响。AHR 为支气管哮喘患者的共同病理生理特征,然而出现 AHR 者并非都是支气管哮喘,如长期吸烟、接触臭氧、病毒性上呼吸道感染、慢性阻塞性肺疾病(COPD)等也可出现 AHR。

(四)炎症与气道高反应性的关系

通过大量动物实验和哮喘患者的支气管激发试验,包括醋甲胆碱及组胺等非特异性激发试验和各种变应原的特异性激发试验,均证明支气管哮喘患者都有程度不等的气道高反应性(AHR)。所谓 AHR,实际上就是气道的易收缩性和易舒张性,它基于气道的变态反应性炎症,可能的机制有:

(1)炎症导致的气道上皮损伤,使黏膜屏障功能下降。

(2)炎症使气道神经末梢受损或裸露,使对各种刺激的敏感性提高。

(3)炎症使气道黏膜纤毛对黏液的清除功能下降,利于变应原或刺激物的沉积,激发特异性抗原抗体反应。

(4)炎症导致嗜酸性粒细胞释放各种毒性蛋白,主要包括碱性蛋白、嗜酸性粒细胞阳离子蛋白、嗜酸性粒细胞神经毒素、嗜酸性粒细胞过氧化物等。此类生物活性物质均可提高气道上皮对外界刺激的敏感性。

(5)变态反应性炎症细胞激活后释放芳基硫酸酶、透明质酸酶、溶酶体酶等刺激气道平滑肌受体,使平滑肌应激功能降低。

(6)变应性炎症使毛细血管扩张血流变慢,导致各种血管内细胞的黏附分子表达,向血管外转移,加重局部的炎症反应,使气道反应性呈持续而循环反复地增高。实际上气道高反应性的形成机制十分复杂,少数慢性支气管炎患者,甚至有些正常人,气道激发试验也可显示"气道高反应性"。据文献报道,无哮喘病、无 COPD、不吸烟的正常成人做气道反应性测定时,约 20% 的受试者叮有个同桯度的反应性升高,说明除变态反应性炎症以外,还有一些体质性因素可以影响气道高反应性的发生。这些人日后可能成为支气管哮喘的潜在发病者。

第二节　支气管哮喘的病理

气道(airway)壁的正常组织学结构可分为上皮(包括分泌腺)、平滑肌、软骨和起支撑作用的结缔组织。分泌腺只存在于含软骨的气道壁内,细支气管壁既无软骨亦无黏液腺,但细支气管壁平滑肌可占管壁总厚度的 50%。气道上皮含 8 种不同的细胞,即基底细胞或干细胞(它们是其余细胞的前身),中间和未分化细胞(后者形成纤毛细胞),刷状或微绒毛细胞,克拉拉细胞,浆液和黏液分泌细胞,Kulchitsky 细胞。肺外气道上皮和少数肺内气道上皮含丰富的交感神经网,对许多种类的刺激包括气体、烟、尘、雾和抗原起反应。靠近管腔处有适应快速伸展的受体或称刺激性受体,沿细胞周径分布。支配气管支气管平滑肌的输出神经纤维复杂,不同种系之间差别很大,如豚鼠的气道平滑肌组成多单位结构,每一肌细胞有许多神经支配,肌细胞之间连接较少,而人类气道平滑肌为单一的单位,每个肌细胞之间有许多连接,而神经末梢相对较少,这些解剖结构的不同可能与喘息的发作有一定的关系。

支气管哮喘患者喘息的主要病理生理基础为:①平滑肌痉挛;②气道炎症和水肿;③黏液分泌过多,加重了支气管腔的狭窄和阻塞。这三种病变在喘息发展过程中所占的比重不同,如平滑肌痉挛在喘息发作时是气道堵塞的主要原因,但经舒张平滑肌的药物治疗后能很快逆转,而气道炎症、水肿和黏液分泌过多所形成的黏液栓则成为喘息难于逆转或不可逆转的主要原因。

第四章　支气管哮喘的临床表现

第一节　典型支气管哮喘

几乎所有的哮喘患者都有长期性和发作性（周期性）的特点。因此，近年认为典型哮喘发作 3 次以上，有重要诊断意义。哮喘的发病大多与季节和周围环境、饮食、职业、精神心理因素、运动或服用某种药物有密切关系。过敏性疾病的病史和家族性的哮喘病史对哮喘的诊断也很有参考意义。此外，还应注意有无并存呼吸道感染及局部慢性病灶。

（一）主要症状

自觉胸闷、气急，即为呼吸困难，以呼气期为明显，但可以自行缓解或经用平喘药治疗而缓解。典型的哮喘发作症状易于识别，但哮喘病因复杂，其发作与机体的反应性，即遗传因素和特应性素质的个体差异，变应原和刺激物的质和量的不同均可导致哮喘发作症状的千变万化。

（二）体征

发作时两肺（呼气期为主）可听到如笛声的高音调，而且呼气期延长的声音（称为哮鸣音）是诊断哮喘的主要依据之一。一般哮鸣音的强弱和气道狭窄及气流受阻的程度相一致，因此哮鸣音越强，往往说明支气管痉挛越严重。哮喘逐步缓解时，哮鸣音也随之逐渐减弱或消失。但应特别注意，不能仅靠哮鸣音的强弱和范围来作为估计哮喘严重度的根据；当气道极度收缩加上黏痰阻塞时，气流反而减弱或完全受阻，这时哮鸣音反而减弱，甚至完全消失。这不是好现象，而是病情危重的表现，应当紧急就医。

（三）哮喘严重发作

哮喘严重发作通常称为"哮喘持续状态"，这是指一次发作的情况而言，并不代表该患者的基本病情,但往往发生于重症的哮喘患者,而且与预后有关,可威胁患者的生命。因此哮喘严重发作是哮喘病本身的一种最常见的急症。

以往给"哮喘持续状态"所下的定义是:"哮喘严重持续发作达 24 小时以上,经用常规药物治疗无效。"现在认为这样的定义是不全面的。因为事实上,许多危重哮喘病例的病情发展常常在一段时间内逐渐加剧,因此所有重症哮喘的患者在某种因素的激发下都有随时发生严重的致命性急性发作的可能,而并无特定的相关时间因素。其中一部分患者可能在哮喘急性发作过程中,虽经数小时以至数天的治疗,但病情仍然逐渐加重。也有一些患者在间歇一段相对缓解的时期后,突然出现严重急性发作,甚至因得不到及时和有效治疗而在数分钟到数小时内死亡,这就是所谓"哮喘猝死"。

哮喘猝死通常定义为:哮喘突然急性严重发作,患者在 2 小时内死亡。其原因可能为哮喘突然发作或加剧,引起气道严重阻塞或其他心肺并发症导致心跳和呼吸骤停。

重症哮喘患者出现生命危险的临床状态称为"潜在性致死性哮喘"。这些因素包括:①必须长期使用口服糖皮质激素类药物治疗;②以往曾因严重哮喘发作住院抢救治疗;③曾因哮喘严重发作而行气管切开,机械通气治疗;④既往曾有气胸或纵隔气肿病史;⑤本次发病过程中须不断超常规剂量使用支气管扩张剂,但效果仍不明显。除此以外,在本次哮喘发作的过程中,还有一些征象值得高度警惕,如喘息症状频发,持续甚至迅速加剧,气促(呼吸超过 30 次/分),心率超过 140 次/分,体力活动和说话受限,夜间呼吸困难显著,取前倾位,极度焦虑、烦躁、大汗淋漓,甚至出现嗜睡和意识障碍,口唇、指甲发绀等。患者的肺部一般可以听到广泛哮鸣音,但若哮鸣音减弱,甚至消失,而全身情况不见好转,呼吸浅快,甚至神志淡漠和嗜睡,则意味着病情危笃,随时可能发生心跳和呼吸骤停。此时其他有关的肺功能检查很难实施,唯一的检查是血液气体分析。如果患者呼吸空气(即尚未吸氧),若其动脉血氧分压$<$ 60 mmHg,和/或动脉血二氧化碳分压$>$45 mmHg,动脉血氧饱和度$<$90%,则意味着患者处于危险状态,应马上进行急救,以挽救生命。

第二节　不典型哮喘

（一）咳嗽变异性哮喘（CVA）

咳嗽变异性哮喘是慢性咳嗽最常见的原因之一，以慢性咳嗽为主要症状，以夜间和/或清晨咳嗽发作加剧为特点，并具有与哮喘类似的病理生理特征，包括气道高反应性、气道嗜酸性粒细胞炎症和气道重塑等。患者服用抗生素而不见好转。临床诊断要点是：①反复持续咳嗽常超过 8 周，多在夜间和/或清晨发作性咳嗽；②以咳嗽为唯一或主要症状，无胸闷、喘息等症状；③气道反应性增高或气道可逆性改变；④临床上无感染征象，予较长时间抗生素治疗无效，但抗哮喘诊断性治疗效果明显；⑤排除其他引起慢性咳嗽的疾病。久咳不愈或反复咳嗽，疑咳嗽变异性哮喘的患者，应及时到呼吸专病或专科医院就诊，及时诊断或排除咳嗽变异性哮喘。有统计表明，至少 30％的成人咳嗽变异性哮喘在 2 年内会发作为典型的哮喘。因此，咳嗽变异性哮喘被认为可能是哮喘的早期阶段。

（二）胸闷变异性哮喘（CTVA）

胸闷变异性哮喘是以胸闷为唯一主诉，无发作性喘息、咳嗽病史，肺部听诊无哮鸣音。至少具备以下一项试验阳性：①支气管激发试验阳性（气道高反应性）；②支气管舒张试验阳性（可逆性气流受限）；③最大呼气流速（PEF）变异率≥20％。须排除其他原因引起的胸闷：心肌炎、贫血、中毒以及神经精神性和肌肉性疾病。治疗上可吸入皮质激素或吸入皮质激素联合长效 β_2 受体激动剂。

（三）隐匿性哮喘

无临床症状但有气道反应性增高，且部分患者可发展为有症状的典型哮喘，该现象可被吸入糖皮质激素有效阻断。

第三节　特殊类型哮喘

（一）运动性哮喘

运动性哮喘也称运动诱发性哮喘，是指达到一定的运动量后引起支气管痉挛而产生的哮喘,因此其发作都是急性的、短暂的,而且大多数能自行缓解。运动性哮喘固然均由运动引起,但运动的种类、运动持续时间、运动量和运动强度均与哮喘的发作有直接关系。运动性哮喘并非说明运动即可引起哮喘,实际上短暂的运动不但不会引起哮喘,而且还可兴奋呼吸,使支气管有短暂的扩张,肺通气功能改善,FEV1 和 PEF 有短暂的升高。其后随着运动时间的延长,强度的增加,支气管转而发生收缩。虽然运动性哮喘常常兼发于支气管哮喘患者,但与过敏性哮喘不同,其特点为:①发病均在运动后;②有明显的自限性,发作后只需经过一定时间的安静休息即可逐渐自然恢复正常;③无外源性或内源性过敏因素参与,特异性变应原皮试阴性;④一般血清 IgE 水平不高。但有些学者认为,运动性哮喘常与过敏性哮喘共存,因此认为运动性哮喘与变态反应(过敏反应)存在着一些间接的关系。

临床表现疑为运动性哮喘者,应进一步做运动前后的肺功能检查,根据运动前后的肺功能变化来判断是否存在运动性哮喘,这种方法也称为运动诱发试验。常用的运动方式有跑步、自行车功率试验和平板车运动试验。如果运动后 FEV1 下降 20%～40%,即可诊断为轻度运动性哮喘,如果 FEV1 下降 40%～65%,即为中度运动性哮喘,FEV1 下降 65%以上,则属重度运动性哮喘。受检患者患有严重心肺或其他影响运动的疾病则不能进行运动试验,试验时要备有适当抢救措施,应在专业医务人员指导下进行。

（二）药物性哮喘

哮喘的发作是由使用某些药物引起（诱发）的,这类哮喘就叫作药物性哮喘。可能引起哮喘发作的药物很多,常见的有:阿司匹林,β 受体阻断剂（包括非选择性 β 受体阻断剂——普萘洛尔、噻吗洛尔和选择性 β 受体阻断剂）,局部麻醉剂,添加剂（如酒石黄,是一种黄色染料,广泛用作许多食品、饮料以及药物制剂的着色剂）,医用气雾剂中的杀菌复合物（如用作定量气雾剂的防腐剂,例如氯化苯甲烃铵抗氧化剂）,用于饮用酒、果汁、饮料和药物的防腐保藏剂（如亚硫酸盐）和抗生素或磺胺药（包括青霉素、磺胺药、呋喃类药）等。个别患者吸入定量的扩张支气管的气雾剂时,偶尔也可引起支气管收缩,这可能与其中的氟利昂或表面活性剂有关。免疫血清、含碘造影剂等除了可引起皮疹、发热、血管炎性反应、嗜酸性粒细胞增多和过敏性休克等全身过敏表现外,也可引起哮喘的发作,但往往药物性哮喘的发生机制与哮喘本身极为相似,首先决定于患者的体质因素,即对某种药物的敏感性。因为这些药物通常是以抗原(如免疫血清)、半抗原或佐剂的身份参与机体的变态反应过程的,没有机体的易感性就不容易发生过敏性反应。但并非所有的药物性哮喘都是机体直接对药物产生过敏反应而引起的,β受体阻断剂更是如此,它是通过阻断β受体,使β受体激动剂不能在支气管平滑肌的效应器上起作用,导致支气管痉挛,哮喘发作。

(三)阿司匹林性哮喘

阿司匹林是诱发药物性哮喘中最常见的药物,某些哮喘患者于服用阿司匹林或其他解热镇痛药及非类固醇抗炎药后数分钟或数小时内即可诱发剧烈的哮喘,其表现颇似速发型变态反应,因此以往许多人从药物过敏的角度理解阿司匹林性哮喘,但迄今尚未发现阿司匹林的特异性 IgE,也未发现其他的免疫机制参与,变应原皮肤试验阴性。所以近年来普遍认为可能不是由过敏所致,而是对阿司匹林的不耐受性。除阿司匹林以外,吲哚美辛(消炎痛)、安乃近、氨基比林、非那西丁、保泰松、布洛芬等解热镇痛药也可引起类似的哮喘发作。这种对以阿司匹林为代表的解热镇痛药的不耐受现象就称为阿司匹林性哮喘。其中约半数并发鼻息肉和鼻窦炎,对于这种现象,过去称为阿司匹林哮喘三联征或阿司匹林三联征。对于这些提法各家意见不一,最近有些学者建议称为阿司匹林性综合征。

阿司匹林性哮喘多发生于中年人,有时也可见于少数儿童患者。在临床上可分为两个时相,即药物作用相和非药物作用相。药物作用相指服用阿司匹林等解热镇痛药后引起哮喘持续发作的一段时间,其临床表现为:服这类药5 分钟至 2 小时,或稍长时间之后出现剧烈的哮喘。绝大多数患者的哮喘发作的潜伏期为 30 分钟左右。患者的症状一般都很重,常可见明显的呼吸困难和发绀,甚至出现意识丧失,血压下降,休克。药物作用相的持续时间不一,可短至 2 小时,也可 1～2 天。非药物作用相阿司匹林性哮喘是指在药物作用时间之外的时间所发生的哮喘。患者可因各种不同的原因而发作哮喘。

阿司匹林性哮喘发病率各家报道不一,国外报道它在哮喘人群中的发病率为 $1.7\%～5.6\%$,但如果用口服阿司匹林做激发试验,则它的发病率可占成人哮喘的 8%～22%。北京协和医院变态反应科于 1984 年曾对 3 000 例初诊的哮喘患者进行调查,其结果为:阿司匹林哮喘在哮喘人群中的发病率为2.2%。

由于阿司匹林性哮喘的发病很可能通过抑制气道花生四烯酸的环氧酶途径,使花生四烯酸的脂氧酶代谢途径增强,因而产生炎性介质,即白细胞三烯。后者具有很强的收缩支气管平滑肌作用。因此近年研制的白细胞三烯受体拮抗剂如扎鲁司特(安可来)和孟鲁司特钠(顺尔宁)可以完全抑制口服阿司匹林引起的支气管收缩。

(四)职业性哮喘

随着工农业的发展,各种有机物或无机物以尘埃、蒸汽或烟雾三种形式进入生产者的工作环境。如果这些有害物质被劳动者吸入而引起哮喘发作,那么这些有害物质就称为"职业性致喘物"(变应原)。从广义来说,凡是由职业性致喘物引起的哮喘就称为职业性哮喘,但从职业病学的角度,职业性哮喘应有严格的定义和范围。然而,不同国家,甚至同一个国家的不同时期,职业性哮喘的法定含义不同。我国在 20 世纪 80 年代末制定了职业性哮喘的诊断标准,致喘物规定为:异氰酸酯类(如甲苯二异氰酸盐等)、苯酐类、多胺类固化剂(如乙烯二胺、二乙烯三胺、三乙烯四胺等)、铂复合盐、剑麻和青霉素。

职业性哮喘的发生率往往与工业发展水平有关,工业越发达的国家,职业性哮喘发生率越高,估计美国职业性哮喘的发病率为 15%。1988 年,美国公共卫生署估计职业性哮喘占整个职业性呼吸系统疾病的 26%。

职业性哮喘的病史有如下特点:①有明确的职业史,因此本病的诊断只限于与致喘物直接接触的劳动者;②既往(从事该职业前)无哮喘史;③自开始从事该职业至哮喘首次发作的"哮喘潜伏期"最少半年以上;④哮喘发作与致喘物的接触关系非常密切,接触则发病,脱离则缓解,甚至终止。典型的职业性哮喘往往是在工作期间或工作后数小时发生气促、胸闷、咳嗽、喘鸣,常伴鼻炎和(或)结膜炎,工作日的第一天(如星期一)症状最明显,周末、节假日或离开工作场所后,上述症状缓解,因此,有人称它为"星期一"综合征。还有一些患者在吸入氯气、二氧化硫及氟化氢等刺激性气体时,出现急性刺激性剧咳、咳黏痰、气急等症状,称为反应性气道功能不全综合征,气道反应性增高可持续至少 3 个月。

(五)妊娠期哮喘

妊娠期哮喘包括以下三种情况：①妊娠并发哮喘，青少年时期患有哮喘，青春期后已缓解的基础上合并妊娠；②妊娠前未缓解的哮喘患者，在妊娠后病情加重；③妊娠后才出现的哮喘患者。妊娠期哮喘发作导致的低氧血症以及治疗哮喘的药物都有可能影响孕妇及胎儿。有资料显示，约 1/3 的哮喘患者在妊娠期间病情会加重，多发生在妊娠第 24～36 周，另有 1/3 的哮喘患者在妊娠期间病情会好转，大约 1/3 的哮喘患者病情无明显变化。大多数哮喘产妇的病情在产后 3 个月后可恢复到妊娠前的水平。

(六)月经性哮喘

月经性哮喘的发作与月经周期有关。患者的哮喘症状常在月经前期或月经期加重，一般发生于育龄妇女，月经来潮前 5～7 天有明显的发作倾向，月经前 2～3 天哮喘发生达到高峰，称为"月经前哮喘"，月经来潮后症状逐渐减轻。有的哮喘则在月经期间发作，称为"月经期哮喘"。月经性哮喘往往发生于以往有哮喘病史的患者，有研究表明，30％～40％的哮喘妇女在月经前或月经期哮喘症状加重。症状的加重程度因人而异，轻者仅有胸闷，严重者则可能需要住院。月经来潮时保持心情舒畅和情绪稳定，避免恐惧、担忧和烦躁，可在一定程度减少哮喘急性发作的概率。

(七)心源性哮喘

心源性哮喘，又称功能性哮喘或癔症性哮喘。发作时，患者常有过度换气，伴有恐慌、焦虑、躁动不安、悲观、失望等情绪改变，同时伴有多汗、头晕、眼花、食欲减退、手颤、胸闷、气短、心悸等自主神经功能障碍的表现，但无明显的哮鸣音和发绀。其发病机制可能与精神因素影响大脑皮质而使气道反应性增高有关。

(八)夜间哮喘

夜间哮喘加重和气短是哮喘患者睡眠不佳的常见原因。许多患者常忽略陈述上述症状，也容易使医生忽视。即使是轻度哮喘或用药控制较好的患者，也有大约 25％因哮喘而出现夜间憋醒（每天一次以上）。在过去几十年间，许多国家哮喘的死亡率增加，而其中大部分的死亡事件发生在夜间，即午夜至清晨8时。夜间哮喘的机制不完全清楚,但根据观察,肺功能有明显的昼夜节律性,峰值呼气流速在正常人其波动率大约为8%,而许多哮喘患者,在症状不稳定期,24小时峰值呼气流速变异率达到50%,夜间出现频繁憋醒而需要进行快速缓解治疗。控制夜间哮喘的关键是控制炎症,必要时口服皮质激素。

第五章 支气管哮喘的诊断

支气管哮喘的诊断可以分为非特异性诊断与特异性诊断两类。非特异性诊断亦即不要求明确病因的一般病种诊断,最主要是通过肺功能检查结合临床表现确定。而支气管哮喘的特异性诊断则是属于病因性诊断,最主要是通过变态反应检查确定。哮喘诊断的主要程序一般为:病史采集、物理检查、胸部 X 线检查、肺功能检查和特异性变应原检查等。

第一节 病史采集和物理检查

(一)病史采集

几乎所有的哮喘患者的喘息发作都有长期性、发作性(周期性)、反复性、自限性、可逆性的特点。因此,近年认为典型哮喘发作 3 次以上,有重要诊断意义。哮喘的发病大多与季节和周围环境、变应原接触、饮食、职业、精神心理因素、运动或服用某种药物有密切关系。过敏性疾病的病史和家族性的哮喘病史对哮喘的诊断也很有参考意义。此外还应注意有无并存呼吸道感染及局部慢性病灶。

(二)物理检查

两肺以呼气期为主的哮鸣音是诊断哮喘的主要依据之一。"哮鸣音"也称干啰音,它的出现主要是由于肺内广泛的细支气管痉挛,气流通过狭窄的细支气管管腔时产生的一种病理性呼吸音,呼气时最明显。特点是音调高,声音像金属丝震颤样或吹哨样,持续时间久,呼气时明显,吸气时基本消失。一般哮鸣音的强弱和气道狭窄及气流受阻的程度相一致,因此哮鸣音越强,往往说明支气管痉挛越严重。哮喘逐步缓解时,哮鸣音也随之逐渐减弱或消失。但应特别注意,不能仅靠哮鸣音的强弱和范围来作为估计哮喘严重度的根据,当气道极度收缩加上黏痰阻塞时,气流反而减弱或完全受阻,这时哮鸣音反而减弱,甚至完全消失,这可能是病情危重的表现,应当进行血液气体分析,准确判断。哮鸣音也见于其他气道阻塞性疾病,如支气管异物、支气管结核等,但这种哮鸣音一般多局限于肺的一侧或在有阻塞的某一部位,很少两侧广泛存在。而心源性哮喘患者发作时也可以出现哮鸣音,但这种哮鸣音无论在吸气还是呼气时都存在,并且呼气时间的延长远不如支气管哮喘那样明显。

第二节　辅　助　检　查

(一)胸部 X 线检查

哮喘患者常常需要进行胸部 X 线检查,特别是初诊时。胸部 X 线检查除一般的胸部平片以外,有时还需要进行胸部 CT 检查,这些检查对哮喘的诊断、鉴别诊断和估计哮喘病情的严重程度有帮助。

哮喘患者的胸部 X 线表现并没有更多的特异性,常见为肺纹理增多,紊乱和肺气肿(或肺通气过度)征,有些患者可见肺大泡,有时可见气胸、纵隔气肿或肺动脉高压等并发症。但胸部 X 线检查在哮喘的鉴别诊断方面应为基本的而且最为重要的检查。胸部 X 线检查也是长期皮质激素治疗安全性的重要保障之一,特别对患有肺结核的患者。因此,皮质激素治疗前和治疗过程的定期胸部 X 检查极为重要。

(二)肺功能检查

哮喘患者的气道处于不稳定状态,气道平滑肌的收缩性增加,黏膜和黏膜下层增厚,管腔分泌液增多都可能使气道的功能状态恶化,引起气流受限。支气管有效通气管径的缩小可使患者出现喘鸣和呼吸困难,而反映在肺功能上的改变就是通气功能的损害。因此哮喘患者的肺功能检查对于哮喘的诊断和治疗都很重要:①气道激发试验和/或支气管舒张试验(气道可逆试验)有助于确立哮喘的诊断并与单纯慢性支气管炎鉴别;②支气管舒张试验还有助于评判支气管扩张剂(β_2受体激动剂)的疗效,为药物选择提供参考;③以第一秒用力呼气容积(FEV1)和最大呼气流速(PEF,也称呼气峰流速)为主要指标,结合肺总量和残气量,以及临床症状,特别是夜间哮喘的发作情况等估计哮喘患者病情的严重程度,再结合血气分析的结果,尤其是动脉血氧分压(PaO_2),氧饱和度(SaO_2)和二氧化碳分压($PaCO_2$)等参数估计哮喘急性发作期病情的严重程度;④客观评价药物的临床疗效。

哮喘患者的肺功能测定通常包括通气功能、肺动力学和血液气体分析。

1. 通气功能的测定

(1)哮喘患者呼气流速、气道阻力和静态肺容量测定　喘息症状发作时累及大、小气道,但最主要的病变部位在小支气管,而且是弥散性的。小支气管的横截面积又远远大于大气道,再加上吸气过程是主动的,呼气过程是被动的,因此呼气阻力一般大于吸气阻力,第一秒用力呼气容积(FEV1)、最大呼气流速(PEF)、用力肺活量(FVC)均明显下降。最大呼气流速-容积曲线(F-V环)测定是哮喘肺功能检查中极为常用也是最重要的部分,因为呼出的气量和相应的瞬间流量形成用力呼气流速-容积曲线,它能反映气流在气道里通过的情况和小气道功能状态。

正常人第1秒用力呼气容积和用力肺活量之比(FEV1/FVC)应大于75%,而哮喘患者在哮喘发作时一般小于70%。这些参数的检测较为简易,无创伤性,如果操作正确,重复性也比较好,基本设备容易满足,因此在许多医院,包括基层医院都可以进行检查。通过这些检查可以帮助判断哮喘急性发作的严重程度,了解哮喘病情的"可逆性"(实际为处于收缩状态的支气管的可扩张性),以及平喘药物的治疗效果。采用袖珍的呼气流速仪,在家庭中和工作岗位上进行连续多日的昼夜检查,记录最大呼气流速变异的动态变化,对于发现哮喘急性发作的早期征兆和及时治疗有很大的帮助。

哮喘发作时呼吸阻力明显增加,有过多的气体潴留在肺内,所以肺残气量和肺总量增加。闭合气量在哮喘发作时不易测量,但在缓解期仍高于正常。静态肺容量测定有助于鉴别阻塞性通气功能障碍抑或限制性通气功能障碍,而且可从肺功能的角度了解肺气肿的程度,因此它对中重度哮喘的肺功能评价尤其重要。

近年来又根据脉冲振荡(IOS)原理研制、开发、生产出新一代肺功能仪。脉冲振荡技术也称强迫振荡技术,其主要意义在于比较精确地测定气道阻力,与传统的肺功能仪比较,脉冲振荡技术能够更全面、准确地反映呼吸力学的变化,更符合生理状态,而且不需患者的合作,可用于儿童、老年人和呼吸功能较差的患者。运动心肺功能测定也可有助于早期哮喘的诊断,而且可了解哮喘患者对运动的耐受性,指导患者的运动耐量训练,提高运动能力。

(2)肺动态顺应性测定 顺应性系弹性物体的共同属性,是一个物理学概念。用一句通俗的话来说,肺顺应性就是肺组织顺应呼吸活动而变化的特性,即吸气时肺泡充气,体积增大,呼气时肺泡排气,肺体积出现适度的回缩。这种功能活动与肺组织的弹性关系非常密切,因此肺顺应性实际反映了肺的弹性。在吸气末高肺容积(肺总量位)时肺顺应性最低,而当呼气末肺容积接近残气量位时肺顺应性最高。肺顺应性即为单位压力改变时所引起的容积改变,通常包含肺顺应性、胸壁顺应性和总顺应性。

$$顺应性(C) = \frac{容积改变(\Delta V)}{压力改变(\Delta P)} L/kPa$$

肺顺应性可分为静态肺顺应性(Clst)和动态肺顺应性(Cldyn)两种。静态肺顺应性是指在呼吸周期中,气流暂时阻断(1~2秒)时所测得的肺顺应性,相当于肺组织的弹力(实际还包含肺泡表面张力)。动态肺顺应性系指在呼吸周期中气流未阻断时所测得的肺顺应性,受肺组织弹力和气道阻力的双重影响。当哮喘患者作快速呼吸时,与已狭窄的各级支气管相连的肺泡不能及时充气,肺容积相对减少,故动态顺应性下降,而静态顺应性仍可正常。

(3)通气分布 哮喘发作时吸入的气体在肺部的分布极不均匀,存在着明显的呼气延缓和减低区。这种情况在哮喘缓解期和慢性阻塞性肺疾病患者也同样存在。通气不均的现象对于吸入疗法的影响比较大,因为临床医师让患者进行吸入治疗时总是希望有比较多的药物能到达病变部位,结果适得其反,药物到达通气功能正常部位反而多于通气差的部位,通气越差,药物分布越少。

综上所述,哮喘患者肺功能检查时的常用指标是肺活量(VC),实际临床上更多测量用力呼吸肺活量,即 FVC、FEV1 和 PEF。FEV1 和 PEF 是用于观测用力呼气流量的两个最常用的参数。每天不同时间测定的 PEF 之间的变异率提供了一个评价哮喘稳定性和/或严重度的合理指标,其测定设备简单、方便,患者可自行操作,而且与 FEV1 有良好的相关性,测定结果的重复性也好,因此使用广泛。但评判气流受限严重度的最佳单一指标是 FEV1。FEV1/VC

的比值是一个观测早期气流受限的敏感指标,由于该比值能区别限制性和阻塞性气道疾病,因此更多用于诊断。

PEF 测定最好每日 2～3 次定时测定,其意义为:①根据最大呼气流速的绝对值评估气流阻塞的程度,其值越低,气流阻塞就越严重;②根据每天监测并计算出的最大呼气流速的变异率估计哮喘病情的稳定性,一般来说,变异率越小,病情越稳定;③根据使用某种药(如吸入药)前后最大呼气流速绝对值和变异率的变化,评估该药的疗效。因此实际测定时应计算最大呼气流速占预计值的百分率和最大呼气流速的变异率,其计算公式如下: $\frac{实测值}{预计值} \times 100\%$,即为实测值相当正常(预计)值的百分数。

每日最大呼气流速变异率由下列公式计算: $\frac{每日最高值 - 最低值}{最高值} \times 100\%$,即为当天最大呼气流速变异率。

2. 弥散功能

常用一氧化碳弥散量来表示。单纯哮喘,无并发症的患者的肺弥散功能一般是正常的,但严重哮喘患者可减退。

3. 支气管激发试验

支气管激发试验是检查支气管对某种外加刺激因素引起收缩反应的敏感性,并根据其敏感性间接判断是否存在气道高反应性。支气管激发试验分特异性支气管激发试验和非特异性支气管激发试验两类,特异性支气管激发试验时吸入的是不同浓度的变应原溶液,非特异性支气管激发试验则吸入不同浓度的气道收缩剂。它们的共同特点都是在吸入前后,做肺通气功能检查或观察气道阻力的变化,以寻找或确定变应原,并评估气道(主要为支气管)对某种特异性变应原或非特异性刺激物的反应性(即敏感程度)。其中,主要观察指标仍然为反映肺通气功能的 FEV1 或 PEF。

(1)特异性支气管激发试验　根据需要选择变应原,但变应原溶液必须新鲜配制。在临床上可采用鼻黏膜激发试验和气管内激发试验两种方法。鼻黏膜激发试验又有鼻吸入试验,即将抗原经由鼻内吸入以激发呼吸道过敏症状;鼻内抗原滴入法和抗原滤纸片鼻黏膜敷贴的激发试验,后者约有 60% 的阳性反应。气管内激发试验亦分气管内抗原滴入及气管内抗原吸入两种。气管内滴入法目前已很少用,因为操作不便,且抗原分布不均匀。当今主要采用抗原雾化吸入法,即每次试验时让患者吸入定量抗原,然后定时检查肺哮鸣音是否出现,同时进行 FEV1 测定,如激发后 FEV1 下降 15％以上,即可认为阳性反应。目前常用的激发抗原有蒿属花粉、屋内尘土、尘螨等。大约有70％的哮喘患者有阳性反应,其中约有 2/3 与皮试结果相符,而且皮试反应愈强,则激发的阳性率愈高,症状亦明显。痰中有时还可出现大量的嗜酸性粒细胞。

特异性气道激发试验可能引起较明显的哮喘发作,甚至严重发作,因此必须在严密监护下进行,而且适应证必须严格限制。因此,特异性气道激发试验目前只用于研究以前不认识的职业性哮喘,或用于确定工作环境中的变应原,即特定环境的过敏性疾病的病因物质,或作医学鉴定。一般认为吸入特异性变应原溶液后,患者的 FEV1 或 PEF 下降 20％以上,才能做出基本肯定的诊断,但阴性结果,并不排除职业性哮喘的存在。此外,应该注意有些变应原在特定的工作环境中有致敏作用,而在实验室里却不一定能够引出相似的反应,因为特异性气道激发试验的结果可受吸入变应原的特异性、吸入浓度、吸入量、试验场所,以及检测指标等的影响。此外还应指出,特异性气道激发试验可表现早期(速发)、晚期(迟发)和双相哮喘反应。因此试验时应严密观察比较长的时间,以免由于晚期(迟发)反应而引起严重哮喘的发作。

(2)非特异性支气管激发试验　常用的气道收缩剂有组胺和醋甲胆碱,也有人用高张盐水、蒸馏水、普萘洛尔。运动激发试验或过度通气激发试验也属于非特异性气道激发试验。但目前临床上应用最多的非特异性气道激发试验仍然为吸入组胺或醋甲胆碱,试验时所用的吸入气道收缩剂浓度从低浓度开始,由低至高,双倍递增,例如由每 1 ml 含 0.25 mg、0.5 mg、1 mg 起逐渐增加。

目前国际上所用的药物吸入非特异性支气管激发试验有两种不同的方法,一种为平静吸入经雾化器产生的雾化液,其浓度从最低起,逐步提高,当 FEV1 或 PEF 比试验前降低 20％时为止,所用药液的累积量即表示气道对该刺激物的反应性。累积量越少,表明气道对该刺激物的敏感性越高,反应性越强。累积量越大,表示气道对该刺激物的刺激越不敏感,反应性越弱。试验时每次吸入某浓度的雾化液 2 分钟,若吸入后测定的 FEV1 或 PEF 的减少不足试验前的 20％,则再吸入浓度大 1 倍的溶液,进行同样的试验,直至 FEV1 或

PEF 降至基础值（试验前的测定值）的 20% 为止。另一种方法在日本及澳大利亚较广泛应用，即将不同浓度的气道收缩剂放入一种由电脑控制的容器里，该仪器能全自动地转换浓度并记录气道阻力。受检者含住接口器作平静呼吸，当气道阻力成角上升时即可终止，从记录曲线即可计算出气道反应性。这种方法患者操作较为方便和省力，但曲线稳定性稍差，仪器费用较贵。非特异性支气管激发试验诱发哮喘发作的程度较轻，持续时间较短，但仍须严密监护。用日本气道高反应仪进行气道激发试验时，最后一管装有支气管扩张剂，在试验结束后，让患者吸入即可解除支气管痉挛状态。

组胺或醋甲胆碱吸入激发试验时的气道反应性阳性的判断指标是：使 FEV1 或 PEF 降低 20% 时，组胺的累积量为小于 7.8 mol，醋甲胆碱累积量为小于 12.8 mol。

（3）运动激发试验：对于运动性哮喘的患者可采用运动激发试验，如登梯试验、原地跑步试验、蹲起试验、蹬自行车试验、仰卧起坐试验等。只要达到一定的运动量，患者即可有喘息。同时肺功能检查显示 FEV1、最大呼气中期流速（MMEF）、PEF、气道阻力（Raw）、功能残气量（FRC）及用力肺活量（FVC）等均有一定的变化。

4. 支气管舒张试验

支气管舒张试验也称支气管扩张试验或气道阻塞可逆性试验，是哮喘的重要诊断手段之一，因此在临床上得到广泛的应用，但应该指出，支气管舒张试验阴性不能作为否定哮喘诊断的依据，特别是重症哮喘患者或哮喘并发慢性支气管炎的患者。另一方面，10% 的慢性阻塞性肺疾病（COPD）患者的支气管舒张试验也可为阳性。由于支气管舒张试验所用的是 β₂ 受体激动剂，因此从另一角度来说，支气管舒张试验也是检验收缩或痉挛的支气管对 β₂ 受体激动剂的效应，如果吸入 β₂ 受体激动剂以后，FEV1 明显增加，这就表明患者的支气管平滑肌对 β₂ 受体激动剂有着良好的效应，在治疗过程中可多用这类药物。

支气管舒张试验的适应证是 FEV1 的基础值小于 70% 预计值。试验时先测定基础的 FEV1 或 FVC，然后用定量雾化吸入器（MDI）吸入 β₂ 受体激动剂（如沙丁胺醇的制剂喘乐宁，喘宁碟）200～400μg，吸入 15～20 分钟后，再次

测定 FEV1 或 FVC,其后按下列公式计算 FEV1 或 FVC 的改善率:

$$\frac{FEV1(或 PEF)}{改善率(\%)} = \frac{吸药后 FEV1(或 FVC) - 吸药前 FEV1(或 FVC)}{吸药前 FEV1(或 FVC)} \times 100\%$$

如果改善率≥12%,且 FEV1(或 FVC)绝对值增加 200 ml 以上,则为支气管舒张试验阳性,即表明原来处于收缩状态的支气管可以重新舒张。对于 FEV1 的基础值大于 70%预计值者,一般应进行支气管激发试验,如果为阳性,则表明气道处于高反应状态。

对于支气管舒张试验阴性者,有时为了进一步确定气道阻塞是否真的是不可逆,可进一步进行口服泼尼松试验,即每日口服泼尼松 20～30 mg,连服 1 周,其后复查 FEV1 或 FVC,如 1 周后它们的改善率达到 12%,且 FEV1(或 FVC)绝对值增加 200 ml 以上,仍可认为支气管舒张试验阳性。如果只有改善率达到 12%,而增加的绝对值不足 200 ml,这时的支气管舒张试验可能为假阳性,因为肺通气功能差的患者,只要 FEV1 稍微有所增加,其改善率就可达到 12%。这时 FEV1 绝对量的少许增加对通气功能的改善并无太大的帮助。

5.动脉血气分析

哮喘发作后,通过动脉血气分析可对哮喘急性发作的严重程度进行判断。在轻度或中度发作时,动脉血二氧化碳分压接近正常或略有下降,甚至表现呼吸性碱中毒,而氧分压则下降,此主要由于肺内通气/血流比例异常所致。当病情继续加重时,缺氧更严重,而且可出现动脉血二氧化碳分压升高,这时就需要采用急救措施以挽救生命。

(三)变应原检测

1.特异性变应原的体内诊断

鉴于大部分支气管哮喘是由于抗原抗体作用的结果,而过敏性抗体 IgE 对于皮肤及黏膜下组织的肥大细胞有极强的亲和力,故可利用患者的皮肤或黏膜进行特异性变应原的检查以明确病因。

皮肤试验包括斑贴试验、抓伤试验、点刺或挑刺试验、皮内试验等。目前在国外多用点刺试验,其优点为疼痛比皮内试验轻,方法较简便,容易取得儿童的配合,结果亦相当可靠,但所用抗原的浓度要比皮内试验者高出 100 倍。各种试验均应用生理盐水或抗原的溶媒作阴性对照,同时用 0.1 mg/ml 的磷酸组胺作阳性对照。但部分患者仍然可以出现假阴性或假阳性。

2. 阿司匹林耐受性试验

对高度怀疑、但一时不能确诊的阿司匹林不耐受性哮喘的患者，可以在备好必要的急救条件的情况下进行口服激发试验，即口服阿司匹林从 15 mg 开始，依次逐渐增加口服剂量，如 37.5 mg、75 mg、150 mg、225 mg 等，各剂量间隔 3 小时。如果肺功能检查 FEV1 下降 20％～25％，其结果即可判定为试验阳性，对阿司匹林性哮喘的诊断有价值。一般敏感者常在口服阿司匹林 30 mg 以下即表现为阳性。

3. 食物激发试验

由食物过敏引起哮喘者较少，但部分患者食物诱因与吸入性诱因同时并存。在致敏食物中容易引起哮喘的有牛奶、葱、蒜、香菜、韭菜、酒、醋、鱼、虾、螃蟹、蛤蚌、牛肉、羊肉、辣椒、胡椒等。此类食物往往带有一定的异味，故它的致敏可能兼有食入和吸入双重性质。由于食物抗原的皮肤试验灵敏度较差，必要时亦可进行食物激发试验。即令患者空腹 4 小时以上，而且就试验前 48 小时停用一切可疑致敏的食物及各种平喘药、激素、抗组胺药物等。激发前先为患者测量脉搏、呼吸、肺部听诊及肺功能测定，然后令患者食用激发性食物，例如生蒜 2～3 瓣，或饮酒 20～30 ml。然后定时观察患者呼吸、脉搏、肺部体征及肺功能，对比激发前后的变化以作出判断。一般食物激发的阳性症状出现较慢，维持时间则较长。

4. 职业性激发试验

适用于职业性哮喘患者的诊断，根据患者工作中可疑的致敏诱因，采用不同的职业性变应原，让患者模拟职业性操作，进行试验。常用的职业性致敏原有甲苯二异氰酸酯(TDI)、特弗隆、粮食粉尘、鱼粉、脱粒机粉尘、洗涤剂粉尘、油漆涂料等。亦可令患者进入工作现场，操作一段时间然后观察患者的临床表现及肺功能变化。

5. 特异性变应原的体外诊断

由于特异性变应原的体内诊断受许多因素的影响，故近年来趋于将体内试验改为体外试验，以期一次采血即可完成多种微量的特异性体外试验。既能节省患者时间，又可减少患者痛苦及危险性，亦不受抗原品种的限制。现有的特异性体外诊断方法有：①特异性免疫沉淀反应——琼脂单相或双相扩散试验；②肥大细胞脱颗粒试验；③特异性荧光免疫反应；④特异性酶标免疫吸附试验；⑤特异性体外白细胞组胺释放试验；⑥特异性淋巴细胞转化试验；⑦特异性放射变应原吸附试验等。上述诸法需要有特殊的仪器设备和技术，且其灵敏度、特异性、重复性有待进一步观察。

第三节　支气管哮喘的诊断标准和严重度的评估

一、支气管哮喘的诊断标准

（1）反复发作性喘息、气急、胸闷或咳嗽，多与接触变应原、冷空气、物理或化学性刺激、病毒性上呼吸道感染、运动等有关。

（2）发作时在双肺可闻及散在或弥散性，以呼气相为主的哮鸣音，呼气延长。

（3）上述症状可以治疗缓解或自行缓解。

（4）症状不典型者（如无明显喘息或体征）应至少具备以下一项试验阳性。

1）支气管激发试验或运动试验阳性。

2）支气管舒张试验阳性（FEV1 增加 12% 以上，且 FEV1 绝对值增加＞200 ml）。

3）最大呼气流量（PEF）日内变异率或昼夜波动率≥20%。

（5）除外其他疾病所引起的喘息、气急、胸闷和咳嗽。

二、支气管哮喘的分期

根据临床表现，支气管哮喘可分为急性发作期和缓解期。缓解期是指经过治疗或未经治疗，症状、体征消失，肺功能恢复到急性发作前水平，并维持 4 周以上。哮喘患者的病情评估应分为两个部分：

1. 哮喘病情严重度的评估

许多哮喘患者即使没有急性发作，但在相当长的时间内总是不同频度和/或不同程度地出现症状（喘息、咳嗽、胸闷），因此需要根据就诊前临床表现、肺功能，对其病情进行评估，见表 2-5-1。在治疗过程中还应根据症状和肺功能变化重新进行严重度的评估,以便及时调整治疗方案(表 2 - 5 - 2)。

表 2 - 5 - 1　治疗前哮喘病情严重程度评估

病情	临床特点
间歇发作	症状＜每周 1 次
	短暂发作
	夜间哮喘症状≤每月 2 次
	FEV1 或 PEF≥80％预计值
	PEF 或 FEV1 变异率＜20％
轻度持续	症状≥每周 1 次。但＜每天 1 次
	发作可能影响活动和睡眠
	夜间哮喘症状＞每月 2 次
	FEV1 或 PEF≥80％预计值
	PEF 或 FEV1 变异率 20％～30％
中度持续	每日有症状
	发作可能影响活动和睡眠
	夜间哮喘症状＞每周 1 次
	FEV1 或 PEF60％～80％预计值
	PEF 或 FEV1 变异率＞30％
重度持续	每日有症状
	频繁发作
	经常出现夜间哮喘症状
	体力活动受限
	FEV1 或 PEF≤60％预计值
	PEF 或 FEV1 变异率＞30％

注:一个患者只要具备某级严重度的特点则可将其列入该级之中

表 2-5-2　治疗中哮喘严重度的分类

治疗中患者的症状和肺功能	现行分级治疗		
	一级间歇发作	二级轻度持续	三级中度持续
	严重度		
一级:间歇发作	间歇发作	轻度持续	中度持续
症状少于每周 1 次			
短暂急性发作			
夜间症状不多于每月 2 次			
二级:轻度持续	轻度持续	中度持续	重度持续
症状多于每周 1 次,但少于每日 1 次			
夜间哮喘多于每月 2 次,但少于每周 1 次			
两次发作之间功能正常			
三级:中度持续	中度持续	重度持续	重度持续
每天均有症状			
急性发作可能影响活动和睡眠			
夜间症状至少每周 1 次			
$60\% < FEV1 < 80\%$预计值,或			
$60\% < PEF < 80\%$平素最高值			
四级:重度持续	重度持续	重度持续	重度持续
每天均有症状			
经常发生急性发作			
经常出现夜间症状			
$EFV1 \leqslant 60\%$预计值,或			
$PEF \leqslant 80\%$平素最高值			

2. 哮喘急性发作时严重程度的评价

哮喘急性发作是指气促、咳嗽、胸闷等症状突然发生,常有呼吸困难,以呼气流量降低为其特征,常因接触变应原等刺激物或治疗不当所致。其程度轻重不一,病情加重可在数小时或数天内出现,偶尔可在数分钟内即危及生命,故应对病情做出正确评估,以便给予及时有效的紧急治疗。哮喘急性发作时严重程度的评估,见表 2-5-3。

表 2 - 5 - 3 哮喘急性发作时严重程度的评估

临床特点	轻度	中度	重度	危重
气短	步行、上楼时	稍事活动	休息时	
体位	可平卧	喜坐位	端坐呼吸	
讲话方式	连续成句	常有中断	单字	不能讲话
精神状态	可有焦虑、尚安静	时有焦虑或烦躁	常有焦虑、烦躁	嗜睡或意识模糊
出汗	无	有	大汗淋漓	
呼吸频率	轻度增加	增加	常>30 次/分	
辅助呼吸肌活动及三凹征	常无	可有	常有	胸腹矛盾运动
哮鸣音	散在,呼吸末期	响亮、弥散	响亮、弥散	减弱乃至无
脉率	<100 次/分	100~120 次/分	>120 次/分	脉率变慢或不规则
奇脉	无,<10 mmHg	可有,10~25 mmHg	常有,>25 mmHg	无,提示呼吸肌疲劳
使用 β_2 受体激动剂后 PEF 占正常预计值或平时最高值百分比	>80%	60%~80%	<60%,或<100 L/min,或作用时间<2 h	
PaO_2(吸空气)	正常	>60 mmHg	<60 mmHg	
$PaCO_2$	<45 mmHg	≤45 mmHg	>45 mmHg	
SaO_2(吸空气)	>98%	91%~95%	≤90%	
pH			降低	

3. 控制水平的分级

这种分级方法更容易被临床医师掌握,有助于指导临床治疗,以取得更好的哮喘控制。控制水平的分级,见表 2 - 5 - 4。

表 2-5-4　控测水平分级

	完全控制（满足以下所有条件）	部分控制（在任何 1 周内出现以下 1～2 项特征）	未控制（在任何 1 周内）
白天症状	无（或≤2 次/周）	＞2 次/周	出现≥3 项部分控制特征
活动受限	无	有	
夜间症状/憋醒	无	有	
需要使用缓解药的次数	无（或≤2 次/周）	＞2 次/周	
肺功能（PEF 或 FEV1）	正常或≥正常预计值/本人最佳值的 80%	＜正常预计值（或本人最佳值）的 80%	
急性发作	无	≥每年 1 次	在任何 1 周内出现 1 次

4. 相关诊断试验

肺功能测定有助于确诊哮喘,也是评估哮喘控制程度的重要依据之一。对于有哮喘症状但肺功能正常的患者,测定气道反应性和峰值呼气流速(PEF)日内变异率有助于确诊哮喘。痰液中嗜酸性粒细胞或中性粒细胞计数可评估与哮喘相关的气道炎症。呼出的一氧化氮也可作为哮喘时气道炎症的无创性标志物。痰液嗜酸性粒细胞检查有助于选择最佳哮喘治疗方案。可通过变应原皮试或血清特异性 IgE 测定证实哮喘患者的变态反应状态,以帮助了解导致个体哮喘发生和加重的危险因素,也可帮助确定特异性免疫治疗方案。

第四节　支气管哮喘的鉴别诊断

哮喘急性发作时,患者都会有不同程度的呼吸困难。呼吸困难的第一个症状就是气促,患者的主诉就是胸闷、憋气、胸部压迫感。症状的出现常常与接触变应原或激发因素(如冷空气、异味等)有关,也常常发生于劳作后,或继发于呼吸道感染(如气管炎)之后。但任何原因引起的缺氧也可出现类似症状。由此可见,胸闷、憋气不是哮喘所特有,不是它的"专利",应该注意区别,

第二篇　支气管哮喘

以免导致误诊和误治。非哮喘所致的呼吸困难可见于下列几种情况：

（一）慢性支气管炎和慢性阻塞性肺疾病（COPD）

慢性支气管炎常发生于吸烟或接触粉尘及其他刺激性烟雾职业的人，其中尤以长期吸烟为最常见的病因。因此患者多为中老年人，大多有长期咳嗽、咳痰史，常在寒冷季节时症状加剧。一个人如果每年持续咳嗽 3 个月以上，连续 2 年，并排除其他可引起咳嗽、咳痰的原因，即可诊断为慢性支气管炎。病程较长的慢性支气管炎患者的气道也可造成气流的受限，可合并肺气肿、发生通气功能障碍，而且常易发生急性呼吸道细菌或病毒感染。慢性阻塞性肺疾病（COPD）的患者与哮喘患者一样，运动常常引起症状的加重，但两者有区别。COPD 患者一般是在运动或劳作后发生喘息和呼吸困难，而哮喘患者通常是在运动过程中症状发作或加重。

（二）左心衰竭引起的喘息样呼吸困难

过去称为心源性哮喘，发作时的症状与哮喘相似，但其发病机制与病变本质则与支气管哮喘截然不同，为避免混淆，目前已不再使用"心源性哮喘"一词。患者多有高血压、冠状动脉粥样硬化性心脏病、风湿性心脏病和二尖瓣狭窄等病史和体征。阵发性咳嗽，常咳出粉红色泡沫痰，两肺可闻及广泛的湿啰音和哮鸣音，左心界扩大，心率增快，心尖部可闻及奔马律。病情许可行胸部 X 线检查时，可见心脏增大，肺瘀血征，有助于鉴别。若一时难以鉴别，可雾化吸入 β_2 肾上腺素受体激动剂或静脉注射氨茶碱，症状缓解后，再做进一步检查，但须忌用肾上腺素或吗啡，以免造成危险。

（三）支气管肺癌

大部分肺癌发生于支气管腔内，肿瘤的生长必将导致支气管腔的狭窄，造成通气功能的障碍。位于气管腔内的肿块，对气流的影响更为严重，可以引起缺氧，患者可出现喘息，常误诊为支气管哮喘。发生于大气道的肺癌常常引起阻塞性肺炎，当感染或肺炎形成以后，患者的气促、咳嗽、喘鸣等症状更加明显，有时还会造成混淆。但是肺癌引起的咳嗽、喘息症状往往是逐渐形成，进行性加重，常有咯血丝痰或少量血痰的现象，平喘药物治疗无效。此外，发生于气管内的气管癌也可引起呼吸困难，但这时的呼吸困难为吸气性呼吸困难，即空气吸不进肺，而支气管哮喘的呼吸困难是呼气性呼吸困难，即肺里的气体不容易呼出，由此可以区分。

（四）胸腔积液

胸腔积液常常由结核性胸膜炎、肺部炎症、胸内外恶性肿瘤转移侵犯等引起。液体积聚于肺外一侧或双侧的胸膜腔内。少量的积液不会引起呼吸困难，但如果积液量较多，就可能使肺受压迫，因而出现通气和换气障碍。患者得不到足够的氧气，从而出现胸闷、气短、憋气等症状。胸腔积液与哮喘的鉴别诊断比较容易，胸部透视或胸部X线摄片就可区分。当然，两者的症状也不同。结核性胸膜炎的患者一般有发热、胸痛的症状，而哮喘患者除非合并感染，通常无发热，除非合并气胸，否则无胸痛。胸腔积液引起的呼吸困难经胸腔穿刺引流积液以后症状很快缓解，而平喘药无效。

（五）自发性气胸

病程长且没有很好得到控制的哮喘患者，由于肺气肿和肺大泡的形成，偶可在哮喘急性发作时并发气胸，使呼吸困难的症状突然加重。患者和医务人员如果忽略了并发气胸的可能性，误认为是哮喘发作加剧，而反复使用平喘药物，将会延误治疗。并发气胸时的特征是出现胸部重压感，大多为单侧性，吸气性呼吸困难，且平喘药物治疗无效。通过医师仔细的检查，并行胸部X线检查即可及时做出诊断，关键在于考虑到并发气胸的可能性，并不失时机地进行相应的检查、治疗。

（六）肺栓塞

肺栓塞是肺动脉被某种栓子堵塞，以致肺循环血流不通畅的严重病症。肺栓塞的早期症状都是显著的胸闷、憋气、呼吸困难，这些症状可使患者坐卧不安，或胸痛难忍。动脉血气分析显示明显的低氧血症，但一般肺部听不到哮鸣音，平喘药无效，这些都是与哮喘明显不同之处。进一步的确诊须借助与核素的肺通气/灌注扫描和肺动脉造影等。

（七）弥散性肺间质纤维化

这是一组病因极其复杂的疾病群，大部分患者病因不清楚，如所谓特发性肺间质纤维化。少数患者的病因较清楚，最常见为系统性红斑狼疮、类风湿关节炎、系统性进行性硬皮病、皮肌炎、干燥综合征等。弥散性肺间质纤维化患者的病情变化可急可缓，突出症状是进行性呼吸困难，因此多数患者主诉胸

第二篇　支气管哮喘

闷、憋气,也可表现刺激性干咳。但这些症状一般无季节性,其发作性的特点也不突出,除非并发感染。肺无哮鸣音,但有时肺可听到粗的爆裂音。肺功能检查显示限制性通气功能障碍。这些特点均与哮喘不同。

(八)高通气综合征

这是一组由于通气过度,超过生理代谢所需要的病症,通常可由焦虑和某种应激反应所引起,因此过度通气激发试验也可引起同样的临床症状。过度通气的结果是呼吸性碱中毒,从而表现呼吸深或快、呼吸困难、气短、胸闷、憋气、心悸、头昏、视物模糊、手指麻木等症状。严重者可出现手指,甚至上肢强直、口周麻木发紧、晕厥、精神紧张、焦虑、恐惧等症状。这组综合征不同于哮喘,它并不由器质性疾病所引起,因此各种器官的功能检查一般都正常,也无相应的变应原。症状的发作无季节性,肺部无哮鸣音。只有过度通气激发试验才能做出本病的诊断,乙酰胆碱或组胺吸入均不能诱发本病症。吸入糖皮质激素和支气管扩张剂均无效。

(九)上气道阻塞

可见于中央型支气管肺癌、气管支气管结核、复发性多软骨炎等气道疾病或异物气管吸入,导致支气管狭窄或伴发感染时,可出现喘鸣或类似哮喘样呼吸困难,肺部可闻及哮鸣音。但根据临床病史,特别是出现吸气性呼吸困难,以及痰液细胞学或细菌学检查,胸部 X 线摄片、CT 或 MRI 检查或支气管镜检查等,常可明确诊断。

(十)声带功能障碍

内收声带可导致喘息或喉鸣,喉镜声带检查可见声带矛盾运动,大多数患者可有精神障碍并被按哮喘进行错误治疗。

(十一)变态反应性肺浸润

见于热带嗜酸性粒细胞增多症、肺嗜酸性粒细胞增多性浸润、多源性变态反应性肺泡炎等。致病原为寄生虫、原虫、花粉、化学药品、职业粉尘等,多有接触史,症状较轻,患者常有发热,胸部 X 线检查可见多发性、此起彼伏的淡薄斑片浸润阴影,可自行消失或再发。肺组织活检也有助于鉴别。

第五节　支气管哮喘的并发症

多数哮喘患者的病程是可逆的,但有少数患者由于气道慢性过敏性炎症持续存在,反复发作,造成不可逆的病理变化,肺功能损害严重,或者由于急性严重发作,气道阻塞严重,抢救不及时,或者由于某些药物使用不当等情况,均可引起急性、慢性或治疗性的并发症,常见为:

(一)肺气肿和肺心病

哮喘患者因气道炎症持续存在,并对外界的各种特异的或非特异的刺激产生高反应性。这种患者的支气管系统极容易发生收缩,以至痉挛,造成气流受限阻塞。气流受限如果长期得不到改善,肺残气也越来越多,结果使肺体积不断增大,肺泡结构受破坏,这就形成肺气肿。其后随着肺气肿的加重,肺泡里淤积的气体造成的肺泡内压力也不断增加,肺泡周围的血管受到压迫,血液受阻,从而造成肺循环阻力增高,压力增大,形成慢性肺动脉高压。肺动脉高压的形成使从周围血管来的静脉血回流心脏发生困难,同时使心脏(主要是右心室)负担加重,结果右心室壁肥厚、心室增大。由于长期的超负荷工作,右心室慢慢就发生疲劳,右心功能不全,导致慢性肺源性心脏病(简称肺心病)。

(二)呼吸衰竭

哮喘并发呼吸衰竭时,与慢性阻塞性肺疾病(COPD)没有区别,一般都属于Ⅱ型呼吸衰竭(既有缺氧,又有动脉血二氧化碳分压的增高)。但哮喘严重发作时的呼吸衰竭一般为Ⅰ型呼吸衰竭(即只有缺氧,没有动脉血二氧化碳分压的升高),而且往往并发过度通气。

(三)呼吸骤停

呼吸骤停指哮喘患者的呼吸突然停止的严重并发症。发生这样的并发症前,病情一般并不太重,也没有预兆,大半发生于患者咳嗽或进食时,也可在轻微活动后。大半在家中发生,因此家属应及时救治。如果没有及时进行人工心肺复苏,常导致在送往医院前就继发心跳停止造成死亡。呼吸骤停的原因可能和发病时的神经反射有关。这种并发症发生的机会非常少见,但应警惕再次发生的可能。

（四）气胸和纵隔气肿

这两种情况都是肺结构受到严重的破坏，肺气肿进一步发展为肺大泡的结果。气胸有多种类型，如张力性气胸、交通性气胸和闭合性气胸等。其中最危险者为张力性气胸。因为这时胸膜的破口形成活瓣样，当患者吸气时，由于外界的大气压高于胸腔内的负压，因此外界的空气很容易进入胸腔。而当患者呼气时，胸膜的活瓣将破口关闭，胸腔里的气体不能排出，因此胸腔内的压力猛增，不但很快将同侧肺完全压瘪，而且可把纵隔向对侧推移，引起纵隔摆动，甚至可压迫对侧肺，因此患者可以突然死亡。对于这种情况，应当马上抢救，刻不容缓。对于其他两种类型的气胸和纵隔气肿也应积极治疗，以尽快使肺复张，恢复其肺功能。不管哪一类型的气胸，如果没有及时处理，肺受压的时间过长，都可能使肺复张困难。这就等于进行了没有开胸的"肺切除"。

（五）变态反应性支气管肺曲菌病（ABPA）

少数支气管哮喘病例可以并发变态反应性支气管肺曲菌病，表现为乏力、消瘦、咳嗽、盗汗、杵状指、吐痰中出现褐色小块状分泌物，真菌培养有烟曲菌生长。胸片显示游走性肺浸润。患者血中对烟曲菌的特异性 IgE 抗体滴度增高，用烟曲菌抗原给患者作皮肤试验可出现双相反应，即先在 15 分钟时出现速发反应，继而在 6～8 小时后出现延迟反应。此并发症在支气管哮喘患者中虽然症状典型的不多，但有人报告支气管哮喘患者的痰液中出现烟曲菌菌丝的病例不少，约有 10% 的患者痰中可找到菌丝。

（六）心律失常和休克

严重哮喘发作本身可因缺氧等引起心律失常和休克，但平喘药物，尤其是氨茶碱和异丙肾上腺素用量过多或注射速度过快也可引起上述不良反应。即使当前应用的选择性 β_2 受体激动剂，大量静脉给药时也可发生。氨茶碱静脉注射速度太快，量过多会产生血管扩张。在比较严重的哮喘发作时，往往丢失较多的水分，造成一定程度的脱水，其血容量相对不足，如果血管明显扩张就容易造成低血容量休克，甚至引起死亡，必须引起高度警惕。为此必须注意：①平喘药物不能过量，尤其老年人或原有心脏病的患者，注射时更要小心，最好先采用吸入疗法；②静脉注射氨茶碱剂量首次应用不超过每千克体重 5 mg，注射速度要慢，不少于 15 分钟，如果已有脱水表现，宜改用静脉滴注；③患者应该吸氧。

（七）闭锁肺综合征

β_2受体激动剂本来是扩张支气管的平喘药,但如果哮喘患者用药过多,过于频繁,就可能起不到平喘作用,就好像呼吸道和外界隔绝,被"关闭"或"锁"起来一样。发生闭锁肺综合征主要原因是应用异丙肾上腺素过量或在治疗中因心动过速而不适当地使用了普萘洛尔(心得安)引起。普萘洛尔是一种β_2受体阻断剂,阻断β_2受体激动剂的作用,本身又可使支气管痉挛加剧,造成"闭锁状态"。异丙肾上腺素应用过量、它的代谢产物在体内积聚,也会发生普萘洛尔样的β_2受体的阻断作用,可发生类似的后果。此外,应用利舍平或大量普拉洛尔(心得宁)后也有类似作用。因此哮喘并发冠心病、高血压者应当慎重使用这类药物。

（八）胸廓畸形

哮喘患者尤其是年幼时起病或反复发作者,往往引起胸廓畸形,最常见是桶状胸、鸡胸、肋骨外翻等胸廓畸形。严重者可能对肺功能有些影响,必要时可手术治疗。

（九）生长发育迟缓

有人认为哮喘患儿长期口服糖皮质激素可以出现生长迟缓,但吸入糖皮质激素是否引起生长迟缓,目前看法不一。多数认为规范化使用适量的吸入糖皮质激素不会引起生长发育障碍。

第六章　支气管哮喘的治疗

哮喘的本质是气道慢性炎症,它是一种慢性、终身性疾病。目前尚无治愈的方法。哮喘的治疗理念与治疗糖尿病、高血压等其他慢性疾病一样,长期规范化治疗可使哮喘症状得到控制,预防哮喘急性发作,减少并发症的发生,改善肺功能,提高生活质量。目前规范化治疗的比例即便在发达国家也不到50%,我国比例更低。长期使用最少量或不用药物能使患者活动不受限制,并能与正常人一样生活、工作和学习。哮喘临床治疗核心目标是实现哮喘总体控制,包括两个层面:达到当前控制及降低未来风险。

部分患者能找到引起哮喘发作的变应原或其他非特异刺激因素,立即使患者脱离变应原的接触是防治哮喘最有效的方法。治疗药物的选择、病室环境的布置和消毒都应当在详细了解患者的过敏史和哮喘发作诱发因素后细致安排。除了避免和清除患者所提供的明确的触发因素以外,一般来说,含酒精的药物(如普通的氢化可的松)、来苏消毒液、挥发性杀虫剂均不宜使用。急性发作的哮喘患者更不宜安排在新装修的病室内,也不宜在其病室内摆设奇花异草。

第一节　药　物　治　疗

治疗哮喘药物主要分为两类:控制药物和缓解药物。①控制药物:每天需要使用的药物,主要通过抗炎作用使哮喘维持临床控制,包括吸入糖皮质激素(简称激素)、全身用激素、白三烯调节剂、长效 β_2 受体激动剂(LABA,须与吸入激素联合应用)、缓释茶碱、色苷酸钠、抗 IgE 抗体及其他有助于减少全身激素剂量的药物等。②缓解药物:按需使用的药物,这些药物通过迅速解除支气管痉挛从而缓解哮喘症状,包括速效吸入 β_2 受体激动剂、全身用激素、吸入性抗胆碱能药物、短效茶碱及短效口服 β_2 受体激动剂等。

（一）糖皮质激素

激素是最有效的控制气道炎症的药物。给药途径包括吸入、口服和静脉应用等，吸入为首选途径。

1. 吸入给药

吸入激素的局部抗炎作用强。通过吸入给药，药物直接作用于呼吸道，所需剂量较小。通过消化道和呼吸道进入血液的药物的大部分被肝脏灭活，因此全身性不良反应较少。吸入激素可有效减轻哮喘症状、提高生活质量、改善肺功能、降低气道高反应性、控制气道炎症，减少哮喘发作的频率和减轻发作的严重程度，降低病死率。多数成人哮喘患者吸入小剂量激素即可较好地控制哮喘。过多增加吸入激素剂量对控制哮喘的获益较小而不良反应增加。由于吸烟可降低激素的效果，故须让吸烟者戒烟，并给予其较高剂量的吸入激素。吸入激素的剂量与预防哮喘严重急性发作的作用之间有非常明确的关系，所以，严重哮喘患者长期大剂量吸入激素是有益的。

吸入皮质激素在口咽部局部的不良反应包括声音嘶哑、咽部不适和念珠菌感染。吸药后及时用清水含漱口咽部，选用干粉吸入剂或加用储雾罐可减少上述不良反应。吸入激素的全身不良反应的大小与药物剂量、药物的生物利用度、在肠道的吸收、肝脏首过代谢率及药物的半衰期等因素有关。通常成人哮喘患者每天吸入低至中剂量激素，不会出现明显的全身不良反应。长期高剂量吸入激素后可能出现的全身不良反应包括皮肤淤斑、肾上腺功能抑制和骨密度降低等。吸入激素可能与白内障和青光眼的发生有关，现无证据表明吸入激素可增加肺部感染（包括肺结核）的发生率，因此伴有活动性肺结核的哮喘患者可以在抗结核治疗的同时给予吸入激素治疗。

气雾剂给药：临床上常用的吸入激素有 4 种（表 2-6-1）。包括二丙酸倍氯米松、布地奈德、丙酸氟替卡松等。一般而言，使用干粉吸入装置比普通定量气雾剂方便，吸入下呼吸道的药物量较多。

溶液给药：布地奈德溶液经以压缩空气为动力的射流装置雾化吸入，对患者吸气配合的要求不高，起效较快，适用于轻中度哮喘急性发作时的治疗。

表 2 - 6 - 1　常用吸入型糖皮质激素(ISC)的每天剂量与互换关系

药物	低剂量(μg)	中剂量(μg)	高剂量(μg)
二丙酸倍氯米松	200～500	500～1000	>1000～2000
布地奈德	200～400	400～800	>800～1600
丙酸氟替卡松	100～250	250～500	>500～1000
环索奈德	80～160	160～320	>320～1280

2. 口服给药

适用于中度哮喘发作、慢性持续哮喘吸入大剂量激素治疗无效的患者和作为静脉应用激素治疗后的序贯治疗。一般使用半衰期较短的激素(如泼尼松、泼尼松龙或甲泼尼龙等)。对于激素依赖型哮喘,可采用每天或隔天清晨顿服给药的方式,以减少外源性激素对下丘脑-垂体-肾上腺轴的抑制作用。泼尼松的维持剂量为每天≤10 mg。长期口服激素可引起骨质疏松症、高血压、糖尿病、下丘脑-垂体-肾上腺轴的抑制、肥胖症、白内障、青光眼、皮肤菲薄导致皮纹和淤斑、肌无力。对于伴有结核病、寄生虫感染、骨质疏松、青光眼、糖尿病、严重忧郁或消化性溃疡的哮喘患者,全身给予激素治疗时应慎重并应密切随访。全身使用激素不是一种经常使用的缓解哮喘症状的方法,但严重的急性哮喘是需要的,可预防哮喘的恶化、减少因哮喘而急诊或住院的机会、预防早期复发、降低病死率。推荐剂量:泼尼松龙 30～50 mg/d,5～10 天。具体使用要根据病情的严重程度,当症状缓解或其肺功能已经达到个人最佳值,可以考虑停药或减量。地塞米松因对垂体-肾上腺的抑制作用大,不推荐长期使用。

3. 静脉给药

严重急性哮喘发作时,应经静脉及时给予琥珀酸氢化可的松(400～1000 mg/d)或甲泼尼龙(80～160 mg/d)。无激素依赖倾向者,可在短期(3～5天)内停药;有激素依赖倾向者应延长给药时间,控制哮喘症状后改为口服给药,并逐步减少激素用量。

(二)肾上腺 β₂ 受体激动剂

通过对气道平滑肌和肥大细胞等细胞膜表面 β₂ 受体的作用,舒张气道平滑肌、减少肥大细胞和嗜碱粒细胞脱颗粒和介质的释放、降低微血管的通透性、增加气道上皮纤毛的摆动等,缓解哮喘症状。此类药物较多,可分为短效

(作用维持 4～6 小时)和长效(维持 12 小时)β₂受体激动剂。后者又可分为速效(数分钟起效)和缓慢起效(30 分钟起效)2 种,见表 2－6－2。

表 2－6－2 β₂ 受体激动剂的分类

起效时间	作用维持时间	
	短效	长效
速效	沙丁胺醇吸入剂 特布他林吸入剂 非诺特罗吸入剂	福莫特罗吸入剂
慢效	沙丁胺醇口服剂 特布他林口服剂	沙美特罗吸入剂

1. 短效 β₂ 受体激动剂(SABA)

常用的药物如沙丁胺醇和特布他林等。

(1)吸入给药:吸入用短效 β₂ 受体激动剂包括气雾剂、干粉剂和溶液等,通常在数分钟内起效,疗效可维持数小时,是缓解轻至中度急性哮喘症状的首选药物,也可用于运动性哮喘。如每次吸入 100～200 μg 沙丁胺醇或 250～500 μg 特布他林,必要时每 20 分钟重复 1 次。这类药物应按需间歇使用,不宜长期、单一使用,也不宜过量应用,否则可引起骨骼肌震颤、低血钾、心律失常等不良反应。压力型定量手控气雾剂(pMDI)和干粉吸入装置吸入短效 β₂ 受体激动剂不适用于重度哮喘发作;其溶液(如沙丁胺醇、特布他林、非诺特罗及其复方制剂)经雾化泵吸入适用于轻至重度哮喘发作。

(2)口服给药:如沙丁胺醇、特布他林、丙卡特罗片等,通常在服药后 15～30 分钟起效,疗效维持 4～6 小时。如沙丁胺醇 2～4 mg,特布他林 1.25～2.5 mg,每天 3 次;丙卡特罗 25～50 μg,每天 2 次。使用虽较方便,但心悸、骨骼肌震颤等不良反应比吸入给药时明显。缓释剂型和控释剂型的平喘作用维持时间可达 12 小时,特布他林的前体药班布特罗的作用可维持 24 小时,可减少用药次数,适用于夜间哮喘患者的预防和治疗。长期、单一应用 β₂ 受体激动剂可造成细胞膜 β₂ 受体的向下调节,表现为临床耐药现象,故应予避免。

(3)贴剂给药:为透皮吸收剂型。妥洛特罗,分为 0.5 mg、1 mg、2 mg 三种剂量。药物经皮肤吸收,因此可减轻全身不良反应,每天只需贴敷 1 次,效果可维持 24 小时。

2. 长效 β_2 受体激动剂(LABA)

舒张支气管平滑肌的作用可维持 12 小时以上。目前常用的吸入型 LABA 有 2 种。沙美特罗:给药后 30 分钟起效,平喘作用维持 12 小时以上。推荐剂量 50 μg,每天 2 次吸入。福莫特罗:给药后 3～5 分钟起效,平喘作用维持 8 小时以上。平喘作用具有一定的剂量依赖性,推荐剂量 4.5～9 μg,每天 2 次吸入。吸入 LABA 适用于哮喘(尤其是夜间哮喘和运动诱发哮喘)的预防和治疗。福莫特罗因起效迅速,可按需用于哮喘急性发作时的治疗。联合吸入激素和 LABA,具有协同的抗炎和平喘作用,可获得相当于(或优于)应用加倍剂量吸入激素时的疗效,并可增加患者的依从性、减少较大剂量吸入激素引起的不良反应,尤其适合中至重度持续哮喘患者的长期治疗。临床上不推荐长期单独使用 LABA 治疗哮喘,LABA 应该与吸入激素联合使用。

(三)白三烯调节剂

主要是通过对气道平滑肌和其他细胞表面白三烯受体的拮抗,抑制肥大细胞和嗜酸性粒细胞释放出的半胱氨酰白三烯的致喘和致炎作用,产生轻度支气管舒张和减轻变应原、运动和二氧化硫(SO_2)诱发的支气管痉挛等作用,并有一定的抗炎作用。可减轻哮喘症状、改善肺功能、减少哮喘的恶化。但作用不如吸入激素,也不能取代激素。但可减少中至重度哮喘患者每天吸入激素的剂量,并可提高吸入激素治疗的临床疗效,尤适用于阿司匹林哮喘、运动性哮喘和伴有过敏性鼻炎哮喘患者的治疗。扎鲁司特 20 mg,每天 2 次;孟鲁司特 10 mg,每天 1 次;异丁司特 10 mg,每天 2 次。

(四)茶碱类

具有舒张支气管平滑肌作用,并具有强心、利尿、扩张冠状动脉、兴奋呼吸中枢和呼吸肌等作用。低浓度茶碱具有抗炎和免疫调节作用,可作为症状缓解药。

(1)口服给药:用于轻至中度哮喘发作和维持治疗。剂量为每天 6～10 mg/kg。口服控(缓)释型茶碱后昼夜血药浓度平稳,平喘作用可维持 12～24 小时,尤适用于夜间哮喘症状的控制。联合应用茶碱、激素和抗胆碱药物具有协同作用。但本品与 β_2 受体激动剂联合应用时,易出现心率增快和心律失常,应慎用并适当减少剂量。

（2）静脉给药：氨茶碱加入葡萄糖溶液中，缓慢静脉注射[注射速度不宜超过 0.25 mg/(kg·min)]或静脉滴注，适用于哮喘急性发作且近 24 小时内未用过茶碱类药物的患者。负荷剂量为 4～6 mg/kg，维持剂量为 0.6～0.8 mg/(kg·h)。由于茶碱的"治疗窗"窄，以及茶碱代谢存在较大的个体差异，可引起心律失常、血压下降，甚至死亡，临床上应监测其血药浓度，及时调整浓度和滴速。茶碱有效、安全的血药浓度范围应在 6～15 mg/L。影响茶碱代谢的因素较多，如发热、妊娠，抗结核治疗可以降低茶碱的血药浓度；而肝脏疾患、充血性心力衰竭以及合用西咪替丁或喹诺酮类、大环内酯类等药物均可影响茶碱代谢而使其排泄减慢，增加茶碱的毒性作用，故应酌情调整剂量。多索茶碱的作用与氨茶碱相同，但不良反应较轻。双羟丙茶碱的作用较弱，不良反应也较少。

（五）抗胆碱药物

吸入抗胆碱药物，如溴化异丙托品和噻托溴铵等，可阻断节后迷走神经传出支，通过降低迷走神经张力而舒张支气管。现有气雾剂和雾化溶液两种剂型。经压力型定量受控气雾剂吸入溴化异丙托品气雾剂，常用剂量为 20～40 μg，每天 3～4 次；经雾化泵吸入溴化异丙托品溶液的常用剂量为 50～125 μg，每天 3～4 次。噻托溴铵为长效抗胆碱药物，对 M_1 和 M_3 受体具有选择性抑制作用，仅需每天 1 次吸入给药。抗胆碱药物与 β_2 受体激动剂联合应用具有协同、互补作用，对有吸烟史的老年哮喘患者较为适宜，但对妊娠早期妇女和患有青光眼或前列腺肥大的患者应慎用。

（六）抗 IgE 治疗

抗 IgE 单克隆抗体是一种人源化的重组鼠抗人的抗 IgE 单体，具有阻断游离 IgE 与 IgE 效应细胞（肥大细胞、嗜碱性粒细胞）表面受体结合的作用，但不会诱导效应细胞的脱颗粒反应。使用方法为每 2～4 周皮下注射 1 次，至少 3～6 个月。仅限于血清 IgE 水平增高，吸入高剂量糖皮质激素仍不能缓解的过敏性哮喘患者。目前在 11～50 岁的哮喘患者的治疗研究中尚没有发现抗 IgE 治疗有明显不良反应，但因该药临床使用的时间尚短，其远期疗效与安全性有待进一步观察。昂贵的价格也限制了其临床应用。

（七）其他药物

（1）抗组胺药物：口服第二代抗组胺药物（H_1受体阻断剂）如酮替芬、氯雷他定、阿司咪唑、氮卓司丁、特非那丁等具有抗变态反应作用，在哮喘治疗中的作用较弱。可用于伴有变应性鼻炎哮喘患者的治疗。药物的不良反应主要是嗜睡。阿司咪唑和特非那丁可引起严重的心血管不良反应，应谨慎使用。

（2）其他口服抗变态反应药物：如曲尼司特、瑞吡司特等可应用于轻至中度哮喘的治疗。其主要不良反应是嗜睡。

（3）免疫抑制剂、抗代谢药和其他可能减少口服激素用量的药物：包括口服免疫调节剂（甲氨蝶呤、环孢素、金制剂等）、某些大环内酯类抗生素和静脉应用免疫球蛋白（特别对儿童哮喘患者）等。上述药物的疗效和安全性尚不明确，不宜常规使用。

（4）生物制剂：①抗 IL-5 治疗：IL-5 是促进嗜酸性粒细胞增多、在肺内聚集和活化的重要因子。抗 IL-5 单抗治疗哮喘，可以减少患者体内嗜酸性粒细胞浸润，减少哮喘急性加重和改善患者生活质量，对于高嗜酸性粒细胞血症的哮喘患者疗效好。该药目前已处于临床研究阶段。②抗 TNF-a 治疗：哮喘患者体内 TNF-a 水平升高，TNF-a 与哮喘发病机制有关，抗 TNF-a 能特异性与 TNF-a 结合，从而阻断 TNF-a 的作用。但该药不良反应较大，如严重感染和肿瘤的发生，甚至死亡的个案报道，其疗效与安全性尚待进一步观察。③其他生物制剂：目前有多个生物制剂处于 Ⅱ 期或 Ⅲ 期临床研究阶段，如针对细胞因子的抗 IL-4 单抗、抗 IL-9 单抗以及炎症介质抑制剂。

第二节　免疫疗法

（一）特异性免疫疗法

特异性免疫疗法又称脱敏治疗或减敏治疗，是针对引起变态反应的过敏物质的一种治疗方法，即用变应原制成的提取液（即为浸出液），定期对相应变应原皮肤试验阳性的患者进行注射，以刺激体内产生"封闭"抗体（又名阻断抗体）。通过逐渐增加变应原（特异性抗原）量的方法，以达到哮喘患者对变应原产生耐受，当再次接触该变应原后不再产生过敏反应或过敏反应程度显著减轻。脱敏治疗不仅可以减轻因过敏产生的哮喘症状，使发作次数减少，还可能起到长期预防哮喘的发生和发展。

脱敏疗法的"封闭"抗体的学说近年来已发生动摇，有些学者发现"封闭"抗体（主要是IgG）在身体外虽证实能和特异性变应原相结合，但在体内却不能和进入黏膜的变应原相结合，且血清中"封闭"抗体并不确切反映是来源于局部的"封闭"抗体，而仅提示免疫刺激（注射变应原）的结果，只是一种免疫伴随现象，与病情改善程度缺乏相关性。因此有人认为脱敏疗法能使患者血清中的IgE生成受到抑制，IgE量减少，肥大细胞不再继续致敏，病情也就减轻。脱敏疗法还可使释放炎性介质细胞的反应性减弱等。从而减少或阻止过敏性疾病的发作，这就叫作脱敏疗法，而这种专门配制的脱敏液即为"特异性脱敏抗原"。这种疗法目前主要用于呼吸道疾患，诸如过敏性鼻炎、支气管哮喘等。

脱敏疗法的适应证主要为：①哮喘患者对某些吸入变应原的皮肤试验阳性和（或）血清特异性IgE升高；②皮肤试验虽呈阴性，但病史中强烈提示由某变应原诱发哮喘，或经抗原激发试验证实，或血清中查到该特异性IgE，或者特异性嗜碱性粒细胞脱颗粒试验和组胺释放试验均呈阳性；③经一般平喘药物治疗后效果不理想，而当地已证实用某种变应原提取物作脱敏疗法有效；④对药物、食物过敏的患者，一般用避免方法而不用脱敏疗法，无法避免或不能替代者可考虑用脱敏疗法。

变应原种类：可采用北京协和医院生产的变应原溶液10种，包括粉尘螨、屋尘螨、动物毛Ⅰ、鸭毛、特异青霉、须发霉菌、好食孢菌属、小虾、干草尘埃、乳胶。也可采用德国默克集团Allergophara公司生产的阿罗格变应原点刺试剂盒。

具体方法：①确定患者为过敏性哮喘或过敏性鼻炎患者；②明确患者变应原的种类和程度，如尘螨、花粉、真菌、动物皮毛等；③给患者注射脱敏制剂，少量变应原不断地刺激患者，使患者产生耐受；④脱敏治疗的总疗程至少需要3年。

脱敏治疗分两种：①皮下注射免疫疗法：治疗变态反应性疾病最早最经典的脱敏途径。给患者皮下注射变应原提取物，通过逐渐加大变应原的剂量和浓度，最终达到最高浓度，使患者对变应原产生耐受，达到脱敏的效果。注射部位选双前臂掌侧皮肤。②舌下免疫疗法：该方法比较适合儿童过敏性哮喘患者、仅有过敏性鼻炎的患者或病情较轻的儿童过敏哮喘的患者。③雾化吸入脱敏：又称局部支气管黏膜免疫疗法，是通过低剂量向高剂量逐步过渡的吸入变应原疫苗，提高支气管对变应原的免疫性和降低支气管对变应原的敏感性的一种方法。有报道显示，雾化吸入的疗效比皮下注射和舌下含服效果好，认为雾化吸入是一种较为安全、有效、简单、依从性好的特异性免疫疗法，与口服法相比具有用药剂量小、见效快、副作用少和使用方便等优点，且疗效显著，全身不良反应轻。

脱敏方法分为季节性脱敏和终年脱敏。季节性脱敏是指在哮喘好发季节前 3～5 个月进行。剂量从不引起局部及全身变态反应的最低剂量开始，逐渐增加，直到维持剂量至该致敏花粉开花季节前为止，每年重复 1 次。季节前脱敏对单一的花粉过敏效果较好，对多种不同季节开花的花粉过敏或尘螨则不适用。终年脱敏的方法如同季节前脱敏，但维持量一般持续 2～3 年，有的要长达 5 年。如果连续 2 年基本不发作，可考虑停止治疗。脱敏治疗的临床疗效，一般随着疗程的延长、剂量的增高而增加。因此，患者应有耐心和信心，与医生密切配合，才能达到满意的疗效。

脱敏治疗的不良反应：主要为皮下注射部位的红肿、风团，局部瘙痒、局部疼痛、局部硬结。全身反应包括荨麻疹或全身瘙痒，哮喘急性发作、过敏性鼻炎发作。最为严重的不良反应是过敏性休克，一般发生在皮下注射 30 分钟以内。因此，患者皮下注射后需在医院观察 30 分钟以上，可以对发生过敏性休克者及时抢救。过敏性休克急救药物首选肾上腺素注射液。

人们将脱敏疗法应用于防治哮喘已有 90 多年历史，并证实有明确的疗效。既往国内外多数学者持肯定态度，认为可减轻再次接触变应原后的过敏反应，甚至可长期控制哮喘发作。小儿的效果较成人显著，外源性哮喘效果更好。根据国内报道，用脱敏疗法疗程 2～4 年，成人哮喘总有效率达 79.8%，小儿哮喘总有效率为 95%，2 年治愈率为 61.3%。一般经脱敏疗法后，哮喘病情减轻，发作次数减少，平喘药物用量也减少，皮肤敏感性下降，部分患者变应原的皮肤试验由阳性转变为阴性或反应性降低，引起休克器官的耐受性也提高。特异性 IgE 抗体先上升，以后下降到低于原来水平，特异性 IgG 升高而嗜碱性粒细胞敏感性下降。但脱敏疗法有一定的局限性，因此各国学者的评价不尽相同。有些学者对脱敏疗法的不太看好。有人认为，如果哮喘全年发作，表明气道过敏性炎症持续存在，脱敏疗法不能使之恢复，这时宜选用吸入抗过敏性炎症药物来替代本法。

脱敏治疗可显著改善哮喘患者的临床症状。治疗成功的关键在于选择合适的患者，应用标准化的变应原疫苗，坚持足够的疗程。但脱敏治疗起效慢，建议在使用平喘药及吸入糖皮质激素的基础上加用脱敏治疗进行综合管理。

（二）非特异性免疫疗法

如注射卡介苗、转移因子、疫苗等生物制品抑制变应原反应的过程，有一定辅助疗效。

第三节　基因治疗和支气管热成形术

（一）基因治疗

哮喘是一种多基因遗传易感性疾病，其基因治疗已经取得一些进展，但仍处于实验研究阶段。基因治疗的对象主要为激素抵抗型和激素依赖型哮喘或难治性哮喘，虽然具有广阔的前景，但其疗效和安全性仍须大量研究观察，距离临床应用尚需时日。

（二）支气管热成形术

支气管热成形术（BT）是一项新发展的具有较高安全性的介入性支气管镜下治疗，具有显著减少支气管平滑肌细胞、降低支气管平滑肌细胞收缩力、提高哮喘患者生活质量、改善哮喘控制、减少哮喘药物使用等效果。支气管平滑肌细胞是哮喘患者支气管收缩的效应器，由于炎症反应的刺激和哮喘发作时反复细胞痉挛等原因，平滑肌细胞数量增多、体积增大、收缩力增强，可导致气道口径缩小，哮喘患者气流受限程度加重，部分气流受限甚至变为不可逆性。支气管平滑肌增生程度与哮喘严重程度呈正相关。支气管热成形术应用一种Alair系统将射频能量传递至气道，通过射频消融减少传导性气道过度增殖的气道平滑肌数量，以削弱支气管平滑肌在受到刺激后的痉挛程度，从而达到缓解支气管哮喘症状的目的。一项多中心的随机对照研究显示支气管热成形术组在哮喘发作频率、晨起峰流速值、哮喘症状评分及无症状天数等方面均优于对照组。术后短期内有咳嗽、咳痰、咯血、感染、肺不张等风险，未发现远期并发症或支气管结构改变。目前哮喘治疗主要通过药物减轻气道炎症和舒张支气管平滑肌，无法逆转哮喘病程中的气道重塑，因此无法从根本上阻止哮喘患者病情迁延或恶化。支气管热成形术是哮喘治疗的一种有力补充，是哮喘患者个体化治疗的新选择。我国于 2014 年正式批准将该技术用于治疗重症哮喘，目前国内有医院已经开展此项工作，疗效和安全性有待进一步观察。

第四节　支气管哮喘的治疗原则和治疗目标

(一)支气管哮喘的治疗原则

从理论上讲，支气管哮喘的预防比治疗更为重要，但由于哮喘的致病因素和诱发因素都非常复杂，各种因素常互相交错，而且往往是多重性的，再加上绝大多数患者还没有建立"预防为主"的理念，导致预防措施难以起到主导的地位，在这种情况下，哮喘的治疗就显得尤为重要。但我们认为应当坚持"防中有治，治中有防"的基本原则。

(1)哮喘的治疗必须规范化，任何哮喘治疗方案都应把预防放在首位，为此应当尽可能地让患者了解"自己"，了解病因，了解药物。

(2)所有患者应尽最大可能避免接触致病因素和诱发因素，对于特应性哮喘患者，采用脱敏疗法来提高患者对变应原的耐受性，也应作为预防措施来看待。

(3)以吸入糖皮质激素(简称激素)为主的抗感染治疗应是哮喘缓解期的首要治疗原则，可以达到控制气道的慢性炎症，预防哮喘的急性发作的目的。

(4)哮喘急性发作时，治疗的关键是迅速缓解症状，改善通气，纠正低氧血症。

(二)支气管哮喘的治疗目标

哮喘是一种对患者及其家庭和社会都有明显影响的慢性疾病。气道炎症是所有类型的哮喘的共同病理、症状和气道高反应性的基础，它存在于哮喘的所有时段。虽然目前尚无根治办法，但以抑制气道炎症为主的适当的治疗通常可以使病情得到控制。哮喘治疗的目标为：①有效控制急性发作症状并维持最轻的症状，甚至无任何症状；②防止哮喘的加重；③尽可能使肺功能维持在接近正常水平；④保持正常活动（包括运动）的能力；⑤避免哮喘药物治疗过程发生不良反应；⑥防止发生不可逆的气流受限；⑦防止哮喘死亡，降低哮喘死亡率。

哮喘控制的标准如下：①最少（最好没有）慢性症状，包括夜间症状；②最少（不常）发生哮喘加重；③无须因哮喘而急诊；④基本不需要使用 β_2 受体激动剂；⑤没有活动（包括运动）限制；⑥峰流速昼夜变异率低于 20%；⑦峰流速正常或接近正常；⑧药物不良反应最少或没有。

第五节　长期治疗方案的确定

（一）以哮喘的严重程度选择治疗药物

哮喘治疗方案的抉择基于其在治疗人群中的疗效及其安全性。药物治疗可以酌情采取不同的给药途径，包括吸入、口服和肠道外途径（皮下、肌内或静脉注射）。吸入给药的主要优点是可以将高浓度的药物送入气道以提高疗效，避免或使全身不良反应减少到最低程度。哮喘治疗应以患者的严重程度为基础，并根据病情控制变化增减（升级或降级）的阶梯治疗原则选择治疗药物（表2-6-3）。

（二）根据控制水平选择适当的治疗方案

如表2-6-4所示，哮喘患者长期治疗方案可分为5级。对以往未经规范治疗的初诊哮喘患者可选择第2级治疗方案，哮喘患者症状明显，应直接选择第3级治疗方案。从第2级到第5级的治疗方案中都有不同的哮喘控制药物可供选择。而在每一级中都应按需使用缓解药物，以迅速缓解哮喘症状。如果使用含有福莫特罗和布地奈德单一吸入装置进行联合治疗时，可作为控制和缓解药物应用。如果使用该分级治疗方案不能够使哮喘得到控制，治疗方案应升级直至达到控制哮喘为止。当哮喘控制并维持至少3个月后，治疗方案可考虑降级。建议减量方案：①单独使用中至高剂量吸入激素的患者，将吸入激素剂量减少50%；②单独使用低剂量激素的患者，可改为每日1次用药；

第二篇　支气管哮喘

③联合吸入激素和 LABA 的患者：按 2010 年 2 月 18 日美国 FDA 在长效 β_2 受体激动剂治疗哮喘的安全通告中的建议：LABA 应该短期应用，一旦哮喘得到有效控制，则应该停止使用 LABA。也就是说，如果哮喘患者应用 ICS 和 LABA 联合治疗哮喘，哮喘达到完全控制后，就需要降阶梯治疗，应用单一的 ICS 吸入治疗，而不再继续使用 LABA 吸入治疗。

表 2 - 6 - 3　哮喘患者长期治疗的选择[*]

严重度	每天治疗药物	其他治疗选择[**]
一级 间歇发作哮喘[***]	不必	
二级 轻度持续哮喘	吸入糖皮质激素（≤500 μg BDP 或相当剂量）	缓释茶碱，或色甘酸钠，或白三烯调节剂
三级 中度持续哮喘	吸入糖皮质激素（200～1 000 μg BDP 或相当剂量），加上长效吸入 β_2 受体激动剂	吸入糖皮质激素（500～1 000 μg BDP 或相当剂量），加上缓释茶碱，或吸入糖皮质激素（500～1 000 μg BDP 或相当剂量），加上长效吸入 β_2 受体激动剂，或吸入大剂量糖皮质激素（＞1 000 μg BDP 或相当剂量），或吸入糖皮质激素（200～1 000 μg BDP 或相当剂量），加上白三烯调节剂
四级 重度持续哮喘	吸入糖皮质激素（＞1 000 μg BDP 或相当剂量），加上吸入长效 β_2 受体激动剂，需要时可再加上一种或一种以上下列药物： 缓释茶碱 白三烯调节剂 长效口服 β_2 受体激动剂 口服糖皮质激素	

[*] 各级治疗中除了规定的每日控制治疗以外，需要时可快速吸入 β_2 受体激动剂以缓解症状，但每日吸入次数不应多于 3 次。

＊＊其他选择的缓解药包括：吸入抗胆碱能药物、短作用口服 β_2 受体激动剂、短作用茶碱。

＊＊＊间歇发作哮喘，但发生严重急性加重者，应按中度持续患者处理。

若患者使用最低剂量控制药物达到哮喘控制 1 年，并且哮喘症状不再发作，可考虑停用药物治疗。上述减量方案尚待进一步验证。通常情况下，患者在初诊后 2～4 周回访，以后每 1～3 个月随访 1 次。出现哮喘发作时应及时就诊，哮喘发作后 2 周至 1 个月内进行回访。

表 2-6-4　根据哮喘病情控制分级制订治疗方案

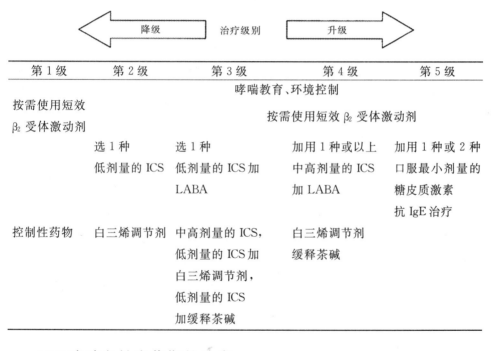

第 1 级	第 2 级	第 3 级	第 4 级	第 5 级
		哮喘教育、环境控制		
按需使用短效 β_2 受体激动剂		按需使用短效 β_2 受体激动剂		
	选 1 种低剂量的 ICS	选 1 种低剂量的 ICS 加 LABA	加用 1 种或以上中高剂量的 ICS 加 LABA	加用 1 种或 2 种口服最小剂量的糖皮质激素抗 IgE 治疗
控制性药物	白三烯调节剂	中高剂量的 ICS，低剂量的 ICS 加白三烯调节剂，低剂量的 ICS 加缓释茶碱	白三烯调节剂缓释茶碱	

（三）哮喘急性发作期的治疗

哮喘急性发作的严重性决定其治疗方案，表 2-6-4 为根据检查时所确定的哮喘急性发作严重度而制定的指南，各类别中的所有特征并不要求齐备。如果患者对起始治疗不满意，或症状恶化很快，或患者存在可能发生死亡的高危因素，应按下一个更为严重的级别治疗。

（1）一般治疗：如果患者突然咳嗽、胸闷、气促，而且呈进行性加重，平时所用的常规平喘药效果不明显时就应该到医院进一步检查,包括肺功能和动脉血气分析等。不失时机进行治疗,以尽快缓解症状,纠正低氧血症,保护肺功能。

1)哮喘轻度急性发作者,可用沙丁胺醇(舒喘灵)或特布他林(喘康速)气雾剂作吸入治疗,每次吸 200 μg,通常可在数分钟内起作用,也可口服 β_2 受体激动剂,如特布他林(博利康尼)每次 2.5 mg,每日 3 次,通常在服药15~30分钟起效,疗效维持 4~6 小时,但心悸、震颤稍多见。如果急性发作或每天用药次数、剂量增加,表示病情加重,就需要合用其他药物,如茶碱缓释片等。

2)中度哮喘急性发作者,气促明显,稍活动即气促加重,喜坐位,有时焦虑或烦躁,出汗、呼吸快、脉率达 120/分,喘鸣音响亮。吸支气管舒张剂后,仅部分改善症状,因此往往需要联合使用丙酸倍氯米松或布地奈德气雾剂吸入,每次 250 μg,每 12 小时或 8 小时一次,有较强的局部抗炎作用。吸入皮质激素的疗效仍不满意者,需改用口服泼尼松每次 10 mg,每日 3 次,一般用 3~4 天,然后停用口服泼尼松改用吸入皮质激素(在完全停用口服泼尼松以前即应开始辅以吸入皮质激素)。

中度哮喘急性发作者常有夜间哮喘发作或症状加剧,因此常常需要使用长效缓释型茶碱,如舒弗美 200 mg(1 片),每 12 小时一次。也可用控释型 β_2 受体激动剂如全特宁每次 4~8 mg,每 12 小时一次。此外,长效 β_2 受体激动剂,如丙卡特罗(美喘清,普鲁卡地鲁)每次 25 μg(儿童 1.25 μg/kg/次),沙美特罗(施立稳)每次吸入 50 μg,也可口服班布特罗,每晚 10 mg,能有效防治夜间哮喘发作和清晨加剧。有时可吸入可必特治疗,尤其是使用压缩空气吸入该药时效果更明显,优于单纯吸入 β_2 受体激动剂。

3)重度急性发作或危重患者,气促更严重,静息时气促也很明显,焦虑烦躁,或嗜睡,大汗淋漓,呼吸困难,呼吸>30 次/分,脉率>120 次/分,发绀,用支气管扩张剂效果不明显。此时必须立即送医院。这时吸入 β_2 受体激动剂或皮质激素的效果均不明显,往往需在医院急诊室观察,并静脉滴注皮质激素和氨茶碱,一般还必须吸氧等。危重患者伴呼吸衰竭者还应酌情进行插管,并进行机械通气。

(2)机械通气:哮喘患者急性重度发作,经支气管扩张剂、激素、碱剂和补液等积极治疗,大部分可得到缓解,但仍有 $1\%\sim3\%$ 的病情继续恶化,发生危重急性呼吸衰竭。动脉血气分析提示严重缺氧和二氧化碳潴留伴呼吸性酸中毒,如不及时抢救,即会危及生命。这时,由于气道阻力很高,胸廓过度膨胀,呼吸肌处于疲劳状态。因此,若注射呼吸兴奋剂(尼可刹米等),通气量的增加很有限,相反兴奋呼吸肌可能加重呼吸肌疲劳,氧消耗量和二氧化碳的产生也随之增多,不但效果极差,而且会适得其反,加重病情,故只有及时采用机械通气,方能取得满意疗效。

机械通气的指征是:①呼吸心跳停止;②严重低氧血症,$PaO_2<60$ mmHg;③$PaCO_2>50$ mmHg;④重度呼吸性酸中毒,动脉血 pH<7.25;⑤严重意识障碍、谵妄或昏迷;⑥呼吸浅而快,每分钟超过 30 次,哮鸣音由强变弱或消失,呼吸肌疲劳明显。

危重哮喘患者在机械通气时仍应强化抗气道炎症的治疗,静脉滴入糖皮质激素是必不可少的,甚至常常需要较大剂量。在这种严重的状态下吸入支气管扩张药往往是无效的,勉强为之,有时还可增加气道阻力,加重呼吸困难。静脉使用氨茶碱是否有效,一直有争议。至于辅助机械通气的方式应根据患者的反应和血气分析的跟踪监测,及时调整。因为这时患者的气道阻力和气道内压和肺泡压显著增高,因此采用控制性低潮气量辅助呼吸(MCHV)或压力支持(PSAV)较为合理。也有报道,在机械通气时让患者吸入氦(80%)-氧(20%)混合气,可使气道内压降低,肺泡通气量增加,改善低氧血症,降低 $PaCO_2$。呼气末正压(PEEP)的治疗是否合适尚有许多争论。因为严重哮喘发作时已存在内源性呼气末正压(PEEPi),肺泡充气过度,呼气末胸膜腔内压增高,小气道陷闭,气道阻力增加,呼气流速减慢,肺泡压增高,呼气末肺泡压可高于大气压。此时若进行气道正压通气(CPAP)或 PEEP 通气,虽可提高气道内压力,使之超过肺泡压,部分地克服气道阻力,减少呼吸功,从而改善通气,但内源性压力和外源性压力的相加必使肺泡进一步膨胀,导致气胸等气压性损伤,因此应用时必须非常慎重。同时,正压通气可能影响静脉血回心,使心排血量减少,血压下降,组织灌注不足,因此在正压通气前应充分补液,扩充血容量。机械通气过程注意气道湿化,防止气道内黏液栓的形成。

(3)危重哮喘的非常规治疗

1)硫酸镁静脉滴注:其作用机制尚未明了,可能与降低细胞内钙浓度致气道平滑肌舒张及镇静作用有关。常用方法:静注法,25％$MgSO_4$ 5 ml加入5％葡萄糖液40 ml中静脉注射,20分钟左右推完;静滴法,25％$MgSO_4$ 10 ml加入5％葡萄糖液250 ml,滴速30～40滴/分钟。使用过程中,注意有无低血压和心跳缓慢的情况。

2)吸入氦氧混合气:氦气密度较低,能使哮喘发作时小气道狭窄及黏膜表面分泌物增多所引起的涡流减轻,从而降低气道阻力,减少呼吸做功、氧耗和二氧化碳产量。此外,氦气能增加二氧化碳的弥散,从而使单位时间内二氧化碳的排出量增多。已有多个研究报道,气管插管或非气管插管哮喘患者伴有高碳酸血症性呼吸衰竭时,在吸入氦氧混合气(氦气浓度为60％～80％)20分钟内 $PaCO_2$ 显著降低,pH增高。在治疗过程中需要严密监测氧浓度。

3)吸入一氧化氮(NO):已经证明NO是调节平滑肌松弛的重要生物介质。当吸入NO时,除了能舒张痉挛的气道平滑肌外,还可扩张通气良好区域的肺血管,从而改善不均匀受损肺的通气/血流比例而达到治疗作用。大多数患者,浓度在$(2～10)×10^{-6}$即可达到治疗作用。

(四)哮喘非急性发作期的治疗

一般哮喘经过急性期治疗症状得到控制,但哮喘的慢性炎症病理生理改变仍然存在,因此,必须制订哮喘的长期治疗方案。根据哮喘的控制水平选择合适的治疗方案(见表2-6-3)。

对哮喘患者进行哮喘知识教育和控制环境因素、避免诱发因素贯穿于整个治疗阶段。对于大多数未经治疗的持续性哮喘患者,初始治疗应从第2级治疗方案开始,如果初始评估提示哮喘处于严重未控制,治疗应从第3级方案开始。从第2级到第5级的治疗方案中都有不同的哮喘控制药物可供选择。而在每一步中缓解药物都应该按需使用,以迅速缓解哮喘症状。

其他可供选择的缓解用药包括:吸入型抗胆碱能药物、短效或长效口服 β_2 激动剂、短效茶碱等。除非规律地联合使用吸入型糖皮质激素,否则不建议规律使用短效和长效 β_2 受体激动剂。

由于哮喘的复发性以及多变性,须不断评估哮喘的控制水平,治疗方法则依据控制水平进行调整。如果目前的治疗方案不能够使哮喘得到控制,治疗方案应该升级直至达到哮喘控制为止。当哮喘控制维持至少 3 个月后,治疗方案可以降级。通常情况下,患者在初诊后 1～3 个月回访,以后每 3 个月随访一次。如出现哮喘发作时,应在 2 周至 1 个月内进行回访。对大多数控制性药物来说,最大的治疗效果可能要在 3～4 个月后才能显现,只有在这种治疗策略维持 3～4 个月后,仍未达到哮喘控制,才考虑增加剂量。对所有达到控制的患者,必须通过常规跟踪及阶段性地减少剂量来寻求最小控制剂量。大多数患者可以达到并维持哮喘控制,但一部分难治性哮喘患者可能无法达到同样水平的控制。

以上方案为基本原则,但必须个体化,联合应用,以最小量、最简单的联合,副作用最小,达到最佳症状控制为原则。

第六节　特殊类型哮喘的治疗

(一)妊娠期哮喘

为了帮助医生安全地给孕妇开处方,美国食品药品管理局(FDA)将妊娠期药物分为 5 类:A 类,研究证明对妊娠妇女和胎儿没有风险;B 类,对人类无明显危害性;C 类,未排除危险性;D 类,对人类有一定的危险性;X 类,妊娠期禁止使用。目前临床应用的妊娠期哮喘治疗药物都属于 B 类和 C 类,尽可能选择 B 类药物,相对安全,C 类药物未排除危险性,可以应用,但应权衡利弊后在医生的指导下使用。

(1)吸入激素:妊娠期吸入激素应首选布地奈德粉吸入剂(B 类药物,对人类无明显危害性,在妊娠期应用是安全的)。2008 年,美国妇产科学会(ACOG)发布的妊娠期哮喘治疗指南推荐对于所有严重持续妊娠哮喘患者,都应当考虑吸入激素作为首选控制药物。具体用法:①轻度持续哮喘:应用低剂量吸入激素;②中度持续哮喘或低剂量吸入激素控制不佳者:应用中剂量吸入激素或低剂量吸入激素加沙美特罗(应在医生指导下应用);③重度持续哮喘:应用高剂量吸入激素和沙美特罗,如果需要加用口服糖皮质激素,应在医生的指导下使用。妊娠期哮喘治疗首选布地奈德粉吸入剂,其他吸入激素都属于妊娠 C 类药物,然而其他吸入激素在妊娠期并非不安全。全身用糖皮质激素(口服或静脉用药)属于妊娠 C 类药物。已有研究证明,妊娠早期(前 3 个月)应用口服糖皮质激素会增加胎儿唇裂和腭裂的发生率。

(2)吸入短效 β_2 受体激动剂:可使用沙丁胺醇气雾剂(C 类,未排除危险性),最好选择特布他林气雾剂(B 类)。

(3)吸入色甘酸钠(B 类):此类药物在妊娠期应用是相对安全的。

(4)茶碱类药物(C 类):一般建议用茶碱缓释或控释剂,应在医生指导下使用。临床实践和研究证明,妊娠期应用推荐剂量(血清浓度 5~12 微克/毫升)时是安全的。

(5)抗胆碱能药物:异丙托溴铵(B 类),此类药物在妊娠期应用相对安全,但应在医生指导下应用。

(6)白三烯调节剂(B 类):目前对于白三烯调节剂的人类妊娠安全性研究有限,应在医生指导下应用。

2005 年,美国哮喘教育和预防项目组织(NAEPP)制定了妊娠哮喘治疗指南。该指南针对妊娠期哮喘患者应首先确定哮喘分级,即根据患者的症状、发作频率、肺功能等,将妊娠期哮喘患者临床分为四级:4 级(重度持续)、3 级(中度持续)、2 级(轻度持续)、1 级(间歇)。其次,根据患者的上述分级确定治疗方案:①4 级:首选高剂量吸入激素,联合吸入长效 β_2 受体激动剂,如需要可加用口服激素;②3 级:首选低剂量吸入激素联合吸入长效 β_2 受体激动剂或中剂量吸入激素;或中剂量吸入激素联合长效 β_2 受体激动剂;③2 级:首选低剂量吸入激素;④1 级:无须每日用药。除首选药物外,还有次选药物白三烯调节剂、色甘酸钠、茶碱缓释剂等。

有文献报道,在妊娠期前 3 个月哮喘急性发作可能增加胎儿先天畸形的风险,此外,哮喘急性发作有可能导致孕妇及胎儿缺氧。因此,积极治疗孕妇哮喘急性发作极为重要。妊娠期哮喘急性发作的治疗:①吸氧,维持动脉血氧分压(PaO_2)≥70 mmHg 或经皮脉搏氧饱和度(SaO_2)≥95%;②吸入短效 β_2 受体激动剂或雾化吸入短效 β_2 受体激动剂;③症状无改善者可口服或静脉给予甲泼尼龙(在医生指导下使用);④必要时口服或静脉给予氨茶碱(在医生指导下使用);⑤如果孕妇 PaO_2<70 mmHg,需要住院治疗,危重哮喘必要时应插管及呼吸机治疗。使用口服或静脉激素及氨茶碱治疗有一定的不良反应,且

对胎儿有可能造成不良影响,但应根据孕妇的病情权衡利弊后在医生指导下使用,且与患者及家属充分沟通并获得书面知情同意。

（二）阿司匹林哮喘

阿司匹林哮喘防治的基本原则应当是避免使用阿司匹林及与之有交叉敏感的非甾体类药物。其治疗方法有:①吸入激素和长效 β_2 受体激动剂的联合制剂。②白三烯受体拮抗剂。阿司匹林哮喘患者气道释放的白三烯有很强的收缩支气管平滑肌作用,从而引起哮喘发作,因此白三烯受体拮抗剂可以完全抑制口服阿司匹林引起的支气管收缩。③抗组胺药和肥大细胞稳定剂:色甘酸钠、酮替芬等。④阿司匹林哮喘急性发作时的治疗:给予全身糖皮质激素。临床上应注意,极少数报道有阿司匹林哮喘患者静脉注射氢化可的松后反而可产生支气管收缩反应,应尽量选用甲泼尼龙等激素治疗,同时给予吸氧、β_2 受体激动剂,危重患者应及时进行气管插管和机械通气治疗。⑤对于无法避免使用阿司匹林的患者,可在医生指导下进行阿司匹林脱敏治疗。

（三）月经性哮喘

月经性哮喘发作多与月经周期有关。治疗可根据病情严重程度而定。月经性哮喘治疗在发作期按常规哮喘的治疗原则进行处理。①一般发作者:吸入激素、β_2受体激动剂和白三烯受体拮抗剂、口服茶碱等。②频繁发作的患者:吸入激素和长效 β_2受体激动剂的联合制剂。③病情严重者:可能需要使用全身糖皮质激素、氧疗、氨茶碱等。④危重患者:上述药物治疗及机械通气治疗。在糖皮质激素治疗效果欠佳的部分患者中,肌注黄体酮可能有效,但需在医生的指导下应用。在月经性哮喘的缓解期,患者需要加强体育锻炼,增强体质,消除经前、经期的紧张、恐惧心理,改善机体的应激能力。

（四）运动性哮喘

哮喘患者长期存在气道高反应性,往往在剧烈运动5～15分钟后即出现气道痉挛,表现为运动诱发哮喘发作。因此避免剧烈运动是最有效的预防方法。运动性哮喘一旦确立诊断,应选择适合个体的运动项目及运动量,运动前预防用药很重要,尽可能避免寒冷、干燥的环境,用鼻呼吸或戴口罩以起到加温保湿的作用。运动前先进行热身运动,游泳、太极拳是适合哮喘患者的运动,但剧烈的游泳比赛应除外,爬山、跑步等比游泳更容易诱发运动性哮喘。

吸入短效 β_2 受体激动剂、硫酸沙丁胺醇气雾剂或特布他林气雾剂是预防和治疗运动性哮喘最有效的药物,通常在运动前 10～20 分钟应用。硫酸沙丁胺醇气雾剂和色甘酸钠气雾剂联合治疗可增加疗效。若运动超过 2 小时,出现气短、胸闷症状后,可重复使用上述药物 1 次。吸入长效 β_2 受体激动剂作用时间可达 10 小时,例如吸入型福莫特罗干粉剂、吸入型沙美特罗干粉剂更适合长时间运动或运动前不方便使用药物的患者。

第七章　难治性哮喘

一、难治性哮喘的临床特征

少数哮喘患者即使使用了高剂量的控制性药物包括联合治疗,哮喘仍达不到良好的控制状态,称为难治性哮喘。据估测,难治性哮喘患者占哮喘患者的5%左右。虽然比例不高,但急诊就医频率和住院频率分别是轻、中度哮喘患者的15倍和20倍,是导致哮喘治疗费用增高的重要因素,因此造成了巨大的社会和经济负担。

2000年美国胸科学会(ATS)对难治性哮喘的临床特征进行了描述。主要特征:①持续性或近于持续(每年半数以上时间)口服糖皮质激素治疗;②需要高剂量吸入糖皮质激素治疗。次要特征:①每日除吸入糖皮质激素作为控制性药物外,需加用长效 β_2 激动剂或茶碱/白三烯调节剂;②需要每日或近于每日使用短效 β_2 激动剂缓解症状;③持续性气流受限(FEV1≥80%预计值,PEF日变异率≥20%);④每年1次或以上急诊就医;⑤每年3个月或以上疗程口服糖皮质激素治疗;⑥口服或吸入糖皮质激素剂量减少25%即出现加重;⑦既往有致死性哮喘事件。符合1项或两项主要特征和两项次要特征即可诊断。但同时强调,首先应除外诱发加重的因素和保证患者对治疗的依从性。1999年,欧洲呼吸学会(ERS)也对难治性哮喘进行了描述并强调所有难治性哮喘患者均应在呼吸专科医师指导下按照哮喘指南治疗6个月以上,在保证对治疗依从性基础上,除外诱发加重的因素和其他疾病情况下方可诊断。全球哮喘防治创议(GINA)认为采用第4级治疗方案,即两种或以上控制性药物尚不能达到理想控制的哮喘则称为难治性哮喘。但也强调在保证用药依从性基础上,除外诱发加重的因素和其他疾病情况下方可诊断。我国《难治性哮喘诊断和处理专家共识》提出以下诊断标准:①符合我国哮喘防治指南中哮喘的诊断标准；②排除患者治疗依从性不良，并排除诱发加重或使哮喘难以控制的因素；③按照我国哮喘防治指南，采用第 4 级治疗方案，即两种或两种以上控制性药物规范治疗和管理 6 个月以上，尚不能达到理想控制。符合以上 3 条标准，可诊断为难治性哮喘。认识难治性哮喘应从以下 3 个方面着手：①药物治疗方面；②诱发加重的因素；③相关联的疾病、合并疾病或症状类似疾病。

二、难治性哮喘的处理

药物治疗方面主要包括 3 个方面：①治疗是否充分；②治疗的依从性；③吸入技术的掌握和治疗方案。

吸烟不仅是哮喘的触发因素，也是难治性哮喘的重要原因。无论主动吸烟还是被动吸烟，吸烟的哮喘患者比不吸烟哮喘患者症状更严重，发作次数更多，肺功能减退更快，也是导致患者对治疗产生抵抗的原因，对吸入或口服糖皮质激素出现抵抗或反应降低。

还有一些疾病，如慢性阻塞性肺疾病、支气管扩张、心功能不全、肺血栓栓塞症、声带功能障碍、复发性多软骨炎、气管异物和肿瘤、睡眠呼吸暂停低通气综合征、变应性支气管肺曲霉病、变应性肉芽肿性血管炎都会表现难以控制的喘息或气促，应仔细甄别。

特别需要注意的是，导致难治性哮喘发生的原因往往是多方面的。国外一组资料分析表明，单因素仅占 12％，两种因素占 36％，三种因素占 40％。中日友好医院 2002—2008 年的资料显示，单因素为 47％，两种因素为 31％，三种因素为 18％。提示在处理难治性哮喘时，如针对某一因素处理后病情仍然没有得到控制，应寻找其他可能原因。

糖皮质激素的规范应用是判断难治性哮喘的关键要点之一。难治性哮喘患者常需要同时给予大剂量吸入糖皮质激素（ICS）和口服糖皮质激素治疗。

难治性哮喘可能存在不同的炎症和临床表型，对不同表型的机制研究和针对不同表型的治疗方案进一步优化和推广是今后重要的工作。应重视难治性哮喘的流行病研究和遗传学研究，同时加快引进和开发新的治疗方法和药物，特别是抗 IgE 单克隆抗体。国外已有研究表明，对伴有血清 IgE 水平明显增高的重度哮喘患者，经抗 IgE 单克隆抗体治疗后可以显著改善症状，减少糖皮质激素用量，并减少急性加重频率和住院率。国内也在开展抗 IgE 单克隆抗体的安全性和有效性的相关研究。支气管热成形术已经被美国食品和药品监督管理局（FDA）和我国食品药品监督局（CFDA）批准用于常规药物治疗控制不佳的重症哮喘治疗。

第八章　哮喘-慢阻肺重叠综合征

支气管哮喘(简称哮喘)和慢性阻塞性肺疾病(简称慢阻肺)是两种不同的疾病,但在临床实践中要明确区分哮喘和慢阻肺有时并非易事。而更为复杂的是哮喘与慢阻肺的并存问题,即所谓哮喘-慢阻肺重叠综合征(ACOS)。

ACOS临床常见,但一直缺乏明晰的定义和诊断标准,没有相应的治疗建议可循。2014年初慢阻肺全球防治创议(GOLD)更新版发布,其中增加一章为ACOS(简介),提出GOLD和哮喘全球防治创议(GINA)科学委员会联合制定了有关ACOS的指南,将首先在GINA更新版中正式全文发表。2014年5月GINA更新版发布,新增第5章,题目为"哮喘、慢阻肺和哮喘-慢阻肺重叠综合征(ACOS)的诊断:GINA和GOLD的一个联合项目"(以下简称联合指南)。

在儿童和年轻人,呼吸道症状的鉴别诊断与中老年人是有区别的。一旦感染性疾病和非肺部疾病(例如先天性心脏病、声带功能异常)被除外,儿童最可能患的慢性气道疾病是哮喘。而在成人(通常是40岁后)慢阻肺变得更为常见,而且在这个年龄段,具有慢性气流受限的哮喘与慢阻肺的鉴别也成为一个重要问题。具有慢性气道疾病症状的患者中,部分病例同时具有哮喘和慢阻肺的特征。对于这一类别的慢性气流受限,以往并没有普遍认可的术语或定义特征。已有研究发现,同时具有哮喘和慢阻肺特征的患者症状频繁加重更常见,生活质量更差,肺功能下降更快,病死率更高,医疗花费更大。

在这些报道中,根据采用的纳入标准不同,患者年龄、性别不同,同时具有哮喘和慢阻肺特征的患者比例在15%～55%;医生诊断的哮喘和慢阻肺同时存在的患者占15%～20%。

GINA和GOLD科学委员会指出,联合指南旨在为临床医师提供一种方法(措施),以用来区分哮喘、慢阻肺以及哮喘和慢阻肺的重叠,并提议采用

ACOS这一术语。联合指南将对 ACOS 的特征进行描述,并提出诊断建议,其中对哮喘和慢阻肺的特征予以同等权重。另外,联合指南还就 ACOS 的初步处理提出一个简便流程;其主要目标是指导临床实践。

对于 ACOS 的定义,联合指南是在哮喘和慢阻肺各自定义的基础上提出的一种对其临床特征的描述(clinical description),见表 2-8-1。

表 2-8-1　哮喘、慢阻肺的现行定义和 ACOS 的临床描述

哮喘
哮喘是一种异质性疾病,通常以慢性气道炎症为特征。其定义包括吁吸症状病史,如喘息,气促、脚闷和咳嗽,这些症状随着时间可有变化,在强度上可变化;同时具有可变的气流受限。
慢阻肺
慢阻肺是一种常见的可防可治的疾病,以持续性气流受限为特征;这种气流受限通常呈进行性发展,与气道和肺部对有害颗粒物或气体的增强的慢性炎症反应有关。急性加重和并发症在个体患者影响总体严重度。
ACOS(供临床应用的一种描述)
ACOS 的特征是持续性气流受限,同时具有与哮喘相关的特征和与慢阻肺相关的特征。因此,ACOS 的诊断基于识别其与哮喘和慢阻肺共有的特征。

第九章 呼吸系统疾病患者的分步诊断

联合指南就哮喘、慢阻肺和哮-慢阻肺重叠综合征(ACOS)的诊断和鉴别诊断提出了一个分步进行的方法,共分为 5 个步骤,其中包括试验性治疗。

第一步:患者有慢性气道疾病吗?

诊断这类疾病的第一步是识别出具有慢性气道疾病风险或很可能罹患慢性气道疾病的患者,并除外其他可能引起呼吸症状的原因。这要根据详细的病史、体格检查和其他检查(如胸部 X 线检查、问卷)。

在临床病史方面,提示慢性气道疾病的特征包括:①慢性或复发性咳嗽、咳痰、呼吸困难或喘息,或反复性急性下呼吸道感染;②以往医生诊断的哮喘或慢阻肺病史;③曾使用吸入药物治疗史;④吸烟史;⑤职业危害暴露史。

第二步:成人哮喘、慢阻肺和 ACOS 的临床综合诊断

联合指南提出,考虑到哮喘和慢阻肺特征之间的重叠程度,指南提出的诊断方法重点关注区分哮喘和慢阻肺最有用的特征。

(1)收集支持哮喘或慢阻肺诊断的特征:通过仔细的病史采集,包括年龄,症状(特别是起病和发展变异性、季节性或周期性、持续性),既往史,社会和职业危险因素包括吸烟史,既往诊断和治疗以及对治疗的反应,可获取支持哮喘或慢阻肺诊断的特征。

(2)比较支持哮喘或慢阻肺诊断特征的数量:如具备其中多个特征(哮喘或慢阻肺),那么在缺乏支持另外诊断的特征的情况下,一个准确诊断的可能性就很大了。需要注意的是,缺乏上述特征,其预测价值是很低的,并不能排除哮喘或慢阻肺中的任何一个。例如,变态反应病史增加了呼吸症状是由哮喘引起的可能性,但对于哮喘的诊断却不是必需的,因为非变态反应性哮喘是公认的哮喘表型;而且变应性在一般人群包括以后发生慢阻肺的患者中也是常见的。当某一患者所具有的哮喘和慢阻肺的特征数目相似时,就应该考虑

ACOS 的诊断。

（3）考虑哮喘或慢阻肺诊断的确定性，或是否具有两者特征而提示 ACOS。

第三步：肺功能测定

肺功能测定可明确是否存在慢性气流受限，但在区分具有固定性气流受限的哮喘、慢阻肺和 ACOS 方面则价值有限。

呼气峰流速（PEF）测定尽管不能替代肺量计，如果采用同一仪器反复测定 1~2 周的话，可能因显示过度的变异性而确诊哮喘，但 PEF 正常并不能排除哮喘或慢阻肺。肺功能指标的高度变异性也可见于 ACOS。

在获得肺功能和其他检查结果后，需要对上述"第二步"做出的临时诊断进行回顾，必要时进行修订。如表 2-9-1 所示，一次就诊测量的肺功能对诊断并不都是确定性的，其结果必须结合临床表现加以考虑，而且要考虑是否已接受治疗。吸入糖皮质激素（ICS）和长效 β_2 受体激动剂（LABA）会影响肺功能测量结果，尤其是在进行检查前未停药或停药时间不长的情况下。因此，复查肺功能是必要的，一是有助于确定诊断，二是可以评估对初始治疗的反应性。

表 2-9-1 哮喘、慢阻肺和 ACOS 的肺功能检测

肺功能变量	哮喘	慢阻肺	ACOS
支气管舒张剂前后 FEV1/FVC 正常	与诊断相符	与诊断不符	与诊断不符，除非存在其他慢性气流受限证据
支气管舒张剂后 FEV1/FVC<0.7	提示气流受限，但可自行好转或治疗后好转	诊断必需（GOLD）	常存在
FEV1>80%预计值	与诊断相符（哮喘控制良好或处于症状间期）	如果支气管舒张剂后 FEV1/FVC<0.7，则与 GOLD 分级之轻度气流受限相符（A 或 B 组）	与轻度 AODS 诊断相符
FEV1<80%预计值	与诊断相符。是哮喘发作的危险因素	是气流受限严重度的指标，是未来事件（例如病死和慢阻肺加重）的危险因素	是气流受限严重度的指标，是未来事件（例如病死和慢阻肺加重）的危险因素

续表

肺功能变量	哮喘	慢阻肺	ACOS
支气管舒张剂后 FEV1,与基线相比改善>12% 和200 ml(可逆性气流受限)	在哮喘病程中的某些阶段常见,但病情得到良好控制或使用控制药物时可不存在	常见,而且当 FEV1 较低时更可能出现,但也应考虑到 ACOS	常见,而且当 FEV1 较低时更可能出现
支气管舒张剂后 FEV1,与基线相比改善>12% 和400 ml(明显的可逆性)	很可能是哮喘	不常见,考虑 ACOS	与 ACOS 诊断相符

第四步:开始初始治疗

面对 ACOS 这样一个哮喘和慢阻肺所占权重均衡的诊断时,"默认措施(default position)"应该是根据哮喘开始治疗。这主要是考虑到在具有未控制哮喘症状的患者,ICS 具有预防病残甚至死亡的关键作用;对于这样的患者,即使看上去是"轻度"的症状(与中度或重度慢阻肺的症状比较),也可能提示存在危及生命的发作风险。

(1)临床综合评估提示哮喘或 ACOS 或慢阻肺的诊断可能性不大,慎重的措施就是针对哮喘开始治疗,直到进一步检查证实或拒绝这一初步诊断。治疗药物包括一种 ICS(根据症状水平选择低剂量或中等剂量),可加用或继续使用(如果已经使用)LABA。值得重视的是,如果存在哮喘特征的话,不应在未使用 ICS 的情况下使用 LABA(即所谓 LABA 单一疗法)。

(2)如果临床综合评估提示慢阻肺,应给予恰当的支气管舒张剂(单用或联合)对症治疗,但不应单独使用 ICS(即 ICS 单一疗法)。

(3)ACOS 的治疗也应包括指南推荐的其他策略和建议,包括停止吸烟、肺康复、疫苗接种、并发症的治疗等。

联合指南指出,对于大多数患者,哮喘和慢阻肺的初始管理可在初级医疗机构很好地实施。然而,GINA 和 GOLD 都提出了相应的条款,建议在患者管理过程中适时进行转诊;这对于怀疑 ACOS 的患者可能尤其重要。

第五步:转诊进行专业性检查(如果必要的话)

患者出现以下情况,通过转诊得到专家建议和进一步的诊断评价是必要的。

（1）治疗后仍有持续性症状和/或急性加重。

（2）存在诊断上的不确定性，特别当另外的诊断需要排除时，例如支气管扩张、结核后瘢痕、细支气管炎、肺纤维化、肺动脉高压、心血管病以及引起呼吸症状的其他原因。

（3）疑诊哮喘或慢阻肺的患者如果出现不典型的症状或体征，则提示其他肺部疾病诊断。这些症状和体征包括咯血、明显体重减低、夜间盗汗、发热、支气管扩张或其他结构性肺疾病的体征等。这种情况应尽快转诊，不需要等待对哮喘或慢阻肺进行试验性治疗。

（4）怀疑慢性气道疾病，但缺乏哮喘和慢阻肺的综合临床特征。

（5）存在并发症，有可能影响气道疾病的评估和管理。

（6）在哮喘、慢阻肺和 ACOS 的管理过程中出现问题，也应进行转诊。

可用来鉴别哮喘和慢阻肺的专业性检查见表 2-9-2。

表 2-9-2　可用于哮喘和慢阻肺鉴别的专业性检查

检查项目	哮喘	慢阻肺
肺功能：		
$D_L CO$	正常（或轻度升高）	常减低
动脉血气	发作间期正常	在病情较重患者，急性加重间期可存在慢性异常
气道高反应性	其本身对于哮喘和慢阻肺鉴别无用处，但高水平 AHR 支持哮喘	
影像学检查：		
高分辨率 CT	通常正常，但也可见到气体滞留和支气管壁增厚	低衰减区提示气体滞留或肺气肿改变，可定量测量；有的可见到支气管壁增厚和肺动脉高压的征象
炎症标志物：		
变应性检测（特异性 IgE 和/或皮肤挑刺试验）	在一定程度上增加哮喘的检测率；但并非诊断必需	与背景人群发生率一致；结果阳性不排除慢阻肺
呼出气一氧化氮（FENO）	高水平（>50 ppb，在非吸烟者支持嗜酸粒细胞性气道炎症诊断	通常正常：现吸烟者水平低
血嗜酸粒细胞增多	支持哮喘诊断	急性加重时可存在
痰液炎症细胞分析	在鉴别诊断中的作用尚未在大样本人群中确立	

以上是联合指南中有关 ACOS 的诊治建议。但可以看出,ACOS 的治疗建议尚不够详尽,主要原因可能是缺乏循证医学证据。迄今关于慢阻肺或哮喘的药物临床试验都不包括这种"不能明确是哮喘还是慢阻肺的病例",因此在关于 ACOS 的治疗文献中也少有提及。

近来有学术团体提出针对 ACOS 的经验性或共识性治疗意见。例如,西班牙慢阻肺指南在其"基于临床表型的治疗建议"中,提出"慢阻肺-哮喘重叠表型"的基础治疗是 ICS 联合长效支气管舒张剂。

显然,尽管 ACOS 的治疗所用药物与哮喘和慢阻肺相同,但原则是不同的。例如,就长期治疗而言,慢阻肺患者可以单独使用长效支气管舒张剂(β₂ 受体激动剂和/或抗胆碱药),哮喘患者可以单独使用 ICS,但 ACOS 患者原则上应采用 ICS 和长效支气管舒张剂的联合治疗。该文件的制订大多基于专家共识,而不是所谓的循证医学证据。其目标有 3 个:①识别出具有慢性气流受限疾病的患者;②将哮喘从慢阻肺和 ACOS 中鉴别出来;③决定初始治疗和/或转诊的需要。

第十章 哮喘患者自我监测、教育和管理

一、哮喘患者的日常自我监测

哮喘是一种可控但不可治愈的慢性气道炎症性疾病,需要在治疗的过程中不断评价治疗的效果和病情演变,因此患者需要掌握一些简单易行的方法来评价自己病情的变化,以便及时就医。①坚持每天写哮喘日记;②利用峰流速仪来监测哮喘发作前的征兆;③定期做哮喘控制评估。哮喘控制评估工具如:哮喘控制测试(ACT)、哮喘控制问卷(ACQ)、哮喘治疗评估问卷(ATAQ)等,均可用于评估哮喘控制水平。哮喘评估工具 ACT 经国内多中心验证表明,不仅易学易用,而且适合中国国情。ACT 仅通过回答有关哮喘症状和生活质量的 5 个问题的评分进行综合判定,25 分为控制、20~24 分为部分控制、19 分以下为未控制,并不需要患者检查肺功能。这些问卷不仅用于临床研究,还可以在临床工作中评估患者的哮喘控制水平,通过长期连续监测维持哮喘控制,尤其适合在基层医疗机构推广,作为肺功能的补充,既适用于医生,也适用于患者自我评估哮喘控制,患者可以在家中或医院,就诊前或就诊期间完成哮喘控制水平的自我评估。这些问卷有助于改进哮喘控制的评估方法并增进医患交流,提供了反复使用的客观指标,便于长期监测;④定期到专科医院或专病门诊随访。(表 2-10-1)

表 2-10-1 哮喘控制测试(ACT)

问题 1	在过去 4 周内,在工作、学习或家中,有多少时候哮喘妨碍您进行日常活动?				
	所有时间	大多数时间	有些时候	很少时候	没有	得分
	1	2	3	4	5	
问题 2	在过去 4 周内,您有多少次呼吸困难?				
	每天不止 1 次	每天 1 次	每周 3~6 次	每周 1~2 次	完全没有	得分
	1	2	3	4	5	

续表

问题3	在过去4周内,因为哮喘症状(喘息、咳嗽、呼吸困难、胸闷或疼痛),您有多少次在夜间醒来或早上比平时早醒					
	每周4晚以上 1	每周2~3晚 2	每周1次 3	1~3次 4	没有 5	得分
问题4	您有多少次使用急救药物治疗(如沙丁胺醇)?					
	每天3次以上 1	每天1~2次 2	每周2~3次 3	每周少于2次 4	没有 5	得分
问题5	您如何评价过去4周内,您的哮喘控制情况?					
	没有控制 1	控制很差 2	有所控制 3	控制很好 4	完全控制 5	得分

第一步:请正确记录每个问题的得分,并写在右侧的框中。

第二步:把每一题的分数相加得出总分。

第三步:寻找总分的含义(25分:完全控制;20~24分:部分控制;<20分:未得到控制)

二、哮喘患者的教育

(1)建立患者和医师之间的伙伴关系:哮喘的显著特点是长期性、反复性、可逆性,多数患者症状的发作有明显的变应原接触史,有明显的刺激性诱因,有明显的季节性和周期性。这些特点患者自己了如指掌,而临床医师往往不了解。所以临床上建立医患之间的合作关系是实现有效的哮喘管理的首要措施。其目的是指导患者自我管理,对治疗目标达成共识,制定个体化的书面管理计划,包括自我监测、对治疗方案和哮喘控制水平周期性评估、在症状和/或PEF提示哮喘控制水平变化的情况下,针对控制水平及时调整治疗以达到并维持哮喘控制。患者教育的目标是增加对哮喘的理解、增强吸入治疗的技能、增加疗效满意度、增强战胜疾病的自信心、增加治疗的依从性和自我管理能力,增进健康,减少卫生保健资源使用。

哮喘联谊会或哮喘之家之类的群众性医学教育组织是很好的管理形式。医师把自己的医学知识和经验直接传授给患者,教会患者如何掌握自己疾病的规律,如何合理使用药物,这对于哮喘的预防和及早治疗都是极为重要、极为有效的方法。这类哮喘管理的群众性组织客观上也起了心理治疗的作用,使哮喘的防治成为个体防治与社会群体防治相结合形式,应当提倡。哮喘教育是一个长期、持续过程,需要经常教育,反复强化,不断更新,持之以恒。

在患者的教育和管理方面,让患者养成记哮喘周记是非常有意义的,医生和患者都可以通过系列的哮喘周记表了解患者的临床症状变化及其部分诱发因素,最大呼气流速变异率,从而了解病情的稳定性,为药物的增减和调整提供客观依据,使哮喘的治疗由经验治疗变为科学的治疗。此外,还可了解患者在一段时间内用于哮喘治疗的经济支出。

(2)教育内容:①通过长期规范治疗能够有效控制哮喘;②避免触发、诱发因素的方法;③哮喘的本质、发病机制;④哮喘长期治疗方法;⑤药物吸入装置及使用方法;⑥自我监测:如何测定、记录、解释哮喘日记内容,如症状评分、应用药物、峰流速,哮喘控制测试(ACT)变化;⑦哮喘先兆、哮喘发作征象和相应自我处理方法,如何、何时就医;⑧哮喘防治药物知识;⑨如何根据自我监测结果判定控制水平,选择治疗;⑩心理因素在哮喘发病中的作用。

(3)教育方式:①接诊教育:这是最重要的基础教育和启蒙教育,是医患合作关系起始的个体化教育。首先应提供患者诊断信息,了解患者对哮喘治疗的期望和可实现的程度;②随访教育:是长期管理方法,随访时应回答患者的疑问、评估最初疗效。定期评价、纠正吸入技术和监测技术,评价书面管理计划,理解实施程度,反复提供更新的教育材料;③团队教育:定期开办哮喘学校、学习班、俱乐部、联谊会,进行大课教育和集中答疑;④自学教育:通过阅读报纸、杂志、文章、看电视节目、听广播进行;⑤互助学习:举办患者防治哮喘经验交流会;⑥社区教育:与社区卫生单位合作,有计划开展社区、患者、公众教育;⑦科普教育:调动全社会各阶层力量宣传普及哮喘防治知识。

哮喘患者的教育和管理还应当包括基层的医务人员,对医院、社区、专科医师、全科医师及其他医务人员进行继续教育,通过培训哮喘管理知识,提高与患者沟通技巧,做好患者及家属教育。

三、发现危险因素并减少接触

为了改善哮喘的控制并减少对药物的需求,哮喘患者应当采取措施避免接触引起哮喘发作的危险因素,包括变应原、病毒感染、污染物、烟草烟雾、药物等。但是许多哮喘患者对多种因素有高反应性,这些因素在环境中广泛存在,要完全避免接触这些因素几乎是不可能的。因此,通过药物治疗以维持哮喘的控制目前仍然非常重要。在哮喘得到控制的情况下,患者对这些危险因素的敏感性会下降。

体力活动是引起哮喘症状的常见原因,但哮喘患者不应当避免运动。可在剧烈运动前使用短效吸入性 β_2 受体激动剂,能够预防哮喘症状。

中重度哮喘患者推荐每年注射一次流感疫苗,灭活流感疫苗对成人和 3 岁以上的儿童是安全的。

四、哮喘管理中的特殊情形

(1)妊娠:妊娠期哮喘的严重程度常常发生改变,患者需要密切的观察或监护,也可能需要调整治疗方案。怀孕的哮喘患者,如果哮喘控制不良,胎儿面临的风险更大,其实大多数现代哮喘的治疗方法是安全的。哮喘急性发作时必须给予积极的治疗,以避免胎儿缺氧等严重后果。

(2)手术:气道高反应性、气流受限和黏液分泌亢进使哮喘患者在围手术期和手术后容易并发呼吸系统并发症,特别是胸部和上腹部手术。在手术前应当评估肺功能,如果 FEV1≤80％个人最佳值,可给予短程糖皮质激素。

(3)鼻炎、鼻窦炎和鼻息肉:鼻炎和哮喘常常合并存在,治疗鼻炎有可能改善哮喘症状。急性和慢性鼻窦炎均可加重哮喘,应予治疗。鼻息肉与哮喘和鼻炎有关,常伴有阿司匹林过敏,主要见于成年患者。这些患者对局部糖皮质激素反应良好。

(4)呼吸系统感染:对许多哮喘患者而言,各种呼吸道感染会诱发喘息,加重哮喘症状。治疗呼吸道感染急性发作应按照有关治疗原则操作。

(5)胃食管反流:哮喘患者发生胃食管反流的概率是普通人群的 3 倍,应给予其针对性治疗以缓解反流症状,但这些措施并不一定能改善哮喘的控制。

(6)过敏症:过敏症是一种可能危及生命的状态,既可能貌似哮喘,也可能合并哮喘。采用紧急治疗甚为关键,如吸氧、肌内注射肾上腺素、注射抗组胺药物、静脉用糖皮质激素以及补液。

第十一章 哮喘患者的就医指导

一、哮喘患者就医前的准备工作

（1）记录症状以及这些症状在白天和晚上发作的频率。

（2）试着回忆症状是否随着时间而变化，如每天、每周或每年；以及什么情况可能导致症状加重，比如运动，感冒或接触、食用什么物质后。

（3）如果有手机或其他具有录音、录像功能的设备，可以把喘息发作时的情况进行录音或录像。

二、哮喘急性发作时的处理

哮喘急性发作是指在各种诱发因素作用下突然出现喘息、气促、咳嗽、胸闷等症状或在原有症状基础上急性加重，常有明显的呼吸困难。出现前述情况时可先进行如下处理：

（1）保持安静，心情放松，紧张感会加重病情。

（2）迅速吸入短效 β_2 受体激动剂气雾剂（如沙丁胺醇或特布他林气雾剂），每次 2～4 喷；如果症状没有得到缓解，20 分钟后可重复用药。

（3）如果重复吸入短效 β_2 受体激动剂气雾剂 3 次仍然不能缓解，应及时去医院看急诊或拨打 120 电话求救。

（4）有条件可吸氧。

（5）随身携带 1 支短效 β_2 受体激动剂（如沙丁胺醇或特布他林气雾剂），以备急用。

三、如何选择就诊医疗机构

（1）如果咳嗽、喘息、胸闷、呼吸困难明显，先就近到社区卫生服务机构就诊,进行急救处理。

（2）如果附近的医疗机构没有相应资质的医务人员及诊疗条件,到二级以上的医疗机构就诊。

（3）如果是首次发病,或治疗效果不好,建议到三级以上医院呼吸内科门诊或哮喘专科门诊就诊,以明确诊断,规范治疗。

四、就诊时注意事项

（1）详细向医生讲述自己的病情,如什么症状,发病多长时间,以前做过哪些检查,在哪家医院看过,曾被诊断何种疾病,曾接受何种治疗(口服、吸入、静脉,药物名称、剂量、疗程),疗效如何等。此外,告诉医生曾患过何种其他疾病,有无过敏史,家族中有无哮喘患者,等等。

（2）携带以前的病历资料,包括病历本、肺功能检查、变应原检查、血液学检查、胸部 X 光摄片或胸部 CT 检查等。

（3）列出自己最需迫切解决的问题,可以事先写在纸条上,向接诊医生提出,并细心听医生讲解和问诊。

（4）当医生在阅读病历资料和检查资料、体格检查或开具处方时,最好不要打扰医生,以免分散其注意力,影响诊断思维或听诊,或开错药,等医生分析结束并得出诊断结论后,再集中咨询有关问题。

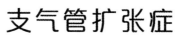

支气管扩张症

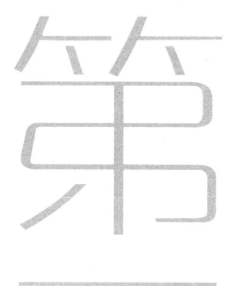

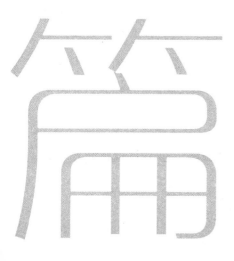

第一章　支气管扩张症的概述

一、定义

支气管扩张症简称支扩,顾名思义,是指由各种病因导致的气道损伤继发支气管及周围组织破坏,最终导致支气管结构发生扩张,而这种扩张性结构改变是不可逆的,且可发生在多支支气管上。和人体其他器官一样,一旦支气管发生病变,将导致患者出现与该器官相关的一系列症状。支气管扩张症发生在呼吸道,那么随之而来的,会继发一系列呼吸系统病变导致的相关症状,如咳嗽、咳痰、咯血等。又由于支气管发生扩张性结构改变是不可逆的,因此上述咳嗽、咳痰及咯血的症状常常反复出现,不易消退,给患者的心理、生活及经济带来沉重负担。

二、支气管扩张症的流行病学

(一)支气管扩张症的全球流行状况

支气管扩张症虽然是一种常见的呼吸系统疾病,但相比哮喘、慢性阻塞性肺部疾病、肺癌等其他呼吸系统疾病,人们对该疾病的认识程度及重视程度还远远不够。根据相关研究统计,支气管扩张症发病率其实很高,在美国每10万人中,约有52.3人次患该病;在德国每10万住院患者中有9.4人患该病,而在75~84岁的老年住院患者中患病人数高达39.4人。在我国40岁以上居民中约有1.2%的居民患有支气管扩张症。过去支气管扩张症的发病率仅次于肺结核病,但近年来随着抗生素的应用及计划免疫的开展,发病率有所下降。

(二)我国支气管扩张症的流行状况及特点

(1)儿童时期的呼吸道感染是我国支气管扩张症发生的常见病因。在过去,由于我国新生儿及儿童的肺部感染的发病率未得到有效控制,使得支气管扩张症的发病率居高不下,且发病多见于儿童和青年。值得庆幸的是,随着抗生素的发展和运用及儿童接受计划免疫活动的开展,支气管扩张症的患病率在我国逐渐下降。

(2)我国针对 40 岁以上人群展开的相关调查研究显示,随着年龄的增加,支气管扩张症的患病率增加显著。以陕西省为例,参与被调查的地区内 40～50 岁人群中,该病的患病率为 0.2％,而该地区 70 岁以上老年人群中患病率上升至 5.8％,可见发病率与年龄呈显著相关。因此,随着中国即将进入老龄化社会,支气管扩张症的发病率如不得到有效控制,该病将成为国人健康的巨大威胁和医疗资源的沉重负担。

(3)我国是结核病患病大国,每 10 万人群中约有 459 人属于活动性肺结核,而肺结核病是支气管扩张症发病的一个重要病因,既往曾患肺结核的患者,发生支气管扩张症的危险度大大增加。这也是我国支气管扩张症防治工作的难点。

(4)目前我国燃煤使用广泛,加上雾霾天气的增多,均可产生有毒的烟雾或粉尘,这些空气中的无机颗粒物质可对气道造成损伤,进而导致人群支气管扩张症的患病率增加。

(5)部分研究显示,女性人群的支气管扩张症患病率要高于男性。

三、支气管扩张症的病因学

支气管扩张症是由于各种原因继发的支气管结构发生改变所致,并非独立的疾病,因此只要能引起气道损伤破坏的疾病均可能导致支气管扩张症的发生。常见的原因有:

(1)细菌、病毒、真菌及支原体等微生物均可导致肺部感染,其中一部分病原微生物可继发支气管-肺组织破坏,从而导致支气管扩张症的发生。人们熟知的麻疹病毒、流感病毒、腺病毒等感染人体后均可继发支气管炎,损坏支气管壁,破坏支气管周围组织,导致支气管扩张症的发生;能引起肺结核病的结核杆菌,在感染人体肺部组织后,不仅细菌本身能导致支气管结构的破坏,在肺组织清除细菌后修复时还使得感染组织形成"瘢痕",牵拉支气管使其发生扩张,导致支气管扩张症的发生。麻疹、流行性感冒等疾病在儿童中较常见,中青年则是结核病的好发人群,这就导致了在我国支气管扩张症在儿童及中青年人群中多见。此外,葡萄球菌、肺炎克雷伯杆菌、铜绿假单胞菌、单纯疱疹病毒、曲霉菌等易导致呼吸系统感染和支气管扩张症的发生。

(2)各种原因导致的支气管阻塞也将引起支气管扩张症的发生,如目前发病率逐年上升的肺癌,肺癌发病时形成的肿块可引起支气管的压迫或堵塞。此外,吸入异物、粉尘,或患上肺结核病,发生淋巴结肿大时,均可因支气管受压迫并导致支气管远端阻塞。

(3)遗传因素或先天发育异常导致的支气管扩张症。多见于杨氏综合征、卡塔格内综合征、囊性纤维化、黄甲综合征等疾病。但上述疾病在我国少见。

(4)幼儿和老年人的免疫系统功能相对较差,使得这两类人群容易发生呼吸道感染,其中 5 岁以内幼儿曾发生未控制的呼吸道感染或有慢性咳嗽者更易发生支气管扩张症。这些幼儿在成年后相关呼吸道症状可能好转,但到 50 岁后,支气管扩张症的相关症状可能再次加重。

四、支气管扩张症的病理及病理生理

支气管扩张症即支气管发生结构改变,改变的形式表现为"扩张"。扩张的形态多种多样,有的表现为柱状,有的表现为囊状,还有两者兼有之。而发生的部位可以是双侧多个肺叶,也可以是单一肺叶。但多数情况下,多发生在下肺叶,超过一半发生在一个肺段。由于左侧支气管较右侧长而狭窄,易发生阻塞,因此左侧肺部发生支气管扩张症较右侧更为多见。

支气管扩张时发生怎样的病变呢?多数情况下是由于感染继发的慢性炎症,在炎症的发生过程中虽然清除了细菌、病毒及真菌等病原微生物,但伴随这个过程中免疫细胞释放的酶类物质同时,也会分解肌肉和软骨组织内的弹性蛋白,而肌肉及软骨组织是支撑正常气道结构的重要物质。此外,在气道内有种细胞叫纤毛细胞,正常情况下,它像刷子一样将气道内的分泌物、粉尘"刷"(排)出气管,它被破坏后,气道内分泌的黏液增多,阻塞支气管,进一步引起感染,甚至导致支气管周围肺组织也发生炎症,并受到炎症进一步的破坏。

支气管扩张症对人体呼吸功能会造成什么样的影响呢?首先肺有储备功

能,如果只存在小范围局限性的肺组织病变,对肺整体功能损害轻微,并不会对整个肺脏的功能造成明显影响,但是当病变范围较广泛时,肺脏的储备功能消耗殆尽,则可能影响呼吸功能。疾病发展到晚期可导致呼吸功能衰竭,又由于肺脏的循环系统通过肺动脉与肺静脉与心脏相连,当疾病晚期肺组织广泛病变并破坏肺脏的循环系统时,可能累及心脏,导致心功能衰竭。

五、支气管扩张症的临床表现

支气管扩张症的相关症状的出现是由于慢性持续性炎症导致的肺组织破坏而继发的改变。肺脏本身有强大的储备功能,因此在疾病早期,病变范围局限时,支气管扩张症的患者可以没有任何症状。但随着炎症对支气管及其周围组织的持续性破坏,病变范围逐渐增大,大面积肺组织结构被破坏后,对人体的影响将表现出来,如慢性炎症将持续刺激气道,使得患者表现出慢性咳嗽;炎症过程中将产生大量坏死组织及分泌物,而纤毛细胞被破坏后不能有效地清除这些物质,黏液分泌又增多,导致患者出现反复大量咳脓痰,患者咳脓痰还有一特点是晨起和晚上较多;反复发作的患者,由于慢性炎症侵蚀支气管壁上血管,可发生咯血症状,咯血量多时,可能发生大血块堵塞气道,严重时导致患者发生窒息。

此外,如继发感染时还可以出现发热症状,慢性持续性感染对人体消耗明显,患者可出现消瘦、贫血、乏力、食欲减退等。当炎症反复发作,广泛的肺组织被破坏,发展至疾病晚期可导致呼吸衰竭,将出现呼吸困难、发绀等症状,如累及心脏,继发右心功能衰竭时,可出现呼吸困难症状加重、腹水、双下肢水肿等症状。

六、支气管扩张症辅助检查

(一)胸部 X 线摄片

支气管扩张症患者常用的影像学检查是胸部后前位 X 摄片,即我们俗称的胸片。胸片的拍摄成像清晰、花费较少、检查过程简单、报告结果出具快、对设备要求相对较低,在社区医院即可完成相关操作。但 X 线胸片检查属于二维成像技术,与 CT 相比(提供的是三维信息),提供的信息量要少于肺部 CT

检查,特别是在支气管扩张症发生早期,当病变范围小而轻微时,难以发现,多表现为正常。但当疾病发展到中重度时可有明显异常表现,胸片上可见卷发样或蜂窝样改变,或呈环状、双轨影。换句话说,当一个患者的胸片提示有明显的支气管扩张症的表现时,说明该患者的症状相对较严重,这时患者大多伴有明显的咳嗽、咳痰或咯血症状,且症状反复持续多年。对该类患者胸片检查意义很大。

(二)气管造影技术

既往支气管造影技术是诊断支气管扩张症的金标准,还能清楚显示病变的范围、部位及性质。但支气管造影检查对患者来说有一定痛苦,造影过程中使用的碘油可能引起严重的过敏反应,此外肾功能不全、病情严重、严重咯血、肺部有急性炎症时均不能进行。作为有创检查,术前患者须禁食,术后还须严密观察可能危及生命的副反应。故目前应用很少。

(三)胸部 CT 扫描

CT 扫描能提供肺部的三维结构信息,因此对于肺内重叠性病变及胸膜、胸壁的病变均能很好地显示,特别是近年来开展高分辨率 CT(HRCT)检查,能很好地展示整个肺脏的情况,对于病变范围小而轻微的支气管扩张症也能很好地显示出来。与支气管造影技术一样,胸部 CT 检查也能够清楚地显示病变的范围、部位及性质。此外,高分辨率胸部 CT 检查与支气管造影技术相比,还具有可重复操作、检查时间短、检查过程相对简单、对患者伤害小等优点,并减少了术前术后繁琐的准备和观察过程。目前高分辨率胸部 CT 检查已取代支气管造影术,成为诊断支气管扩张症最重要的手段(图 3-1-1)。

(四)病原微生物检查

支气管扩张症的主要病因之一是病原微生物感染,因此病原微生物检查对明确感染类型、指导抗微生物治疗非常重要。取患者咳出的痰液进行细菌或真菌培养,可明确是何种细菌或真菌导致的感染。明确细菌或真菌种类后还可以进一步进行药物敏感实验检查,了解哪种抗生素对感染的病原菌杀灭效果最好,从而指导临床医生选择药物治疗。除细菌外,有些感染的病原微生物是病毒、支原体、衣原体等,这些微生物想通过体外培养来明确是非常困难的,但通过抽取患者血液进行相关病原微生物的抗原或者抗体检测,可明确是

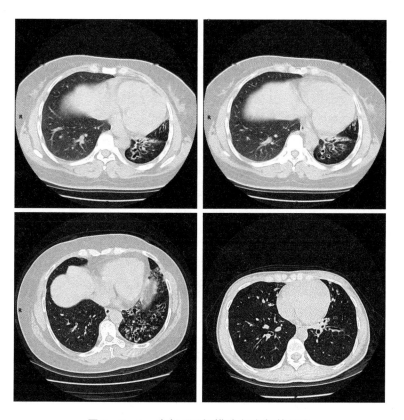

图 3-1-1　胸部 CT 扫描诊断支气管扩张

否存在相关病原微生物感染。

(五)纤维支气管镜检查

简称纤支镜检查。主要操作方法是将支气管内镜通过口腔或鼻腔进入患者呼吸道内,从而观察气管和支气管黏膜病变;由于缺乏整体观,对支气管扩张症的诊断帮助不大,但通过支气管内镜检查可吸出痰液或活检病变组织,然后进一步对痰液进行细菌学检查及培养或对病变组织进行病理学检查等,对明确病因意义较大。此外,通过吸出痰液,可减少支气管-肺组织内分泌物的聚集,对缓解支气管感染也有帮助。

(六)肺功能检查

肺功能检查是一种物理检查方法,对受试者无任何损伤、无痛苦,可重复进行检测。与胸部 X 线摄片及胸部 CT 相比,肺功能检查更侧重了解肺部的呼吸功能的变化。支气管扩张症反复发作,病变广泛,肺脏的储备代偿功能使用殆尽时,会出现肺功能异常。通过肺功能检查能了解患者呼吸功能的情况,明确肺功能损伤的性质与程度,并帮助判断患者选择日后适宜的劳动强度及耐受力水平。对于早期检出存在肺部及气道病变的患者,能帮助评估疾病的严重程度并帮助判断疾病的预后。通过对比治疗前后的肺功能变化,能判断是否有疗效,疾病是否得到控制或缓解。在患者出现呼吸困难时,该检查能帮助判断气道发生阻塞的部位。此外,咯血患者在进行手术治疗前,须通过肺功能检查来评价患者对手术的耐受力及术后发生并发症的风险。

七、支气管扩张症的鉴别诊断

支气管扩张症以咳嗽、咳脓痰及咯血为主要特征,但除支气管扩张症外,其他的呼吸系统疾病也常常伴随有上述症状,因此与具有相同症状的呼吸系统疾病的鉴别诊断很重要。

1. 慢性支气管炎

慢性支气管炎也属于呼吸系统的常见疾病之一,该病的常见症状也是反复咳嗽、咳痰,有时还伴有痰中带血的情况。但该病一般多见于中年以上患者,且以吸烟者多见。咳嗽主要表现为晨起咳嗽,咳出的痰液以白色黏痰或浆液泡沫样痰多见,像支气管扩张症那样咳脓痰者少见。此外,慢性支气管炎患者有个典型的特征,即症状随着病情反复发作逐渐加重,会出现活动后气喘或气急。行胸部CT检查时,胸部的影像学改变主要是肺纹理增粗、紊乱,且以双下肺为主,不伴有支气管扩张的影像学征象,可帮助鉴别。

2. 肺结核

活动性肺结核的患者可有咳嗽、咳痰及咯血症状,与支气管扩张症的临床表现很相似,特别是浸润型及空洞型肺结核的患者。但肺结核患者常伴有盗汗、消瘦、乏力、低热等症状,痰菌检查可找到结核杆菌(阳性率较低),结核菌素实验多呈阳性。此外,肺结核病有典型的影像学表现,即在肺部表现为空洞或浸润影,并且病变多位于两肺上叶或两肺下叶背段。

需要注意的是,某些结核病可表现为结核性支气管扩张症,影像学表现也可见支气管发生扩张表现,但这时发生支气管扩张有其特点,扩张的部位与结核病灶位置一致,且这时的扩张的支气管近端可能有狭窄情况,支气管常扭曲呈束状、珠冠状,并向肺门靠拢,这与肺结核性支气管扩张症不同。因患者感染了结核菌,同样有全身结核中毒症状及结核菌素试验阳性,部分患者痰中或支气管肺泡灌洗液中可检测到结核杆菌。

3. 二尖瓣狭窄

二尖瓣狭窄虽然是心血管系统疾病,但由于心血管系统及呼吸系统有交互循环。患者临床可表现有咳嗽、咳痰及痰中带血的症状。二尖瓣狭窄的患者既往多有风湿热的病史,除咳嗽、咳痰及痰中带血症状外,还有些特征性症状,如夜间阵发性呼吸困难,表现为夜间平躺时憋醒,需立即端坐进行呼吸。体检时心脏会出现杂音,心脏彩超能确诊二尖瓣狭窄的存在。如进行胸部摄片检查,可以见到心脏增大,而肺部并无支气管扩张征象。

4. 肺癌

该病的发病率逐年升高,临床上也常常表现为咳嗽、咯血情况,由于形成的肿块可能阻塞气管、支气管,常常反复感染,因此肺癌患者也常常伴随咳痰症状,与支气管扩张症的患者表现类似。不同的是,肺癌患者的咳嗽多为刺激性咳嗽,咯血多以痰中带血为主,起病多见于老年患者,行胸部摄片或者胸部CT检查时,肺部可见肿块影像,而无肺组织支气管扩张征象。纤维支气管镜活检等可协助明确肺癌诊断。

5. 先天性肺囊肿

由于该类患者有时囊肿与支气管相通,容易反复感染,常表现为慢性咳嗽、咳脓痰及间断咯血症状,与支气管扩张症鉴别困难。胸部摄片或肺部CT检查可见肺囊肿,表现为孤立性囊肿,囊肿内可能含液体或气体;还有些是多发性囊肿,多为含气或气液混合性。依靠影像学检查可帮助诊断。

6. 咯血和呕血的鉴别

支气管扩张症的一个常见的症状是咯血,临床上咯血必须与呕血区别开来。咯血可以被笼统地归到由喉部以下呼吸系统出血所致,人们俗话说的"肺"出血了就是指的咯血。而呕血包括喉部以上呼吸系统及上消化道,人们常常提到的"胃"出血、"肠"出血及"鼻"出血都是。患者发生咯血,常常表现是咯出血液,而呕血顾名思义是呕出,可呈喷射状。咯血患者在咯血前常常会伴有呼吸系统的相关症状,如咳嗽、胸闷、喉部发痒等;而呕血则常常伴有消化系统的症状,如恶心、呕吐、腹痛、腹部不适等。咯出的血液常常呈鲜红色;呕出的血液如出血部位为鼻腔、口腔时常呈鲜红色,如果出血部位在胃部、肠道等部位,由于消化液的作用,常常呈暗红色或棕黑色,所以有时从颜色上能区别到底是发生了咯血还是呕血。既然两者发生的部位不同,咯血时发生在呼吸系统,那么咯出的血液常常伴有呼吸系统的分泌物,即痰液;而呕血多发生在消化系统,那么呕出的血液可能会伴有食物残渣。又由于血液在消化系统停留时,血细胞中的血红蛋白会与肠道内的硫化物反应生成硫化亚铁,硫化亚铁会让大便呈黑色。因此消化道出血常常伴有类似柏油样的黑色大便,而咯血的患者如果没有咽下血液,不会有黑便的情况出现。(表 3-1-1)

表 3-1-1　咯血与呕血的鉴别简表

	咯血	呕血
病因	支气管扩张症、肺结核、肺炎、肺癌、肺栓塞、二尖瓣狭窄、肺血管炎	消化性溃疡、急性胃炎、肝硬化、胆管出血、胃癌
出血部位	喉及喉部以下的呼吸道出血	口腔、鼻腔、上消化道
出血前症状	胸闷、咳嗽、喉部痒感	恶心、呕吐、上腹部不适
出血方式	咯出	呕出(可呈喷射状)
血的颜色	鲜红色、铁锈红色、砖红色、粉红色泡沫样	暗红、咖啡色,也可能有鲜红色
血中混合物	痰液、泡沫	胃液、食物残渣
排出物酸碱反应	碱性	酸性
黑便	除非咽下较多血液,否则无黑便	持续数日的柏油样黑便
出血后痰的性状	可持续数日有血痰	无痰

八、支气管扩张症的治疗

(一)病因学治疗

支气管扩张症是由各种原发疾病引起的疾病,如麻疹、肺结核病、百日咳、曲霉菌感染等,因此防治支气管扩张症的发生,首先要防治原发病,如按计划接种各类疫苗,其中卡介苗和麻疹疫苗的按计划接种,使得肺结核病及麻疹的发病率大大降低。此外,患肺结核病、肺曲霉菌感染后,需进行规范、长程、联合、早期、适量的用药才能有效地治疗这些难治性病原菌感染,从而预防支气管扩张症的发生。

(二)抗感染治疗

这里说的抗感染治疗是指抗普通细菌感染的治疗。支气管扩张症在疾病慢性反复发展过程中,同时也是一个伴发细菌反复感染的过程,因此想要控制病情发作,常常需要使用抗生素来对抗炎症。常用的抗生素种类有以下几种:

(1)青霉素类/β-内酰胺酶抑制剂:常用的青霉素类制剂如阿莫西林、氨苄西林可有效地杀灭革兰阳性菌;哌拉西林、美洛西林、阿洛西林除了可有效地杀灭革兰阳性菌外,还能杀灭多数革兰阴性杆菌。另外,上述青霉素类药物联合酶抑制剂后,抗菌效果更强,治疗效果更好,其衍生出来的抗生素有阿莫西林/克拉维酸钾、哌拉西林/他唑巴坦等。

(2)头孢菌素类:常用的头孢丙烯、头孢克洛、头孢替安属于二代头孢菌素,可口服使用,可杀灭葡萄球菌、链球菌、肺炎球菌、流感嗜血杆菌、大肠埃希菌等;三、四代头孢中的口服制剂有头孢地尼、头孢克肟,其抗革兰阴性杆菌的功能比二代头孢更强大。此外,常用的头孢孟多、头孢西丁、头孢曲松、头孢哌酮等头孢类药物须采用静脉输液或肌注治疗,住院使用,并由医生制订严密治疗方案。

(3)喹诺酮类:喹诺酮类药物中的左氧氟沙星、莫西沙星又称为呼吸喹诺酮,是由于其在肺组织内血药浓度很高,且它属于广谱抗生素,对革兰阳性菌、革兰阴性菌、军团菌、支原体、衣原体均有抗菌活性,能有效地杀灭肺组织内的这些病原微生物,治疗肺部感染性疾病疗效确切。除此之外,喹诺酮类药物还对结核杆菌有抑制作用。

(4)碳青霉烯类:属于最高级的抗生素之一,对革兰阳性球菌及革兰阴性杆菌和绝大多数厌氧菌有杀灭作用。常见的药物有亚胺培南、美罗培南、比阿培南。

(5)大环内酯类:常提到的红霉素和阿奇霉素就是属于大环内酯类的抗生素。该类药物主要用于支原体或衣原体等非典型病原菌的感染。但近年来研究发现,支气管扩张症患者在急性感染控制后,长期小剂量服用红霉素可以明显减少咳痰量,并且能改善肺功能。因红霉素能通过调节改善病变组织内微环境,从而阻止炎症的进展,防止组织被破坏。推荐的治疗方案是一次口服500毫克红霉素,一天2次,连续口服8周。

　　值得注意的是,支气管扩张症病程长者,由于反复感染,通常有多次使用抗生素的病史。多种抗生素长期反复的使用,容易导致耐药菌的产生,特别对一些自己购买自行使用口服抗生素的患者,常常在治疗过程中使用药物不规范,还可能产生同时对几种抗生素均耐药的多重耐药菌。这时候抗感染治疗,需要进行痰培养加药物敏感实验来进行筛选,治疗方法多需采用静脉输液治疗,多数情况需要联合多种抗生素一同治疗才能达到较好的治疗效果。多重耐药菌更是如此,否则严重者将面临无药可用的情况。因此我们建议支气管扩张症的患者须在医师的指导下规范使用抗生素。由于支气管扩张症存在着支气管结构继发性改变,因此不单单是一个感染性疾病,进行抗感染治疗只能减轻急性感染加重时症状,并不能治愈疾病本身,逆转结构的改变。

(三)排痰治疗

　　支气管扩张症患者由于存在气道慢性炎症及气道分泌物清除能力下降等原因,导致患者长期伴随大量咳痰症状,如果大量痰液积聚在气道内不能被充分引流出来,可引起患者出现胸闷不适,并且会进一步加重感染。因此痰液的排出是支气管扩张症患者重要的治疗目标之一。常规治疗方法分为药物治疗和物理治疗。

　　(1)祛痰药物治疗作用:祛痰药物的主要作用是增加纤毛的清除功能、降低分泌物的黏稠度、促进分泌物的排出。不同的药物机制有所不同。有的药物是通过刺激胃黏膜反射性引起气道分泌物增多,从而降低分泌物的黏稠度,增加黏液排出,如氯化铵和愈创甘油醚。有的药物通过直接液化痰液、降低痰液黏度来起作用,属于黏痰溶解剂药物,如氨溴索、溴己新等。还有些药物属于黏液调节剂,通过直接作用于气道内黏液产生细胞,作用于痰中黏蛋白,使痰液黏性降低,易于咳出,这类药物的代表药是羧甲司坦、厄多司坦。近年来还有一类新药,是黏液促排剂,代表药物是桃金娘油,它的作用功能主要是通过增强纤毛运动,改善黏液纤毛清除系统的清除功能,促进痰液排出,特别适用于支气管扩张症的患病原因是纤毛运动障碍所致的患者。

　　(2)支气管扩张剂的治疗作用:支气管扩张症本身就已经有支气管发生扩

张了,为什么还能使用支气管扩张剂进行治疗呢?这是由于大量研究显示,支气管扩张症的患者也存在部分气流阻塞和气道高反应性的情况,这些改变对痰液引流有影响。而使用支气管扩张剂不仅能改善气道阻塞情况,还可能增加纤毛活动,促进痰液的排出,改善患者的呼吸功能。

(3)激素类药物的作用:研究表明,支气管扩张症的患者通过吸入糖皮质激素可能改善肺功能并且减少排痰量。

(4)物理排痰:通过物理手段促进痰液的排出,方法有用力呼吸锻炼、胸腔叩击、体位引流、胸腔震荡、胸腔摇动、辅助性咳嗽等。体位引流操作起来简单,但想要取得较好的效果,需要根据病变的部位选择合适的引流体位,主要原则是将病变部位抬高,让被引流的支气管开口朝下,使痰液排进大气道后咳出,如左侧下叶外基底段存在病变者,应选择右侧卧位,而右侧下叶外基底段病变的患者则应选择左侧卧位,如果同时有多个段发生病变时则应综合考虑,选择一个合适的体位。通常由于涉及的肺段需要专科医师来判断,因此患者选择合适的引流体位应遵循医师的指导意见。体位引流建议每天进行 2~3 次,每次保持引流体位 15~30 分钟,同时予以胸部叩击和祛痰药物效果更好。

(5)纤维支气管镜吸痰:患者如果使用物理排痰效果不佳,建议使用支气管镜吸痰,冲洗,还可以局部使用抗生素。将吸出的痰液进行细菌培养及药物敏感试验,能更准确地指导临床进行抗生素治疗。但须注意的是,在大咯血、心肺功能不全、多发肺大泡、全身极度衰弱等情况,进行纤维支气管镜吸痰术风险极大,属于禁忌。

(四)咯血的治疗

咯血是支气管扩张症的常见症状之一,一旦出现咯血症状,患者常伴随出现恐慌,特别是发生反复发作的大咯血时。这时患者通常需紧急入院治疗。咯血发生后患者首先应避免紧张情绪,需要卧床休息,减少活动,避免进食辛辣刺激或过烫的食物,取而代之以温凉食物为主。通常需使用止血药物治疗。临床上使用的止血药物根据作用机制不同主要分为作用于血管的药物和促进凝血作用的药物。

(1)作用于血管的药物:常用的药物有垂体后叶素及卡巴克洛,垂体后叶素能通过收缩肺内血管减少肺内血流量,使得肺内血液循环压力下降,有利于破裂血管处形成用于止血的血栓。中等及大量咯血时应首选该药物进行止血治疗。但须注意的是,垂体后叶素除了能收缩肺内的血管,还能引起冠状动脉、体循环动脉及内脏血管的收缩,所以可以诱发冠心病、血压升高及胃肠道不适症状,因此冠心病、高血压病等患者不宜使用。卡巴克洛主要是作用于毛细血管,其通过降低毛细血管的通透性,增加其断裂血管端的回缩而起到止血的作用。

(2)促进凝血的药物:临床上常用的药物有酚磺乙胺,该药物是通过增加血小板的生成,并增强血小板的凝血功能来起作用。此外还有凝血酶和巴曲酶,这两种药物都属于凝血因子制剂,凝血酶是从猪、牛、兔的血中提取出来的,通过作用于参与凝血过程中的各种因子,起到促进凝血的作用;巴曲酶是从一种蛇毒中分离出来的,它含有类凝血酶和类凝血激酶,在出血部位促进血小板聚集,还能促进纤维蛋白原降解,形成稳定的纤维蛋白凝块,起到止血的作用。此外,有一类药是专门保护纤维蛋白凝块不被降解及溶解的药物,代表药有氨甲苯酸、氨甲环酸等。

(五)外科治疗

对于病变局限、药物治疗效果不佳的反复感染者可进行外科手术治疗。病变局限是指发生支气管扩张症的支气管-肺组织仅在一个肺叶内或一侧肺组织内,如果两侧肺组织内存在广泛的支气管扩张是不能进行手术治疗的,因为肺组织去除过多后会使得残留的组织不足以维持机体呼吸功能的正常进行。同理,如果患者并发有严重的疾病或年老体弱,由于患者本身的呼吸储备功能已经殆尽,手术后可能使得呼吸功能进一步严重受损者,也不能进行手术治疗。另外大咯血的患者,如果反复发作,且多在一个明确的部位出血,能手术者,也建议行手术治疗。如果病变部位并非局限在一个肺叶,那么需进行长期观察,确定导致症状来源最严重的那个肺叶后,可进行该重点部位切除。

九、支气管扩张症的预防及预后

现代医学对于慢性病提出理论是三级预防,支气管扩张作为常见的呼吸系统慢性疾病,要降低其发病率也应遵循三级预防的相关建议。三级预防的概念与中国古代中医理论想法一致,中国古代名医扁鹊一家三兄弟都会治病,魏文王曾问他三兄弟中谁的医术最好,扁鹊说到自己大哥最好,二哥差些,自己是三人中最差的一个。但扁鹊医术最有名,魏文王不理解,扁鹊解释说:自己大哥治病是在病情发作之前,那时候患者自己还不觉得有病,但大哥就将病根铲除了,使他的医术难以被人认可。而二哥治病,是在病初起之时,症状尚不十分明显,患者也没有觉得痛苦,二哥就能药到病除,所以人们只认为二哥能治小病。而扁鹊治病是在病情十分严重之时,扁鹊的治疗能够使危重患者康复,所以大家认为扁鹊医术最高。这个中医典故同样灌输的是医学中三级预防的概念,扁鹊大哥给人们治病实行的是一级预防,从源头防治疾病产生,二哥是二级预防,即在疾病早期进行干预,而扁鹊则是三级预防,在患病明显时才治疗。

(1)一级预防:又称病因预防,顾名思义是指疾病尚未发生,而针对可能导致该疾病的致病因素采取措施。支气管扩张症有明确的病因,那么对于这些病因的治疗或预防,能有效地控制支气管扩张症的发生。如麻疹、百日咳疫苗的接种能有效地减少该疾病的发生,从而减少了该类疾病继发支气管扩张症的可能;卡介苗的接种能有效地减轻人群感染结核后的症状,有利于肺结核病得治疗和恢复,同样能有效地减少结核导致的支气管扩张症的发生。近年来,我国由于得益于计划免疫的开展,通过降低麻疹、百日咳等疾病的发病率,从而减少了支气管扩张症的发病率。除此之外,要做到一级预防还应该戒除吸烟等不良嗜好,多进行运动锻炼,增强机体抵抗力。对于可能接触到引发疾病的因素时应做好预防工作。如在流感或其他呼吸系统疾病流行的季节,尽量减少到人群聚集的地方;对于需从事接触有毒气体或粉尘的工人,应在工作过程中佩戴好防尘口罩或防毒面具等措施。

(2)二级预防:通常是指患者已患上该疾病,要想使疾病得到控制,只能采取措施减缓疾病的进一步发展。这时我们须强调早发现、早诊断、早治疗,通过普查、筛检、定期健康检查能及时地发现疾病的患病情况。如果能及早发现疾病初期患者,并及时合理的治疗,将对患者的预后产生积极的影响。对于有肺部感染患者,及时使用抗生素治疗,促进疾病及早恢复,能避免支气管扩张症的发生或降低严重程度。

　　(3)三级预防：主要是针对疾病中晚期，症状已表现非常明显，机体已失去代偿能力，难以恢复到正常时水平，这时只能通过各种对症治疗来改善症状，减轻患者的痛苦，提高生存质量，尽可能地延长其寿命，并帮助患者促进肺功能功能恢复，重新融入家庭及社会。

第二章　支气管扩张症常见症状

第一节　咯　　血

（一）主要病因

支气管扩张症的一个常见的症状是咯血，一旦发生，常常引起患者恐惧感。同样是咯血，除了支气管扩张症外，肺炎、肺结核等肺部感染性疾病，还有某些心血管疾病，如心衰、肺血管炎、某些先天性心脏病等也可以导致咯血的发生。因此支气管扩张症患者一旦发生咯血不能一概认为是疾病发作。即使支气管扩张症的患者发生了咯血，由于咯血量的不同，可分为小量、中等量及大量咯血。小量咯血常常能够自行停止，中等量的咯血通过有效的治疗手段也能得到控制；只有发生大量咯血，血凝块堵塞气道，导致窒息时才会危及生命。因此患者不需要一出现咯血症状就惊慌失措，恐惧万分。紧张和恐惧引起的应激和某些激素分泌反而不利于咯血症状的控制。

（二）咯血的其他病因

支气管扩张症是咯血的常见病因之一，但除了支气管扩张症外，其余喉部以下呼吸系统的疾病及某些心血管疾病也可以导致咯血的发生，如肺结核、肺部肿瘤、慢性阻塞性肺病、肺炎、肺栓塞、肺部寄生虫、二尖瓣狭窄、肺动脉高压、血液系统疾病。但这些疾病引起咯血的表现形式可能与支气管扩张症有所不同，常见的其他病因分为：

（1）肺部疾病　常见的有肺结核、肺脓肿、肺炎、肺阿米巴、肺部肿瘤等，肺结核引起的咯血常常伴有结核的相关中毒症状，如消瘦、乏力、低热等。肺炎导致的咯血，根据感染的病原微生物不同，有特征性的表现，如肺炎球菌导致的大叶性肺炎，起病急，咯血常呈铁锈色血痰；患者还常常伴急性高热、胸痛等症状,而肺炎克雷伯杆菌导致咳出的痰液多为砖红色胶冻样血痰。

(2)支气管疾病　支气管扩张症就属于该类,除此外还有支气管肺癌、支气管结核、慢性阻塞性肺部疾病等。支气管肺癌引起的咯血常常表现为痰中带血。此外,可能还有呛咳、声嘶等症状。慢性阻塞性肺部的患者除发生咯血外,还常常伴有咳痰、活动后气喘等症状。

(3)心血管系统疾病　各种先天性心脏病导致肺动脉高压、心衰时均可发生咯血,常见的有二尖瓣狭窄、动脉导管未闭、房间隔缺损等。患者发生左心衰时出现的咯血常常表现为咯粉红色泡沫痰,还伴有不能平卧、喘息气急等症状。肺梗死出现时也可能出现咯血,这时患者有剧烈胸痛,咯出的血液呈黏稠暗红色。

(4)血液系统疾病　虽然最初病因不是由于呼吸系统的疾病所致,但由于血液系统渗透到全身各处,参与各个系统及器官的活动,因此血液系统的疾病可导致呼吸系统的器官发生出血,如白血病、血友病、再生障碍性贫血等。

(5)其他疾病　如流行性出血热、白塞病、肺出血型钩端螺旋体病等。流行性出血热和肺出血型钩端螺旋体病除了咯血的症状还有皮肤黏膜出血的症状,能帮助我们鉴别。此外,非常少见的子宫内膜异位症发生在支气管、气管时,该部位的"子宫内膜"像"月经"一样,每月发生剥落,而发生"定时"咯血。

(三)咯血的治疗

咯血的治疗分为药物治疗和手术治疗。

(1)药物治疗　药物按照不同的功效分为四大类:

第一类最常用,是我们通常说的止血药,常用的药物有氨基己酸、氨甲环酸、氨甲苯酸、酚磺乙酸、卡巴克络及维生素 K_1。除维生素 K_1 和氨甲苯酸只有静脉使用制剂外,其余还有口服制剂,使用方便。氨基己酸口服为每次 2 g,每天可服用 3~4 次,但要注意的是,既往有血栓形成倾向或血栓性血管疾病患者应在医师指导下使用,该药在使用过程中可能有胃肠道反应、皮疹及低血压等情况。氨甲环酸和氨基己酸相似,该药物对于有血栓、消耗性凝血障碍的患者需慎用,其常见的副反应是胃肠道反应、疲乏感、头疼等,常规口服使用剂量为每日 1~2 g,分 2~4 次口服。口服卡巴克络片后也可能出现胃肠道不适症状,常规口服使用剂量为每天 30~90 mg,分 3 次口服。酚磺乙酸口服使用剂量为每次 0.5～1g，每日 3 次，可能出现头疼、头晕、皮疹等不适。同上述几种药物一样，该药物同样可能出现恶心等胃肠道反应。

第二类为糖皮质激素，可以促进血管收缩从而达到止血的目的。使用的糖皮质激素分为长效糖皮质激素和中效糖皮质激素。地塞米松属于长效糖皮质激素，泼尼松和甲泼尼松龙属于中效糖皮质激素。泼尼松口服使用剂量为每日 5～7.5 mg，一般可晨服 5 mg，下午加服 2.5 mg。糖皮质激素类药物虽然治疗许多呼吸系统疾病有良好的效果，但须警惕该类药物如果长期使用会产生许多不良反应。如免疫系统会被抑制，感染的机会大大增加，且感染不易控制；还可能造成骨质流失、脱钙、骨质疏松发生，严重时会导致骨折、无菌性骨坏死发生；由于该类激素可以促进胃酸及胃蛋白酶的分泌，可诱发消化性溃疡及胰腺炎的发生，严重时导致消化道出血等；该药物还会加重水钠在体内潴留，水钠增多后，可导致血压增高，眼压增高，诱发高血压病及青光眼病情加重；此外，还可使得血糖增高，伤口愈合不良，诱发精神疾病及癫痫发作。因此该类药物如需使用，应在医师严格监测下进行。

第三类为镇静剂，患者发生咯血时常常出现惊慌、恐惧、烦躁不安等情绪。这类情绪常伴随血流加速、血压增高、心率增快等反应，而这些反应均会加重血管出血的情况，不利于止血。这时患者需要进行适当镇静。常用的药物有苯巴比妥和地西泮。苯巴比妥又称鲁米那，具有镇静、催眠的作用，适用于烦躁、焦虑不安等情况。用药后可能出现情感变化、头晕、困倦不适，长期用药有可能出现叶酸缺乏及低钙血症，少数患者可能出现过敏情况（皮疹、剥脱性皮炎）。对于严重肝肾功能不全、严重肺功能不全、贫血、未控制的糖尿病、卟啉病患者禁用。妊娠期或分娩期使用时，新生儿可能发生出血及呼吸抑制等情况。另一种镇静药地西泮俗称安定，属于抗焦虑药物，有抗焦虑、镇静、催眠作用。该药物使用后可能出现嗜睡、乏力、头昏、睡眠障碍、幻觉等症状，长期使用有依赖性。对于妊娠妇女、新生儿禁用，严重肝肾功能不全、青光眼、重症肌无力、酒精中毒、严重的慢性阻塞性肺病等患者需慎用。

第四类为其他止血药物，常用的有垂体后叶素、酚妥拉明及普鲁卡因。垂体后叶素内含催产素和加压素，可导致子宫收缩和血压增高。因此妊娠妇女、高血压病患者禁用。肺心病及心衰患者因血压增高可能导致本身病情加重，因此也属于禁用。酚妥拉明有舒张血管的作用,通过舒张血管可以导致血管内压力降低,减少血管破损处出血。因此低血压禁用,冠心病有心肌梗死病史、严重动脉粥样硬化的患者由于本身血管内血流灌注不足,舒张后会加重此情况,因此也要禁用。肾功能不全、胃溃疡、胃炎者应慎重使用。患者使用普鲁卡因前需进行皮试,可能出现面部潮红、兴奋、惊厥、谵妄等症状。

第五类药物为镇咳药,对频繁咳嗽、咯血剧烈者可予以适当镇咳。吗啡在抑制呼吸中枢上是被禁用的,常用的镇咳药物有可待因和右美沙芬。需注意,可待因长期使用具有成瘾性,成人口服常规剂量每次 10～30 mg,需要时每日3 次;儿童常规口服剂量为每千克体重 0.5 mg,每日 3 次。右美沙芬治疗剂量不抑制呼吸,长期使用未见成瘾性产生,成人常规剂量每次 10～30 mg,每日 3次,妊娠 3 个月内及有精神病史的患者禁用。

第二节 咳嗽、咳痰

咳嗽是呼吸系统最常见的症状之一。咳嗽常常伴随有咳痰症状,其本身属于保护性动作,通过咳嗽,机体能将呼吸道内的分泌物、异物有效地清除出来。但剧烈咳嗽时可以导致呼吸道出血,长期持续性咳嗽对患者生活影响很大,会引起喉部疼痛、呼吸肌疼痛(患者常感到两侧前侧胸部对称性疼痛),这时需要治疗干预。引起咳嗽的感受器官存在于气管、支气管、咽喉部、胸膜等呼吸器官,此外还存在于鼻窦、食管、外耳道、心包等部位。因此上述部位发生病变时会引起咳嗽症状。支气管扩张症发生时支气管及周围肺部组织发生病变,就会产生咳嗽的症状。有时咳嗽、咳痰还很有可能是由于其他疾病引起。

(一)支气管扩张症引起咳嗽、咳痰的特点

支气管扩张症的发生通常是个渐进的过程,即随着时间的推移,病变逐渐加重,病变范围逐渐扩大,在早期时通常无明显症状,到晚期开始出现咳嗽、咳痰症状,绝大部分的支气管扩张症的患者均会出现咳嗽、咳痰症状。该症状表现为慢性咳嗽,即咳嗽症状长期、频繁地出现,且多发生在早晨或晚上。咳痰量很大,多为脓痰,在伴有急性感染时,咳痰量可多达 600 ml。痰液常常呈黄绿色,将咳出的痰收集后静置会出现分层现象:上层为泡沫,下层可见脓液分

布,中层为混浊浆液样痰。

(二)其他呼吸系统疾病引起咳嗽、咳痰的表现特点

除支气管扩张症外,还有许多呼吸系统疾病也会导致咳嗽、咳痰发生,可根据咳嗽、咳痰的不同表现特点判断为哪种呼吸系统疾病所致。咳嗽如果呈干性咳嗽,即无痰或痰量极少,通常不会是支气管扩张症,而多见于咽喉炎、支气管炎初期、间质性肺纤维化、胸膜炎等。咳嗽如果呈突然发作,可能是吸入刺激性气体、气管内异物、支气管内膜病变(如结核)、支气管或气管受压迫刺激导致。咳嗽还可以表现为不同的音色,当患有气管受压、百日咳或喉部疾病时,咳嗽可成鸡鸣样;当发生喉癌、喉返神经麻痹、喉结核时可表现为声嘶样咳嗽;如果有纵隔肿瘤、支气管肿瘤、淋巴瘤等压迫气管时,则可使咳嗽呈金属音调样。除此之外,痰液的性状也可以帮助判断疾病,如咳出乳白色或淡红色树枝样物,质地有弹性较韧,需考虑是纤维素性支气管炎;如果每日咳痰量达数百上千毫升,并呈浆液泡沫样痰,则为弥散性肺泡癌的特点;而发生肺水肿时,咳痰常呈粉红色泡沫痰。

(三)咳嗽、咳痰的治疗

总的治疗原则是,在治疗原发病的基础上进行镇咳及祛痰治疗。

(1)镇咳药物有:可待因、福尔可定、莫吉司坦、喷托维林、那可丁、苯丙哌林及右美沙芬。

常用的许多镇咳复方制剂含有可待因成分,如联邦小儿止咳露、联邦止咳露糖浆、可待因桔梗片及可愈糖浆等。该类药物属于中枢性镇咳药,在痰液较多时会影响咳出,而痰液在呼吸道内聚集会继发感染加重。此外,还可引起呕吐、便秘等消化道症状并具有成瘾性。

福尔可定与可待因类似,也属于中枢性镇咳药,但成瘾性较可待因弱,常规口服剂量每次 5～10 mg,每日 3 次,一日服用不能超过 60 mg,与可待因一样因抑制咳嗽中枢,可能影响痰多者的痰液排出,导致病情加重,因此痰量较多患者禁用。

莫吉斯坦成人常规口服剂量为每次 100 mg,每日 3 次,可能出现胃肠道不适及头晕不适。

喷托维林俗称咳必清,镇咳作用为可待因的 1/3,但是无成瘾性,每次给药

作用时间可维持 4～6 小时,成人常规口服剂量每次 25 mg,每日 3～4 次。平时常见的复方制剂有复方咳必清糖浆,每次 10 ml,每日 3 次,复方咳必清片每次 1 片,每日 3 次。青光眼及心功能不全者需慎用,可能有口干、恶心、便秘等不良反应。

那可丁属于外周性镇咳药,无成瘾性,适用于阵发性咳嗽,临床常用的含那可丁的复方制剂是强力安喘通胶囊,俗称阿斯美胶囊,每粒胶囊内含那可丁 7 mg,成人常用口服剂量为每次 2 粒,每日 3 次,不宜用于痰多者,大剂量可能引起支气管痉挛。

苯丙哌林俗称咳哌宁,镇咳作用强,起效快,无成瘾性,成人常规口服剂量每次 20～40 mg,每日 3 次,不良反应有消化道不适症状、乏力、头晕等,如嚼碎服用会产生口腔麻木不适,须避免。

(2)祛痰药:祛痰药主要是通过液化黏液或稀释痰液,使得痰易于咳出,而起到祛痰的作用。祛痰药分为三类:第一类是黏液溶解剂,我们常用的有氨溴索、乙酰半胱氨酸、溴己新;第二类有黏液稀释剂,常用的有厄多司坦、羧甲司坦;第三类属于刺激消化道引起恶心,反射性促进腺体分泌增加,从而稀释痰液帮助咳出的药物,有愈创甘油醚、桔梗等。

第一类黏液溶解剂在临床上使用最广泛。氨溴索不仅可以促进黏液溶解,还能增强支气管黏膜纤毛运动,帮助将痰液排出,通过雾化吸入、口服和静脉使用均可。口服使用,成人常规剂量为每次 30 mg,每日 3 次。6～12 岁儿童每次 15～30 mg,每日 2～3 次。2～6 岁儿童每次 7.5～15 mg,每日 3 次。1～2 岁幼儿每次 7.5～15 mg,每日 2 次。该药物可引起轻微的胃肠道不适,偶见皮疹。乙酰半胱氨酸除口服外,多用于气管滴入或喷雾吸入。成人口服常规剂量,每次 200 mg,每日 2～3 次。2～6 岁儿童每日总量 200～400 mg,分 2～4次服。2 岁以下幼儿每日总量 200 mg,分 2～4 次使用。该药物支气管哮喘患者禁用,在气管滴入时会产生大量痰液,需吸痰引流。此外,还可能引起呛咳、支气管痉挛等情况。溴己新的黏液溶解作用较强,除黏液溶解外,还可以促进呼吸道黏膜纤毛运动及通过引起恶心刺激来帮助祛痰。成人常规口服剂量为每次 5～16 mg,每日 3 次。6～12 岁儿童每次口服 4 mg,每日 3 次。2～6 岁儿童每次口服 4 mg,每日 2 次。2 岁以下儿童,每次 1 mg,每日 3 次。

该药物会引起恶心、胃部不适，胃溃疡患者需慎重使用。

第二类黏液稀释剂常用的有厄多司坦、羧甲司坦、稀化黏素，该类药物通过影响支气管腺体分泌，增加唾液黏蛋白分泌，使得痰液黏滞性降低。厄多司坦片成人每次口服 300 mg，每日 2 次；羧甲司坦成人口服剂量，每次 500 mg，每日 3 次。5 岁以上儿童，每次 100～250 mg，每日 3 次。2～5 岁儿童每次 100 mg，每日 2 次。婴儿每日每千克 20～30 mg，每日 1 次。该药物可能引起恶心、胃部不适、腹泻等消化道不适症状，严重的会发生胃肠道出血，因此有消化道溃疡病史的患者应慎重使用。临床上常用的稀化黏素又叫桃金娘油，该药物是从桃金娘科植物中提取的制剂，口服给药后，经消化道吸收，从呼吸道排出，在呼吸道黏膜发挥黏液溶解作用，还能够刺激黏膜纤毛运动，增加黏液移动，帮助痰液排出。成人口服剂量每次 300 mg，每日 2～4 次。4～10 岁儿童每次 120 mg，每日 2～4 次，口服不可打开或嚼碎，最好在餐前 30 分钟服用。

第三类属于刺激性祛痰药，常用的有愈创甘油醚，成人每次 100～120 mg，每日 3～4 次。

第三章 支气管扩张症与抗感染

细菌感染本身就是支气管扩张症的病因之一,发生支气管扩张症后,由于支气管结构发生改变,容易反复发生细菌感染,由于多次感染,患者常常有抗生素使用史,且使得感染的细菌成为耐药菌。

第一节 支气管扩张症感染时常见的病原体

支气管扩张症患者由于气道被破坏,容易导致病原菌感染及定植。近期相关研究表明,支气管扩张症在急性感染期常见的病因微生物有铜绿假单胞菌、鲍曼不动杆菌、金黄色葡萄球菌、流血嗜血杆菌、肺炎克雷伯菌、卡他莫拉菌、白色念珠菌、曲霉菌等。由于抗生素的使用,耐药的铜绿假单胞菌、鲍曼不动杆菌、金黄色葡萄球菌及肺炎克雷伯菌,在支气管扩张症的患者中检出率呈持续增高趋势。细菌通过革兰染色后,可分为两大类:用甲紫染色后,再使用酒精脱色,那些不被脱色仍呈紫色的细菌称为革兰阳性菌(G$^+$菌),另一些细菌被脱色变成无色,可染成红色,称为革兰阴性菌(G$^-$菌)。

1. 铜绿假单胞菌

目前大多数研究调查显示,铜绿假单胞菌感染是支气管扩张症患者感染率最高的细菌,痰培养结果显示铜绿假单胞菌阳性率居首位,铜绿假单胞菌属于革兰染色阴性需氧菌。铜绿假单胞菌又叫绿脓杆菌,因为这种细菌能产生一种叫绿脓素的青色色素,呈铜绿色。该细菌是一种条件致病菌,生长过程中需要氧气,适宜的生长温度范围25～42℃,该细菌在4℃不生长。该细菌对化学药物的抵抗力比一般革兰阴性菌强大。1∶2 000的洗必泰和新洁尔灭,1∶5 000的消毒净在5分钟内才可将其杀死。0.5%～1%醋酸可迅速使其死亡。

铜绿假单胞菌普遍存在,该细菌常常伴随其他毒力较强的细菌共存在病灶中。在医院的洗涤槽、贮尿容器中常可发现这种细菌,是医院内感染的重要病原菌,约占10%。铜绿假单胞菌容易感染衰弱或免疫受损的住院患者。近年来由于广谱抗生素的广泛使用,铜绿假单胞菌已产生对多种抗生素耐药的菌株,如对β内酰胺类、头孢菌素类、喹诺酮类药物均有不同程度耐药性,对铜绿假单胞菌的抗感染治疗越来越困难。铜绿假单胞菌主要致病物质是内毒素。青霉素对铜绿假单胞菌无效,氨基苷类、第三和第四代头孢菌素等抗生素对铜绿假单胞菌治疗有效,头孢菌素类抗生素以头孢他啶、头孢哌酮的作用效果较好。部分半合成青霉素类抗生素也有效,如阿洛西林和哌拉西林,其中又以哌拉西林最为常用。氨基糖苷类抗生素中,庆大霉素、妥布霉素、阿米卡星等均有作用。临床抗感染的经验证明,单一抗生素对大多数 G⁻ 杆菌尤其是铜绿假单胞菌的治疗是不理想的,因其很快就会出现耐药株,从而导致治疗失败。故此,NCCLS 以及许多权威的专业人士早已主张联合用药。治疗上常常需要联合用药以减少耐药的发生。

2. 鲍曼不动杆菌

属于革兰阴性杆菌,为条件致病菌,广泛存在于自然界。鲍曼不动杆菌主要引起呼吸道感染。不动杆菌易在潮湿环境中生存,鲍曼不动杆菌黏附力极强,易黏附在各类医用材料上,此外,本菌在健康人皮肤、咽部、消化道及阴道的分泌物中也存在。鲍曼不动杆菌主要通过接触传播和空气传播。在医院内,可通过医护人员手进行传播,此外医疗器械也是传播媒介之一。免疫力低下的老年患者、儿童或有创伤的患者均易被感染。但鲍曼不动杆菌极易对各种消毒剂和抗菌药物产生耐药性,容易出现多重耐药鲍曼不动杆菌、泛耐药鲍曼不动杆菌、耐碳青霉烯类鲍曼不动杆菌,给患者的治疗带来巨大困难。鲍曼不动杆菌对万古霉素固有耐药性,对青霉素 G、半合成青霉素、四环素、第一及第二代头孢菌素也有较高的耐药性。通常情况下抗铜绿假单胞菌的药物对鲍曼不动杆菌同样有较强作用,如第三和第四代头孢菌素、碳青霉烯类、β-内酰胺类抗生素复合制剂、氟喹诺酮类、氨基糖苷类等。由于鲍曼不动杆菌极易产生耐药,因此也主张联合用药。

3. 金黄色葡萄球菌

属于葡萄球菌属,是革兰阳性菌的代表,金黄色葡萄球菌在自然界中无处不在,空气、水、灰尘及人和动物的排泄物中都可找到。金黄色葡萄球菌是人类化脓感染中最常见的病原菌。葡萄球菌对外界的抵抗力强,在痰液中可存活 2～3 个月,加热至 80℃要 30 分钟才能被杀死,耐盐性很强,在 10%～15% 的氯化钠的培养基中仍能生长。金黄色葡萄球菌产生的毒素及酶在葡萄球菌属中最多,因此其毒力最强。金黄色葡萄球菌含有的酶中最主要的致病酶有凝固酶,该酶与病原菌的致病力有密切关系,它可以使组织周围血液或血浆中的纤维蛋白沉积在菌体表面,阻止人体内的吞噬细胞进行吞噬,有些即使被吞噬,也不容易被杀死。此外,凝固酶还聚集在细菌周围,保护病菌不受血清中其他杀菌物质的破坏。该种酶耐热,在被加热至 100℃后需经 30 分钟仍能保持部分活性。此外,葡萄球菌还可以产生葡萄球菌溶素,对人体内白细胞、肝脏细胞、血管内皮细胞、血小板等均有损伤作用。另一种致病毒素是杀白细胞素,它能攻击巨噬细胞和中性粒细胞,破坏这些细胞,使得这些细胞运动能力丧失,细胞死亡。

4. 肺炎克雷伯菌

肺炎克雷伯菌属于革兰阴性杆菌,主要存在于人体上呼吸道和肠道,在人体抵抗力降低时,可经呼吸道进入肺内而引起肺叶实变。肺炎克雷伯菌同样也是医院感染的重要致病菌之一,随着广谱抗生素的广泛使用,肺炎克雷伯菌也产生了超广谱 β-内酰胺酶、头孢菌素酶以及氨基糖苷类修饰酶。这些酶的产生,使得肺炎克雷伯菌能对第三代头孢菌素和氨基糖苷类等药物出现严重的多重耐药性。克雷伯菌对外界抵抗力强,对多数抗生素易产生耐药性。可存在于健康人的呼吸道和肠道内,此外在自然界水和谷物中也存在克雷伯菌。但是通常一般情况下该细菌不致病,但当人体免疫力低下,防御功能缺陷或存在某些诱发因素时则致病。

5. 卡他莫拉菌

卡他莫拉菌一直被认为是对人体无致病性的上呼吸道正常寄居菌。但是,近期的研究发现,卡他莫拉菌是引起呼吸道感染、上颌窦炎、中耳炎的重要病原菌,并且其发病率逐年增加。

6. 流感嗜血杆菌

流感嗜血杆菌是革兰阴性杆菌,寄生在人体的上气道内。大部分流感嗜血杆菌都是机会性感染细菌,即它们会在人体内生存而不导致疾病发生,但当人体感染病毒或免疫力低下时,会引起感染症状。

7. 白色念珠菌

白色念珠菌属于真菌,通常存在于正常人口腔、上呼吸道、肠道及阴道中,通常情况下正常人体中白色念珠菌数目少,不致病。只有当人体免疫功能下降或正常菌群相互作用失调时,才会引起白色念珠菌大量繁殖并改变生长形式,并侵入细胞引起疾病。念珠菌对热的抵抗力不强,加热至 60 ℃ 1 小时后即可死亡,但对干燥、日光、紫外线及化学制剂等抵抗力较强。在支气管扩张症患者中,有时由于长期使用抗生素,导致菌群失调继发二重感染时,容易发生白色念珠菌感染。

第二节　抗菌药物的运用

抗菌药物的使用在支气管扩张症患者的治疗中占有极其重要的地位,几乎每个支气管扩张症患者在患病的治疗过程中均会使用到抗菌药物。抗菌药物是专门针对病原菌进行抑制和杀灭的一类药物,它的使用对细菌性感染疾病的药物防治起到重要作用。抗菌药物的出现给许多致死性感染性疾病的患者带来了治愈的希望,帮助医务人员与感染性疾病进行有力的斗争。但是近年来由于抗生素的滥用伴随着一系列问题的出现,如耐药菌的产生、二重感染的出现、致死性过敏反应及毒性反应的发生,让医疗工作者认识到抗菌药物的使用需要合理的应用。

抗菌药物分为 2 类,一类药物仅仅对病原菌的生长和繁殖起到抑制作用,但无杀灭作用,称为抑菌剂;另一类药物不仅能抑制病原菌的生长繁殖,还能杀灭病原菌,这类叫作杀菌药。但每种抗菌药物都有一定的杀菌及抑菌范围,称为该类药物的抗菌谱。有一些药物只能杀灭很少一类细菌,为窄谱抗生素,还有些抗生素对革兰阳性菌、革兰阴性菌、衣原体、支原体等多种病原微生物均有抑制或杀灭作用,称为广谱抗生素。支气管扩张症患者常用来治疗细菌性感染的抗生素有 5 大类。第一类为 β 内酰胺类抗生素;第二类为大环内酯类及多肽类抗生素;第三类为氨基糖苷类抗生素;第四类为四环素类抗生素;

第五类为人工合成抗菌药喹诺酮类。

1. 第一类为 β 内酰胺类抗生素

临床上最常用的是青霉素类及头孢菌素类抗生素,它的命名是由于在化学结构中存在一个 β 内酰胺环,而衍生出来的各种抗菌药物均具有这个特征性结构。该类抗生素的作用机制是通过抑制帮助细菌细胞壁合成的黏肽合成酶活性,从而阻碍细菌细胞壁的合成,导致细菌壁合成后存在缺陷,菌体会膨胀裂解。此外,还能触发细菌自溶酶活性,杀灭细菌。β 内酰胺类抗生素根据抗细菌的作用分为 6 类:青霉素 G 和青霉素 V(口服制剂),仅能透过革兰阳性细菌细胞壁,因此这类药物仅仅对革兰阳性菌有效,属于窄谱抗生素,属于Ⅰ类;常用的阿洛西林、美洛西林、氨苄西林、羧苄西林、亚胺培南等,既能穿过革兰阳性菌细胞壁,又能穿过革兰阴性菌细胞壁,属于广谱抗生素,属于Ⅱ类;Ⅲ类容易被革兰阳性菌细胞外青霉素酶破坏灭活,因此对产酶的细菌产生耐药性;Ⅳ类包括有一代、二代头孢等,对青霉素酶稳定,因此对产酶菌敏感;Ⅴ类属于酰脲类青霉素,当细菌外间隙 β 内酰胺酶较少时存在抗菌作用,大量时则失效;Ⅵ类有三代头孢、氨曲南等,对 β 内酰胺酶很稳定,细菌外间隙有大量酶时仍有抗菌作用。

(1)青霉素 G:对溶血性链球菌、肺炎链球菌、草绿色链球菌、不产 β 内酰胺酶的金黄色葡萄球菌、百日咳杆菌、白喉杆菌、破伤风杆菌均具有抗菌性。但该药物易产生过敏反应,严重时发生过敏性休克和溶血反应可能危及生命,因此使用前需进行皮试。成人静脉输液一日量是 240 万～2 000 万单位,肌注 1 日量是 80 万～320 万单位。

(2)氨苄西林:有口服和静脉使用制剂,除了对溶血性链球菌、肺炎链球菌、草绿色链球菌、不产 β 内酰胺酶的金黄色葡萄球菌等革兰阳性菌具有抗菌性外,还对大肠杆菌、变形杆菌等革兰阴性菌也具有抗菌性。氨苄西林可导致过敏性休克,过敏性皮疹发生率比其他青霉素类药物要高。常规 1 日口服剂量是每千克体重 50～100 mg,分 4 次空腹口服。静脉使用每次 1～2 g,每日 2～4 次。

(3)阿莫西林:对细菌的抗菌作用和氨苄西林相似,对肺炎球菌及变形杆菌的作用比氨苄西林强,该药的另一个优势是口服后支气管分泌液中血药浓度很高,因此对于呼吸道感染效果好于氨苄西林。成人口服剂量为每日 1～4 g,分 3～4 次口服;儿童每日每千克体重 50～100 mg,分 3～4 次口服。

(4)羧苄西林:属于抗绿脓杆菌的广谱抗生素,能用于杀灭的细菌谱与氨苄西林相似,此外还对目前支气管扩张症感染率最高的绿脓杆菌有较强的抗菌作用。治疗铜绿假单胞菌 1 日用量每千克体重 400～500 mg。

(5)替卡西林:与羧苄西林类似,但主要是用于绿脓杆菌导致的感染,该药对抗绿脓杆菌的活性比羧苄西林强 2～4 倍。该药物口服不吸收,成人静脉用量,每日每千克体重 200～300 mg,分次给药。

(6)阿洛西林:抗菌作用与羧苄西林类似,但抗菌活性更强,除了对绿脓杆菌有较强的抗菌作用外,还对多数肠杆菌和肠球菌具有抗菌作用。该药物在支气管分泌物中浓度较高。成人严重感染每日每千克体重 200～250 mg,分 4 次给药;儿童每千克体重 50～150 mg,分 4 次给药。

(7)哌拉西林:对革兰阳性菌的作用与氨苄西林相似,此外对革兰阴性菌的抗菌作用强,可杀灭大肠杆菌、肺炎克雷伯杆菌、铜绿假单胞菌、流感嗜血杆菌等,对厌氧菌及产酶金黄色葡萄球菌也有很好的抗菌性。哌拉西林口服不吸收。静脉给药,成人常规剂量每日 4～12 g,分 3～4 次给药。静脉给药可能引起局部静脉炎或红肿。不良反应还包括腹泻、恶心、呕吐等消化系统反应、肝功能异常、胆汁淤积性黄疸,皮疹,头痛、头晕、乏力等神经系统症状,肾功能异常发生较少。此外,还可能出现白细胞减少及凝血功能障碍。青霉素类过敏者禁用。有出血史、溃疡性结肠炎、克罗恩病或假膜性结肠炎的患者使用时需慎重。

(8)美洛西林:其抗菌作用与阿洛西林类似,属于半合成的广谱抗生素,对大多数革兰阳性菌及革兰阴性菌均有活性,对厌氧菌也有作用。但对铜绿假单胞菌感染抗菌作用较阿洛西林弱。常规使用剂量,成人每日每千克体重 200～250 mg,儿童每千克体重 50～150 mg,每日分 4 次静脉给药。

(9)头孢一代:对产青霉素酶的金黄色葡萄球菌、肺炎杆菌都具有抗菌活性,对肾脏有毒性。常见的药物有头孢噻吩、头孢唑啉、头孢氨苄等。

头孢氨苄对金黄色葡萄球菌、肺炎球菌、克雷伯杆菌、流感嗜血杆菌及卡他莫拉球菌均有抗菌作用,口服吸收效果好,但该药对铜绿假单胞菌无效,成人每日 1～2 g,分 3～4 次口服,小儿每日每千克体重 25～50 mg,分 3～4 次口服,该药可引起过敏反应,肾功能损害。

头孢唑林:能杀灭的细菌种类与头孢氨苄类似,通常该药物用于肌注,每次 0.5～1 g,每日 3～4 次,儿童用量为每日每千克体重 20～40 mg,分 3～4 次给药,该药物除了过敏反应外还可能引起转氨酶增高、蛋白尿等。

头孢拉定:该药物抗菌谱同头孢氨苄类似,过敏体质及肾功能不全患者需慎用,成人口服剂量为每日 1～2 g,分 3～4 次。静脉使用为每日 2～4 g,分 4 次给药。小儿口服剂量为每日每千克体重 25～50 mg,分 3～4 次。小儿静脉给药为每日每千克体重 50～100 mg,分 4 次给药。

(10)头孢二代:对革兰阳性菌作用比头孢一代稍差,但抗革兰阴性菌的作用强于头孢一代,对一部分厌氧菌高效,对绿脓杆菌无效。临床上使用较多的有头孢孟多、头孢克洛、头孢呋辛。

头孢呋辛:对流感嗜血杆菌、大肠杆菌、克雷伯菌有效,对革兰阴性菌产 β 内酰胺酶有较好的耐受性能,但对铜绿假单胞菌、不动杆菌等不敏感,该药物不能与氨基糖苷类药物置于同一容器内,成人静脉使用每次 750～1 500 mg,每日 3 次。儿童静脉使用每日每千克体重 60 mg,分 3～4 次给药。

头孢克洛:能杀灭的细菌种类与头孢唑啉类似,能杀灭葡萄球菌、化脓性链球菌、肺炎球菌、流感嗜血杆菌性等,该药物口服给药,成人常规用量 250 mg 每次,每次给药间隔 8 小时。儿童每日口服剂量为每千克体重 20 mg,需分 3 次给药。

头孢孟多:与头孢唑啉作用相同,成人常规用药每次 0.5～1 g,每日 4 次。儿童每日每千克体重 50～100 mg。

(11)头孢三代:主要抗菌谱为革兰阴性菌,对肠杆菌和绿脓杆菌有很强的作用,对流感杆菌也有良好的抗菌作用。对肾脏基本无毒性。常用的药物有头孢哌酮、头孢他啶、头孢曲松、头孢噻肟。其中头孢他啶的抗绿脓杆菌作用最强。

头孢噻肟为半合成的第三代头孢菌素,链球菌、大肠杆菌、克雷伯杆菌、沙门杆菌对该药敏感,铜绿假单胞菌对该药不敏感。长期用药可导致二重感染,成人静脉给药,每次 0.5～1 g,每日 2～4 次;儿童每日每千克体重 50～

100 mg，分 2～3 次给药。

头孢曲松除了对克雷伯杆菌、大肠杆菌、链球菌、嗜血杆菌敏感外，对铜绿假单胞菌、产酶的金黄色葡萄球菌等也有作用，成人静脉给药每次 1 g，每日一次，儿童用量一般按成人量的一半来给药。

头孢哌酮对铜绿假单胞菌作用强，口服不吸收，静脉给药，成人每次 1～2 g，每日 2～3 次。儿童每日每千克体重 50～150 mg，分 2～4 次给药。

头孢他啶对铜绿假单胞菌作用较其他 β 内酰胺类药物要强。轻度感染者，每日 1 g，分 2 次给药；中度感染者每次 1 g，每日 2～3 次；重度感染者每次 2 g，每日 2～3 次。

头孢克肟属于头孢三代中的口服制剂，能对抗链球菌、大肠杆菌、克雷伯杆菌、流血嗜血杆菌等感染，口服给药，成人每次 50～100 mg，每日 2 次，儿童每次每千克体重 1.5～3 mg，每日 2 次。头孢克肟用于肾功能不全者应减量。

（12）拉氧头孢：属于非典型的 β 内酰胺类抗生素，属于广谱抗生素，能抗革兰阳性菌、革兰阴性菌还有厌氧菌。与头孢噻肟的抗菌谱近似，对大肠杆菌、克雷白杆菌、流感杆菌、各型变形杆菌、枸橼酸杆菌、沙雷杆菌等均有作用。对抗 β 内酰胺酶的性能强，微生物对该品很少发生耐药性。静脉给药，每次 1 g，每日 2 次；儿童每日每千克体重 40～80 mg，分 2～4 次。该药可能导致过敏性休克，但发生率很少。还可能引起肾脏、肝脏损害、血常规改变、胃肠道反应、菌群失调、出血倾向等。

（13）氨曲南：对革兰阴性菌抗菌效果强大，如对大肠杆菌、克雷伯杆菌、流感嗜血杆菌等都有较好的效果，但对革兰阳性菌作用较差，此外能杀灭绿脓杆菌及其他假单胞菌等。与头孢他啶及庆大霉素相比，氨曲南对产气杆菌的作用高于前者。该药有一个明显优势是适用于青霉素过敏的患者，副作用少。对口服不吸收氨曲南者可供静脉滴注、静脉注射和肌内注射给药。成人一般感染，每日 3～4 g，分 2～3 次给药，严重感染每次 2 g，每日 3～4 次。常见的不良反应有皮疹、出血、紫癜、瘙痒，也可有腹泻、恶心、呕吐、黄疸及药物性肝炎、乏力、眩晕等神经系统症状，罕见的不良反应有血小板和白细胞计数下降，凝血时间延长。偶可见氨基转移酶升高，个别患者有口腔黏膜损害。

（14）β-内酰胺酶抑制剂，有克拉维酸、舒巴坦、三唑巴坦，主要是通过抑制

细菌产生的 β-内酰胺酶,防治 β-内酰胺类药物被酶水解,与 β-内酰胺类抗生素合用能增强 β-内酰胺类抗生素的抗菌作用。特别是目前临床上的产酶耐药菌,如耐甲氧西林的金黄色葡萄球菌,绿脓杆菌,产 β-内酰胺酶的流感杆菌、卡他莫拉菌等。β-内酰胺酶抑制剂与 β-内酰胺联合使用,可有效地控制包括产相关酶的耐药菌的严重感染。这些联合制剂有:

替卡西林/克拉维酸:对金黄色葡萄球菌、表皮葡萄球菌、链球菌属、大肠杆菌、流感嗜血杆菌、肺炎克雷伯菌、铜绿假单胞菌等细菌均有活性,更重要的是该药可以杀灭产酶的铜绿假单胞菌和葡萄球菌。克拉维酸通过阻断 β-内酰胺酶破坏细菌的防御屏障,恢复替卡西林敏感性。成人常用剂量:每次 1.6～3.2 g,每 6～8 小时给药一次。新生儿用量:每千克体重每次 80 mg,每 12 小时给药一次。该药可能会产生皮疹、荨麻疹等过敏反应,还可能出现恶心、呕吐等胃肠道症状。偶可出现肝炎和胆汁淤积性黄疸,低钾血症较为罕见。此外可能有血小板、白细胞减少症及出血征象。

阿莫西林/克拉维酸:对阿莫西林敏感的非产酶细菌敏感,此外对产酶的金黄色葡萄球菌、大肠埃希菌、肺炎链球菌及溶血性链球菌、克雷伯菌、流感嗜血杆菌等也有效,对耐阿莫西林的产 β-内胺酶菌株作用较强。成人常规口服剂量,呼吸道感染每次 625 mg,每 8 小时 1 次。青霉素类过敏或对克拉维酸有过敏史患者禁用。传染性单核细胞增多症者禁用。常见的不良反应有腹泻、恶心、呕吐、皮疹、血清转氨酶升高、嗜酸性粒细胞增多、白细胞降低等。

氨苄西林/舒巴坦:氨苄西林是最早的广谱青霉素,临床应用广泛,目前细菌耐药严重,单独使用对产酶的金黄色葡萄球菌,溶血性链球菌、肺炎链球菌、肠杆菌科和不动杆菌都均耐药。但舒巴坦与氨苄西林合用后除了对氨苄西林敏感的菌株敏感,还对耐氨苄西林的产酶金黄色葡萄球菌、流感嗜血杆菌等菌株有抗菌活性。这是由于舒巴坦保护氨苄西林免受细菌酶的水解破坏,增强了抗菌活性。过敏者禁用,孕妇及哺乳期妇女、有哮喘、湿疹、荨麻疹等过敏性疾病史者和肾功能不全者慎用。该药物的皮疹发生率较高,严重者偶尔可能发生剥脱性皮炎、过敏性休克的报道。少数患者可能出现转氨酶一过性升高及腹泻、恶心等胃肠道症状。成人静脉给药,每次 1.5～3 g,每日 2～4 次。肾功能不全者需减量。儿童常规静脉给药,每千克体重每日 0.1～0.2 g,需分次给药。

头孢哌酮/舒巴坦：抗菌谱广。头孢哌酮/舒巴坦抗菌组分中的头孢哌酮通过抑制细菌细胞壁的合成起杀菌作用，而舒巴坦作为β-内酰胺酶抑制剂，对由耐药菌株产生的各种β-内酰胺酶具有不可逆性的抑制作用，可增强头孢哌酮抗β-内酰胺酶降解的能力。舒巴坦与细菌体内的β-内酰胺酶结合后，保护头孢哌酮不被β-内酰胺酶水解。因此对溶血性链球菌、肺炎球菌、大肠埃希菌、沙门菌、铜绿假单胞菌、流感嗜血杆菌等有很强的抗菌活性。妊娠、哺乳期妇女、严重胆管梗阻及肝脏、肾脏疾病患者慎用。此外，该药可能导致维生素 K 缺乏，因此该类患者需慎用。该药的不良反应主要表现为恶心、呕吐、腹泻，和其他青霉素类药物一样，容易引起过敏反应，此外可出现一过性肝功能异常及可逆性的中性粒细胞及血小板减少等。该药物成人常规量为每天 2～4 g，分 2 次给药。严重或难治性感染时剂量需加大，肾功能不全者需减量。儿童静脉给药剂量为每千克体重每天 40～80 mg，分 2～4 次给药。

哌拉西林/他唑巴坦：不但对哌拉西林敏感的非产酶金黄色葡萄球菌、表皮葡萄球菌、肺炎链球菌、铜绿假单孢菌、大肠埃希菌等敏感，对产β-内酰胺酶的金黄色葡萄球菌、铜绿假单孢菌等耐哌拉西林的菌株也较敏感。该药常见的不良反应有过敏反应、胃肠道反应，少数患者可能有肝毒性，出现暂时性肝功能异常、胆汁淤积性黄疸。长期用药时可致菌群失调，发生二重感染。成人常规剂量静脉给药每次为 3.375 g，每 6 小时 1 次，肾功能不全时需减量。

2. 第二类为大环内酯类及多肽类抗生素

常用的大环内酯类有红霉素、螺旋霉素、乙酰螺旋霉素、阿奇霉素、罗红霉素等，该类药物其对流感嗜血杆菌、支原体或衣原体均有抗菌活性，且口服生物利用度提高、不良反应亦较少。

（1）红霉素：抗菌谱与青霉素类似，对葡萄球菌、链球菌、百日咳杆菌、布氏杆菌、军团菌及流感嗜血杆菌均有抗菌作用。此外，对支原体、衣原体、螺旋体、立克次体、少数分枝杆菌和阿米巴原虫有抑制作用。该药物的不良反应主要是肝脏毒性，大量长期使用可引起胆汁淤积和转氨酶升高，此外可能导致耳鸣、听觉减退，以及恶心、腹痛等消化道反应，还可引起药物热、荨麻疹等过敏反应。严重的副反应有室性心律失常、室速、QT 间期延长等心血管系统表现。

过敏者、慢性肝病患者及孕妇禁用。

（2）乙酰螺旋霉素：抗菌效果与红霉素类似，成人常规口服剂量每次200 mg，每日 4～6 次，重症每日可用至 1.6～2 g。儿童每日每千克体重30 mg，分 4～6 次给药。该药物可能引起恶心、呕吐、食欲不振、腹胀、腹泻等胃肠道反应，还可能出现白细胞减少。大剂量使用时可引起血尿。

（3）阿奇霉素：抗菌谱与红霉素类似，对大多数革兰阴性的患者作用比红霉素强，对军团菌比红霉素强 2 倍，对流血嗜血杆菌比红霉素强 4 倍。每日口服给药只需一次。成人每日口服 500 mg，儿童口服给药每日每千克体重30 mg，连续口服 3 天。肾功能不全患者需减量。最常见的不良反应为胃肠反应，有腹泻、恶心、腹痛、消化不良、肠胃胀气、呕吐、黑便及胆汁淤积性黄疸等，此外还可能出现心悸、胸痛、头晕、头痛、嗜睡等。过敏反应常表现为皮疹、瘙痒、光敏反应及血管性水肿。已知对大环内酯类药物过敏的患者禁用。既往因使用阿奇霉素导致胆汁淤积性黄疸的患者禁用。

（4）罗红霉素：是新一代大环内酯类抗生素，抗菌作用与红霉素类似，可作用于革兰阳性菌、厌氧菌、衣原体和支原体等。但抗菌作用比红霉素强 1～4 倍。成人口服剂量每次 150 mg，每日 2 次，餐前服用。儿童口服剂量每千克体重 2.5～5 mg，每日 2 次。与牛奶同服可增加吸收。该药主要不良反应为腹痛、腹泻、恶心、呕吐，但发生率较红霉素低。偶见皮疹、皮肤瘙痒、头昏、头痛、转氨酶升高等。对大环内酯类药物过敏者禁用。

（5）克拉霉素药理作用：抗菌谱与红霉素及罗红霉素等相同，对链球菌属、肺炎链球菌、葡萄球菌、流感杆菌等的抗菌作用比红霉素更优，对军团菌、支原体、衣原体等的作用比红霉素为强，且对厌氧球菌有较强抗菌作用，作用明显强于红霉素。成人口服剂量每次 250 mg，12 小时口服一次，严重者口服剂量可增至每 12 小时 500 mg；6 月～12 岁儿童口服剂量：每千克体重每次 7.5 mg，每日 2 次，最高剂量不超过每日 500 mg。12 岁以上儿童按成人量。和其他大环内酯类药物一样，常见的不良反应有恶心、腹痛、腹泻等胃肠道反应，此外还有一过性转氨酶升高，并可发生过敏反应，常表现为药疹，荨麻疹等。对大环内酯类药物过敏者禁用，孕妇，哺乳期妇女，严重肝肾功能不全，心律失常者禁用或慎用。

（6）去甲万古霉素：属于多肽类抗生素。该药对各种革兰阳性球菌与杆菌均具强大抗菌作用，包括耐甲氧西林金葡菌、耐甲氧西林表皮葡萄球菌、肠球菌、链球菌对该品亦敏感。但该药对革兰阴性菌、分枝杆菌、立克次体、衣原体或真菌无效。该品属杀菌剂。口服不易吸收。临床可用于由于青霉素过敏而不能使用青霉素或头孢菌素类治疗的患者，或对上述抗生素耐药的严重葡萄球菌感染、肠球菌等感染者，特别是耐药的耐甲氧西林金葡菌、耐甲氧西林表皮葡萄球菌引起的感染。成人静脉给药，每日 0.8～1.6 g，一次或分次给药。小儿每日每千克体重 16～24 mg，一次或分次给药。该药物不良反应有听力减退、耳鸣、耳聋、血尿、食欲减退、恶心、呕吐等。快速大量给药时可产生红斑样、皮肤发红等表现，称为"快红颈综合征"。不宜肌注，肌注时会导致剧痛。大剂量长期使用时易发生肾毒性，由于损害肾小管，可导致患者出现蛋白尿、血尿、少尿、氮质血症，严重时出现肾功能衰竭。孕妇、老年人、新生儿与早产儿也不宜选用。肾功能不全患者禁用。

（7）万古霉素：属于糖肽类抗生素，主要用于金黄色葡萄球菌、表皮葡萄球菌、链球菌等细菌感染的治疗，但对厌氧菌和革兰阴性细菌无效，对抗敏感细菌药力较强，常常作为"最后一线药物"，在其他抗生素对病菌无效时使用。用于耐药葡萄球菌、难辨梭状芽孢杆菌等感染均有良好的效果。但近年来由于抗生素的滥用，耐万古霉素超级细菌出现，对感染性疾病的治疗提出了巨大的挑战。成人静脉用药每 6 小时每千克体重 7.5 mg 或每 12 小时每千克体重 15 mg；新生儿首次每千克体重 15 mg，以后每千克体重 10 mg，每 12 小时给药一次；婴儿首次每千克体重 15 mg，以后每千克体重 10 mg，每 8 小时给药一次；儿童每次每千克体重 10 mg，每 6 小时给药一次，或每次每千克体重 20 mg，每 12 小时给药一次。该药输入速度过快时与去甲万古霉素一样，可能产生以躯干上部为主的红斑样或荨麻疹样皮肤发红表现。静脉输液时应控制浓度和滴注速度，因为超过浓度或速度过快可能引起血栓性静脉炎。肌注时会导致剧烈疼痛，不宜运用。与去甲万古霉素一样，大剂量应用时会产生严重的耳毒性及肾损害严重。因此，听力减退、耳聋、肾功能不全者禁用。

（8）替考拉宁：又名太古霉素，与万古霉素有相似的抗菌谱，对厌氧和需氧的革兰阳性菌均有抗菌活性。该类细菌包括金黄色葡萄球菌，链球菌，肠球菌,李司特菌,难辨梭状芽孢杆菌和消化球菌。替考拉宁与万古霉素相比,亲脂性更高,渗入组织和细胞更容易。因此替考拉宁与万古霉素相比有更多优势,抗菌活性比万古霉素更高,副作用更低,半衰期更长,可以减少每日给药次数。且很少出现耐替考拉宁的菌株。成人常规静脉给药用量,第一天400 mg,第二天开始200 mg。严重感染时,静脉给药400 mg,每日2次,连续使用3天,3天后减为每日200~400 mg。儿童静脉用药推荐剂量为每千克体重10 mg,前三次给药剂量为每12小时给药一次,随后剂量为每千克体重10 mg。肾功能受损患者,需调整剂量。严重不良反应少见,可能引起注射部位局部疼痛、血栓性静脉炎、皮疹、瘙痒、发热、过敏性休克、荨麻疹,严重时可发生剥脱性皮炎,中毒性表皮溶解坏死。此外还可能出现转氨酶增高、血清肌酐升高、头晕、头痛、听力丧失、耳鸣和前庭功能紊乱。替考拉宁过敏者禁用。妊娠及哺乳期妇女、小儿、严重肾功能不全患者慎用。

3. 第三类为氨基糖苷类抗生素

它是由氨基醇环与氨基糖分子通过糖苷键相互结合而成的一类抗生素。氨基糖苷类抗生素属静止期杀菌药,抗菌谱较广,杀菌作用呈浓度依赖性,对需氧菌及结核杆菌有效,特别对需氧革兰阴性杆菌的抗菌作用强。对某些革兰阳性菌也有良好的杀菌作用,但对厌氧菌几乎没有抗菌作用。常用的药物有链霉素、卡那霉素、阿米卡星、庆大霉素、萘替米星等。

(1)链霉素:该药对许多革兰阴性杆菌具有抗菌作用,如大肠埃希菌、克雷伯菌、变形杆菌属、肠杆菌属、沙门菌属、志贺菌属、布鲁菌属等,但链霉素对葡萄球菌属及其他革兰阳性球菌的作用差。链球菌、铜绿假单孢菌和厌氧菌对该药耐药。此外,该药可以杀灭或者抑制结核杆菌。它是抗结核治疗中的主要用药之一。成人常规用量,肌肉注射,每次0.5~1 g,每12小时1次。小儿常规用量,肌内注射,每日每千克体重15~25 mg,分2次给药。肾功能减退的患者需减量。该药的不良反应有听觉神经毒性、过敏反应、肾毒性等,因听觉毒性,如长期使用副作用严重者可引起耳聋,过敏反应严重者可导致过敏性休克。此外,还可能导致呼吸困难、嗜睡、软弱无力等神经肌肉阻滞反应。妊娠、哺乳期妇女禁用。对氨基糖苷类药物过敏的患者禁用。存在脑神经损害、重症肌无力或震颤麻痹等神经系统疾病患者慎用。

（2）庆大霉素：庆大霉素抗菌谱较广，且活性强，对大肠杆菌、肺炎杆菌、绿脓杆菌、变形杆菌、沙门菌属、克雷伯菌属、葡萄球菌、肠杆菌属等均有很好的抗菌作用。该药对链球菌、肺炎球菌和厌氧菌无效。成人静脉给药，每次80 mg，每日 2～3 次，给药间隔 8 小时。小儿常规给药剂量，每日每千克体重 3～5 mg，分 2～3 次给药。同链霉素一样，该药可能导致听力减退、耳鸣或耳部饱满感等耳毒性及呼吸困难、嗜睡、极度软弱无力等神经毒性等不良反应。大剂量使用可引起急性肾功能衰竭。该药偶尔可能会引起过敏性白细胞减少、中性粒细胞减少及贫血等。少数患者可能出现恶心、呕吐、腹胀等胃肠道症状和转氨酶升高的情况。

（3）阿米卡星：又称丁胺卡那霉素，属于氨基糖苷类抗生素。该药对多种肠杆菌如大肠埃希菌、变形杆菌属、志贺菌属、沙门菌属、枸橼酸杆菌属等均有较好的杀灭作用，对铜绿假单胞菌、不动杆菌属、产碱杆菌属也有很强的抗菌性；此外，对流感嗜血杆菌、结核杆菌及某些非结核分枝杆菌导致的感染均有作用。该药近年来随着耐药菌的增多，运用广泛，是由于阿米卡星对一些革兰阴性杆菌所产生的针对氨基糖苷类药物的钝化酶稳定，不会被该类酶钝化而失去抗菌活性。一些对庆大霉素、妥布霉素和奈替米星等氨基糖苷类药物耐药的患者中仍有 60%～70% 对阿米卡星敏感。但对于革兰阳性球菌，阿米卡星除对葡萄球菌属中对甲氧西林敏感的细菌有抗菌作用外，其余肺炎链球菌、其他链球菌和肠球菌属对阿米卡星大多耐药。阿米卡星对厌氧菌无效。由于阿米卡星的上述优势，阿米卡星多用于对庆大霉素、卡那霉素耐药的大肠杆菌、变形杆菌和绿脓杆菌导致的感染。成人静脉使用常规剂量，每次每千克体重 7.5 mg，每 12 小时给药一次，一天总量不超过 1.5 g，一般疗程 7～10 天。小儿肌内注射或静脉滴注首剂按每千克体重 10 mg 使用，随后以每 12 小时每千克体重 7.5 mg；较大儿童用量与成人相同。一般一疗程不超过 10 天。肾功能不全的患者需调整剂量，剂量的调整需通过监测血药浓度来实现。此外，新生儿、老年患者，也应通过监测血药浓度来使用。该药的不良反应同卡那霉素相似，存在耳毒性和肾毒性，用药后可能出现耳鸣、耳部饱胀感，听力减退，严重时将导致耳聋。肾脏损害可表现为尿素氮、血肌酐值升高，严重时可导致肾功能衰竭。此外，脱水者、使用强效利尿剂的患者应注意由于脱水及利尿导致药物蓄积,应慎用或减量。阿米卡星还可能导致患者出现恶心、呕吐、头痛、关节痛、药物热、肝功能异常等。出现过敏性休克较罕见。长期使用,可引起二重感染。孕妇、哺乳期妇女、儿童(尤其是早产儿及新生儿)及老年患者用药需慎重考虑。

(4)奈替米星:抗菌作用与庆大霉素相似,对大肠杆菌、绿脓杆菌、克雷伯菌、变形杆菌属、志贺菌属、沙门菌属、枸橼酸杆菌属等具有良好作用。此外,奈替米星对葡萄球菌属和其他革兰阳性球菌的作用较其他氨基糖苷类强,与阿米卡星一样,奈替米星对肺炎球菌及各组链球菌的作用差,对厌氧菌无效。奈替米星也针对某些氨基糖苷类的钝化酶稳定,因此某些对庆大霉素耐药的细菌,仍能被奈替米星杀灭。成人常规使用每日每千克体重 3～4 mg;严重感染时可增加至 4～6.5 mg,分 2～3 次给药。新生儿(6 周内)每日每千克体重 4～6.5 mg,分 2～3 次给药。婴儿和儿童每日每千克体重 5～8 mg,分 2～3 次给药。该药不良反应同链霉素及庆大霉素相似,可有轻度听力损害及肾损害,但耳毒性较轻,此外还可见过敏反应、恶心、呕吐、血清转氨酶增高等。肾功能减退的患者需调整剂量。

(5)卡那霉素:主要对大肠杆菌、肠杆菌属、克雷白杆菌、结核杆菌、变形杆菌和金黄色葡萄球菌敏感。铜绿假单孢菌、除金黄色葡萄球菌外的革兰阳性菌、厌氧菌、非典型性分枝杆菌、立克次体、真菌等对卡那霉素均耐药。成人常规静脉给药,每次 0.5 g,每日 1～1.2 g,疗程 7～10 日。儿童常规给药量按每日每千克体重 15～25 mg,分 2 次给药。由于氨基糖苷类药物的毒性与其血药浓度密切相关,因此使用过程必要时应监测血药浓度,为了防止血药浓度骤然升高,药物只能使用肌注和静滴给药,不可静推。发生率较高的不良反应有耳毒性,常表现为听力减退、耳鸣或耳部饱满感;肾毒性,表现为血尿、尿量减少,但引起的肾脏病变多为可逆性,停药后可迅速恢复,严重者恢复较慢或部分恢复;影响前庭功能时可出现步履不稳、眩晕、恶心、呕吐等;严重者可能出现休克死亡、心肌抑制、呼吸衰竭等。由过敏反应导致的嗜酸粒细胞增多症多见,可达 10%。根据统计,使用卡那霉素治疗时耳毒性的发生率约 5%,且卡那霉素引起的耳蜗神经损害在停药后仍可继续发展,因此卡那霉素的耳毒性较链霉素、庆大霉素等为大。有肾功能减退者,血药浓度较长时间维持在 30 μg/ml

以上,使用时间较长者、既往有中耳炎病史者及老年患者更易发生。卡那霉素引起的心肌抑制、呼吸衰竭是由于该药物阻滞神经肌肉接头而引起,用葡萄糖酸钙静注可使部分病例恢复。

(6)妥布霉素:主要对革兰阴性菌中的绿脓杆菌、大肠杆菌、克雷伯杆菌、变形杆菌、沙雷菌属及枸橼酸杆菌有效。妥布霉素对革兰阳性菌中链球菌无效,但对葡萄球菌有效。临床主要用于绿脓杆菌感染,且对于支气管或肺部感染时可通过使用气溶吸入妥布霉素作为辅助治疗。特别是对庆大霉素耐药的革兰阴性杆菌,如绿脓杆菌感染有效。成人常规用量肌内注射或静脉滴注,每日每千克体重 4.5 mg,分 2 次给药,每日最高剂量为每千克体重 5 mg。新生儿常用肌内注射或静脉滴注,每日量为每千克体重 4 mg,分 2 次给药。肾功能不全的患者需根据肌酐清除率调整用药量。

妥布霉素静脉给药前需充分稀释后静滴,并在 30～60 分钟滴完。1 个疗程不应超过 10 天。妥布霉素对听神经和肾脏有毒性,但该药的肾脏毒性较庆大霉素为少见,此外还可引起恶心、呕吐、食欲不振、腹胀、腹泻等胃肠道反应;可引起肝损害,表现为转氨酶升高;对血液系统影响表现为血小板、白细胞或粒细胞减低,皮疹,静脉炎等。剂量大时可能导致二重感染、中毒性精神病发生。

(7)依替米星:是我国首创的一种新的半合成氨基糖苷类抗生素,与其他氨基糖苷类抗生素一样,主要对革兰阴性杆菌有较好的抗菌效果,如大肠杆菌、肺炎克雷伯杆菌、嗜血流感杆菌、奇异变形杆菌、沙门菌属、沙雷菌属等,此外对部分假单孢杆菌及不动杆菌属具有一定抗菌活性,成人常规使用剂量每日 200 mg,稀释于 100 ml 的氯化钠注射液或 5% 葡萄糖注射液中,静滴 1 小时,每日 1 次,一般疗程 3～7 天。依替米星属于半合成氨基糖苷类抗生素,不良反应同样存在耳毒性、肾毒性和神经肌肉阻滞剂毒性,不良反应发生率和严重程度与萘替米星相似。在肾功能不全或使用剂量过大的患者中不良反应的发生率更高。对于氨基糖苷类抗生素过敏的患者禁用。孕妇、哺乳期妇女、儿童及老年患者需慎用。为了减轻不良反应发生后对人体造成的危害,在使用过程中应密切观察肾功能和第八对颅神经功能(听神经功能)的变化,同时应避免与其他具有潜在耳、肾脏毒性的药物联合使用,本身存在肾功能损害的患者不宜使用,如必须要使用时应调整剂量,并监测血药浓度及肾功能变化。

(8)异帕米星:该药物的抗菌谱与阿米卡星相似,对大肠杆菌、克雷伯杆菌、铜绿假单胞菌、变形杆菌均敏感。对敏感的肠杆菌抗菌效果比阿米卡星强2倍,对奇异变形杆菌和铜绿假单胞菌的作用和阿米卡星相同或稍差,对葡萄球菌及耐甲氧西林葡萄球菌均有良好的抗菌作用。对流感杆菌有中度作用。对肠球菌属无活性。异帕米星最大优点是对细菌产生的一些氨基糖苷类钝化酶稳定,不被钝化酶水解,从而不被细菌产生的酶水解失活。一般给药途径为肌内注射或静脉滴注。成人每日400 mg,分2次给药,静脉滴注宜控制在30～60分钟。异帕米星的肾毒性与阿米卡星相似,耳毒性比阿米卡星低。有肾功能损害的患者应根据损害程度调整用药剂量。肝功能损害、高龄患者以及依靠静脉高营养维持生命的体质衰弱者使用时需慎重。孕妇用药时需考虑到对新生儿的听神经损害,应十分慎重。幼儿一般不使用此药。儿童使用时也须慎重考虑。对氨基糖苷类过敏者禁用。患者的血缘亲属中有曾因使用氨基糖苷类药物后引起听觉减退者,需避免使用异帕米星。老年患者应采用小剂量或延长给药间隔的方式,以便与患者年龄、肾功能和听神经的功能相适应。需警惕老年患者有可能出现因维生素 K 缺乏而造成出血倾向。

4. 第四类为四环素类抗生素

四环素类抗生素是由放线菌产生或经其半合成的一类广谱抗生素。直接产生的有金霉素、四环素、土霉素。半合成的提取物有多西环素、美他环素、米诺环素等,抗菌作用的强弱依次为米诺环素＞多西环素＞美他环素＞金霉素＞四环素＞土霉素。四环素类抗生素广泛用于多种细菌及支原体、立克次体、衣原体等所导致的感染,对于呼吸系统感染的常见细菌,四环素类抗生素对其中的链球菌、肠球菌、葡萄球菌、大肠杆菌、流感嗜血杆菌、克雷伯杆菌、李斯特菌等均有抗菌活性。常见的不良反应有:①胃肠道反应:表现为恶心、呕吐、腹痛、腹泻、腹部不适感、食欲明显减退等症状。饭后服药可减轻,但会影响药物吸收。严重时可能发生食管溃疡。②二重感染:易发生在体弱者、婴儿及同时使用糖皮质激素及抗肿瘤药物的患者。主要由于菌群失调导致,可导致维生素缺乏,白色念珠菌感染,难辨梭菌性假膜性肠炎发生。③对骨、牙生长的影响:药物可能沉积在牙齿及骨骼中,造成牙齿黄染,影响婴幼儿骨骼发育,因此孕妇、哺乳期妇女及儿童(8岁下)应禁用。④肝损害:可能发生恶心、呕吐、黄疸、肝脏转氨酶增高,严重时可能发生昏迷继而死亡,多见于超常规剂量使用时。⑤过敏反应:可引起药热、皮疹及哮喘等。⑥肾毒性:对于肾功能本身不正常的患者,可导致尿素氮增高,肌酐清除率降低。

(1)四环素:由放线菌中的链霉素的培养液中分离出来的抗菌物质,属于广谱抑菌剂,浓度高时具有杀菌作用,对革兰阳性菌、革兰阴性菌、立克次体、滤过性病毒、螺旋体等都有抑制作用,但对结核杆菌、变形菌则无效。四环素对革兰阳性菌的抑菌作用强于对革兰阴性菌,但革兰阳性菌中的肠球菌属对四环素耐药。对铜绿假单孢菌无抗菌活性,对部分厌氧菌属细菌具一定作用,但比甲硝唑、克林霉素和氯霉素等差,临床上不选用。近几十年来四环素的广泛应用,临床常见病原菌葡萄球菌、肠杆菌等对四环素耐药情况严重,因此,目前临床上四环素主要用于治疗立克次体病,支原体、衣原体属感染,对于细菌性感染用于敏感的革兰阳性球菌或革兰阴性杆菌的轻症感染。成人常规口服剂量:每次0.5g,每日3～4次。8岁以上儿童口服剂量:每日每千克体重30～40mg,分3～4次服用,疗程一般为7～14日。四环素的不良反应有:①胃肠道症状,除恶心、呕吐、上腹不适等外,严重时可导致胰腺炎、食管溃疡的发生,但较罕见,食管溃疡发生多见于服药后立即卧床的患者。②肝毒性,通常导致脂肪肝变性。肝毒性可与胰腺炎同时发生,患者无肝脏基础疾病。③过敏反应:皮肤可出现为斑丘疹和红斑,少数患者可出现过敏性紫癜、荨麻疹、血管神经性水肿及光敏现象,严重者可导致患者系统性红斑狼疮患者皮疹加重,偶有过敏性休克和哮喘发生。④对于血液系统:引起溶血性贫血,可出现血小板、中性粒细胞和嗜酸粒细胞减少,但均较少见。⑤肾毒性:多见于既往有肾脏基础疾病患者,可导致患者氮质血症加重、酸中毒和高磷酸血症。⑥长期用药的患者可出现二重感染,使得人体内正常菌群失调继发B族维生素缺乏等。⑦服用四环素可致牙齿黄染,俗称"四环素牙",并可导致龋齿及牙釉质发育不良,并可发生骨发育不良。

(2)多西环素:属于四环素类广谱抑菌剂,高浓度时有杀菌作用。抗菌谱与四环素基本相同,主要用于溶血性链球菌、肺炎双球菌、金黄色葡萄球菌、流感嗜血杆菌、克雷伯菌、大肠埃希杆菌、产气肠杆菌、李斯特菌、立克次体、梭状芽孢杆菌、支原体、衣原体、非结核性杆菌、螺旋体等病原菌感染。对革兰阳性菌的抗菌作用优于对革兰阴性菌。在体内、体外的抗菌作用均较四环素强。但与四环素、土霉素等交叉耐药。口服吸收好。成人常规用量：首次给药200 mg，以后每次给药100 mg，每日1～2次。8岁以上儿童：45 kg或45 kg以下儿童：首次给药每千克体重4 mg，以后每次每千克体重2～4 mg，每日1～2次。体重超过45 kg的儿童按成人剂量给药。一般疗程3～7日。常见的不良反应有厌食、恶心、呕吐、腹泻等胃肠道反应；二重感染导致口腔、消化道、生殖器等处念珠菌过度生长，会出现舌炎，肛门和生殖器的炎性损伤；过敏反应主要表现为斑丘疹、风疹、红斑，过敏性紫癜、剥脱性皮炎及光敏性皮炎等情况少见；较大剂量可能导致尿素氮升高；此外还可能导致颅内压增高，在婴儿表现为囟门突出，但在停药后会很快消失。对四环素类药物有过敏史的患者禁用。同四环素一样，多西环素可导致牙齿生长发育期牙釉质发育不全及牙齿变色，8岁以下儿童应避免使用。多西环素长期使用还对肝有损伤，应慎重使用。

（3）美他环素：又称甲烯土霉素。抗菌谱与四环素相似，但抗菌活力较四环素强。虽然美他环素与四环素存在交叉耐药，但某些对四环素或土霉素耐药的细菌株对美他环素仍敏感。美他环素可用于肺部衣原体感染、支原体肺炎，此外对于革兰阳性菌、革兰阴性菌的敏感菌所致的呼吸道感染均有作用。由于近年来四环素类药物的广泛应用，目前临床常见病原菌对美他环素耐药现象非常严重，常见的葡萄球菌及肠杆菌已出现广泛耐药。成人常规口服剂量每次300 mg，每12小时给药一次；8岁以上儿童口服每次每千克体重5 mg，每12小时给药一次。与四环素产生的不良反应类似，美他环素常见的不良反应也包括胃肠道症状、肝脏毒性、过敏反应、肾毒性、良性颅内压增高、二重感染等情况。存在四环素类药物过敏病史的患者禁用。由于美他环素的肝脏、肾脏毒性反应，在长期用药过程中应定期检查血常规以及肝、肾功能。原有肝病者不宜再使用此类药物。8岁以下儿童、妊娠期妇女及哺乳期妇女考虑到四环素类药物对牙齿及骨骼发育的影响，应避免使用或暂停使用。老年患者因常常伴有肾功能减退，且容易引起肝毒性，需适当调整剂量或慎重使用。如美他环素过量使用时，需给予催吐、洗胃、大量饮水及补液等减少吸收、增加排除等对症治疗措施。

（4）米诺环素：又称二甲胺四环素或美满环素，属于广谱抗菌的四环素类抗生素。米诺环素比其他四环素类药物抗菌性更强，抗菌谱与四环素类似，对金黄色葡萄球菌、克雷伯菌、厌氧杆菌属、肺炎双球菌、链球菌、大肠杆菌、变形杆菌、流感杆菌、假单胞菌属有效。对革兰阳性菌抗菌性较强，但对革兰阴性杆菌的作用较弱。口服吸收好。食物对药物吸收无明显影响，且米诺环素脂溶性较高，容易进入人体组织和体液中，属于四环素类抗生素中抗菌作用最强的药物。对于敏感金黄色葡萄球菌、溶血性链球菌、草绿色链球菌、肺炎球菌及流感杆菌等的作用比四环素强 2～4 倍。对四环素及青霉素耐药的部分金黄色葡萄球菌及链球菌也有抗菌活性；但对耐药的肺炎球菌、克雷伯菌常无效。此外。对肺炎支原体及衣原体感染也有作用。成人常规口服剂量，首次给药 200 mg，此后每 12 小时给药 100 mg，或者在首次给药后，每 6 小时口服 50 mg，可与牛奶或含碳酸盐饮料同服。米诺环素会干扰青霉素的杀菌活性，因此两者需避免联合使用。该药物常见的不良反应有：菌群失调导致的引起维生素缺乏，或白色念珠菌及其他耐药菌所引起的二重感染。也可发生食欲不振、恶心、呕吐等消化道反应。肝损害主要表现为黄疸、脂肪肝、转氨酶升高。肾功能不全患者用药后，会加重肾功能损害，导致尿素氮和肌酐值升高。米诺环素通过在牙齿和骨中沉积，造成牙齿黄染，并影响新生儿及儿童的骨骼正常发育。由于药物导致的过敏反应多表现为皮疹、荨麻疹、光敏性皮炎，全身性红斑狼疮罕见。如出现颅内压升高相关症状时应立即停药。偶有溶血性贫血、血小板减少、中性粒细胞减少。长期服用米诺环素，可使甲状腺变为棕黑色。肝、肾功能不全者慎用。儿童 8 岁以下及妊娠后期者忌用。听神经功能减退的老年患者慎用。因可能诱发二重感染，因此全身或局部免疫功能减退者应尽量避免使用。

5. 第五类为人工合成抗菌药喹诺酮类

喹诺酮类又称吡酮酸类或吡啶酮酸类，是人工合成的抗菌药。由于喹诺酮类药物和其他抗菌药物作用的靶点不同，喹诺酮类不受质粒传导耐药性的影响，与许多抗菌药物间无交叉耐药性。喹诺酮类对革兰阴性菌作用较强，对革兰阳性菌的作用较弱。根据发明先后顺序及其抗菌性能的不同，喹诺酮类抗生素分为一、二、三、四代。第一代喹诺酮类包括萘啶酸和吡咯酸,仅对大肠杆菌、克雷伯杆菌、少部分变形杆菌有抗菌活性,疗效欠佳,目前很少使用。第二代喹诺酮类,包括吡哌酸,除大肠杆菌外,还对绿脓杆菌、沙雷杆菌也有作用。第三代喹诺酮类药物目前使用较多,如诺氟沙星、氧氟沙星、培氟沙星、依诺沙星、环丙沙星等,这类药物的抗菌谱进一步扩大,不仅对革兰阴性菌抗菌作用加强,还对葡萄球菌等革兰阳性菌也具有抗菌作用,由于第三代药物的分子中均含有氟原子,又称为氟喹诺酮类。第四代喹诺酮类,较前几代进一步改进,不仅增强了抗革兰阳性菌活性,还保持了原来抗革兰阴性菌的活性,对肺炎支原体、肺炎衣原体、军团菌及结核分枝杆菌均有作用,且不良反应更小。但由于价格较贵,运用尚未如第三代药物普遍。常用的药物有加替沙星与莫昔沙星。喹诺酮类药物的不良反应主要有:①胃肠道反应:恶心、呕吐、腹部不适等;②中枢反应:头痛、头晕、睡眠不良等,并可致精神症状;③喹诺酮类药物可能诱发癫痫,有癫痫病史者慎用;④该类药物还可影响软骨发育,孕妇、儿童应慎用;⑤大剂量或长期应用本类药物易致肝损害。

(1)诺氟沙星:属于第三代喹诺酮类抗菌药,具广谱抗菌作用,属于杀菌剂,尤其对革兰阴性杆菌的抗菌作用较强,对大部分肠杆菌科细菌、大肠埃希菌、克雷伯菌、流感嗜血杆菌、卡他莫拉菌、沙门菌等具抗菌活性。成人口服每次100~200 mg,每日 3~4 次。静脉用药每次 200~400 mg,每 12 小时一次。可出现腹部不适或疼痛、腹泻、恶心或呕吐等胃肠道反应,有胃溃疡病史的患者需慎重使用。少数患者可出现头昏、头痛、嗜睡或失眠及周围神经刺激症状等神经系统症状。引起转氨酶增高的情况,在停药后可恢复正常。静脉滴注时可产生静脉炎。此外还可能引起血尿、结晶尿、间质性肾炎等,严重肾功能不全患者应慎重使用。对氟喹诺酮类药过敏的患者禁用,孕妇及幼儿不宜使用。

(2)氧氟沙星:对葡萄球菌、链球菌、肺炎链球菌、大肠杆菌、肺炎克雷伯杆菌、流感嗜血杆菌、不动杆菌、螺旋杆菌等有较好的抗菌活性,此外对铜绿假单胞菌、衣原体及结核杆菌也具有抗菌作用。口服吸收好,成人常规口服剂量每日 200~600 mg,分 2 次口服,如用于抗结核菌治疗,应每日 300 mg,顿服。该药物可导致肾功能障碍、肝脏转氨酶升高、血细胞和血小板减少,此外还可引起胃肠功能不适、过敏反应及失眠、头晕等中枢神经系统症状。喹诺酮类药过敏者、妊娠期妇女、哺乳期妇女及幼儿禁用。在用药期间应多饮水,且避免过度暴露于阳光下。

(3)左氧氟沙星:是目前第三代喹诺酮类药物中运用最普遍的一种,抗菌作用强,有广谱抗菌作用,对大肠埃希菌、克雷伯菌属、流感嗜血杆菌、嗜肺军团菌、铜绿假单孢菌等革兰阴性菌有较强的抗菌活性。同时对金黄色葡萄球菌、肺炎链球菌、化脓性链球菌等革兰阳性菌也有较好的抗菌作用。此外,对肺炎支原体、肺炎衣原体、卡他莫拉菌(革兰阴性球菌)也有抗菌作用,但对厌氧菌及肠球菌的效果不理想。左氧氟沙星与氧氟沙星的区别在于,左氧氟沙星作为氧氟沙星的左旋体,去掉了无功能的右旋体,其抗菌活性较氧氟沙星增加了2倍。口服后吸收完全,该药吸收后在扁桃体、痰液、唾液等组织中分布并达有效浓度。成人常规口服剂量:每次 200 mg,每日 2 次,严重感染时,可增加至每日 3 次,疗程 7~14 日。一般情况下不良反应较轻微,可有腹部不适或疼痛、腹泻、恶心或呕吐等胃肠道反应;头昏、头痛、失眠等中枢神经系统反应;肝脏转氨酶增高多为一过性;过敏反应常表现为皮疹、皮肤瘙痒;偶可发生癫痫发作、精神异常、幻觉等。但偶尔可能发生严重不良反应时应立即停止用药并及时处理,如过敏性休克,中毒性表皮坏死症,发生严重痉挛,急性肾功能不全,粒细胞减少导致无粒白细胞症,间质性肺炎,横纹肌溶解症及跟腱炎、肌腱断裂等肌腱障碍。孕妇、哺乳期妇女、婴幼儿及 18 岁以下青少年不宜使用。由于老年患者常伴有肾功能减退,用药时需减量。有癫痫及癫痫病史者均应避免使用。对氟喹诺酮类药过敏的患者禁用。此外,由于左氧氟沙星可导致结晶尿,为避免结晶尿发生,应多饮水,保持一天尿量在 1200 ml 以上。

(4)依诺沙星:作为第三代的氟喹诺酮类抗生素,杀菌谱广、杀菌作用强,无明显交叉耐药。体外抗菌谱和抗菌活性与氧氟沙星相似,对葡萄球菌、链球菌、克雷伯菌属、流感嗜血杆菌、铜绿假单孢菌、不动杆菌等均有强的抗菌活性。此外,对一些多重耐药的肠杆菌仍高度敏感。成人口服剂量每日 400~600 mg,分 2 次给药。常见为不良反应有血常规改变,如红细胞、血小板、白细胞减少及嗜酸细胞增多;中枢神经系统异常,如嗜睡、头痛、眩晕及麻木感;胃肠道不适,如恶心、呕吐、食欲不振等;过敏症状少见且十分轻微。妊娠期、哺乳期妇女和儿童禁用。对氟喹诺酮类药过敏及缺乏葡萄糖-6-磷酸脱氢酶的

第三篇 支气管扩张症

227

患者禁用。

(5)环丙沙星：杀菌作用强，抗菌谱与诺氟沙星类似，对肠杆菌、流感嗜血杆菌、链球菌、绿脓杆菌、军团菌、金黄色葡萄球菌、变形杆菌属具有抗菌作用。但与诺氟沙星及依诺沙星相比，几乎对所有细菌的抗菌活性均强 2～4 倍，其抗菌活性是目前应用的氟喹诺酮类中最强者。此外，环丙沙星对部分分枝杆菌、衣原体、支原体等也具抑制作用。口服吸收后，该药在体内广泛分布，在唾液、肺组织、痰液中均可达有效药物水平。成人口服的每日用量为 0.5～1.5 g，分 2 次口服，宜空腹服用，餐后服用，会导致吸收延迟，但可减少胃肠道反应。静脉滴注每次 100～200 mg，每日 2 次，但速度不宜过快，滴注时间不少于 30 分钟。不良反应主要为胃肠道反应，发生率为 3％～4％，其次为中枢神经系症状，过敏反应、不良反应大多轻微。轻度胃肠道刺激或及神经系统反应，在停药后症状可消失。此外可引起肾、肝脏损害，尿素氮升高，肝脏转氨酶增高，肾功能不全及肝功能减退者应慎用。其余少见的不良反应有：失眠、外周痛觉异常、步态不稳、惊厥、颅内压升高、焦虑、精神错乱、抑郁、幻觉。某些患者可出现高度过敏反应，即初次用药即发生过敏反应，这时需停止用药。可能出现间质性肾炎、肝炎、肝坏死等严重副反应，需警惕。大剂量使用时会导致结晶尿，应多饮水，增加排尿量。对喹诺酮类药过敏的患者禁用，不宜用于儿童、孕妇和哺乳期妇女。

(6)培氟沙星：属于新的氟代喹诺酮类抗菌药物，对革兰阴性菌及革兰阳性菌，包括绿脓杆菌、不动杆菌属、嗜血杆菌属、葡萄球菌属均具有广谱活性。培氟沙星抗金葡菌性能和万古霉素相仿，但抗绿脓杆菌较环丙沙星弱。对青霉素 G 耐药的金黄色葡萄球菌，培氟沙星对其敏感，该药对厌氧菌的抗菌活性较低。成人常规口服剂量，每日 400～800 mg，分 2 次口服。静脉给药每次 400 mg，每 12 小时一次，静滴时间不少于 1 小时。培氟沙星稀释应用 5％葡萄糖液 250 ml 缓慢避光静滴，由于可能发生沉淀，不可用生理盐水或其他含氯溶液稀释。可引起胃肠道刺激或不适，有轻度神经系统反应，停药后症状消失。过敏反应多表现为皮疹，瘙痒，可引起肝损害，停药后恢复正常。可引起肾损害，尿素氮升高，也可有白细胞及血小板减少。少数患者可发生肌肉疼痛、无力、关节肿痛等。该药物不宜用于小儿、孕妇，哺乳期妇女使用时需暂停哺乳。

原有中枢神经疾病的患者应避免使用。严重肾功能减退者也宜避免应用。

（7）司氟沙星：对革兰阴性菌的抗菌活性与环丙沙星相似，对葡萄球菌、链球菌、厌氧菌、支原体、绿脓杆菌、军团菌、衣原体及结核分枝杆菌比环丙沙星和氧氟沙星作用强，此外对多种耐药菌也有效。司氟沙星是杀菌型抗菌药。与其他抗生素作用机制不同。因此，对青霉素类、头孢菌素类、氨基糖苷类和四环素类耐药菌株，司氟沙星仍有较高抗菌活性。且司氟沙星与 β 内酰胺类、氨基糖苷类抗生素联合应用可产生相加作用。成人每次口服剂量 100～300 mg，每日一次，每日最多不超过 400 mg。不良反应与其他氟喹诺酮药物类似，主要有胃肠道反应、中枢神经系症状及过敏反应。对喹诺酮类过敏者禁用。儿童、孕妇和哺乳期妇女禁用。该药可能产生严重的光过敏现象，因此光过敏患者不宜使用，在使用该药期间应避免阳光照射。肝肾功能异常及有中枢神经系疾病的患者慎用。

（8）莫西沙星：属于第四代喹诺酮类广谱抗菌药。本品对革兰阴性菌、革兰阳性菌、支原体、衣原体及军团菌等均具有良好的抗菌活性。口服吸收良好且不易产生耐药性、半衰期长、不良反应少，肾功能损害和轻度肝功能不全的患者不需要调整剂量，但价格较高。吸收后在支气管黏膜、肺泡巨噬细胞内均有足够的有效浓度。对常见的呼吸道病原体杀菌效果好。成人每次口服剂量400 mg，每日 1 次，疗程为 5～10 日。常见不良反应有恶心、腹泻、眩晕、头痛、腹痛、呕吐、肝酶升高，此外还可导致 Q－T 间期延长，光敏性皮炎较司氟沙星轻。有喹诺酮过敏史患者禁用。可诱发癫痫的发作，因此有癫痫等中枢神经系统疾病的患者应慎重使用。

（9）加替沙星：也属于第四代喹诺酮类药物，对革兰阴性和阳性细菌均有抗菌活性，包括对甲氧西林敏感的金黄色葡萄球菌、对青霉素敏感的肺炎链球菌、肠杆菌、流感和副流感嗜血杆菌、嗜肺性军团杆菌、肺炎克雷伯杆菌、肺炎衣原体、肺炎支原体、卡他莫拉菌、奇异变形杆菌、铜绿假单胞菌、产气杆菌、不动杆菌。口服与静脉给药吸收近似，吸收后可在肺脏巨噬细胞、肺实质及支气管黏膜分布，且在上述组织中的浓度较血浆浓度高。成人常规用量，每次200～400 mg，每日 1 次，疗程 5～10 天，静脉滴注时间不应少于 1 小时。中度肝功能不全者，不需要调整剂量。中至重度肾功能不全者应适当减量。加替沙星可引起的血糖异常等不良反应,包括高血糖、低血糖、糖耐量异常、高血糖昏迷、低血糖昏迷等。此外,常见的不良反应有恶心、腹泻、头痛、眩晕、阴道炎,偶尔可见发热、多梦、皮疹、失眠、耳鸣等,思维异常、烦躁不安、关节疼痛、肌肉疼痛罕见。有中枢神经系统疾病患者应慎重使用。对喹诺酮类药物过敏者及糖尿病患者禁用。孕妇、哺乳期妇女使用前应权衡利弊。18 岁以下青少年不建议使用。

(10)帕珠沙星:属于第三代喹诺酮类药物。帕珠沙星对需氧菌,一般性厌氧菌及厌氧性的革兰阳性菌、革兰阴性菌有效。对铜绿假单孢菌、大肠埃希菌、金黄色葡萄球菌、链球菌、克雷伯菌、流感嗜血杆菌、卡他莫拉菌均具有杀灭作用。本品对铜绿假单孢菌作用强度比头孢他啶、庆大霉素更强。成人常规静脉给药每次 300 mg,每日 2 次,疗程 7~14 天,静滴时间为 30~60 分钟。肾功能不全者需适当调整剂量。临床不良反应主要为腹泻、皮疹、恶心、呕吐,可见肝脏转氨酶升高,嗜酸性粒细胞增加。还可能引起血压增高、血糖增高、情绪紧张、激动、失眠、排尿困难等。较严重的不良反应少见,包括有急性肾功能衰竭、伪膜性肠炎、横纹肌溶解、跟腱炎、肌腱断裂。对喹诺酮类药物有过敏史的患者禁用。孕妇禁用。哺乳期妇女应用时应停止哺乳。有抽搐或癫痫等中枢神经系统疾病的患者慎用。6-磷酸葡萄糖脱氢酶缺乏患者慎用。严重肝肾功能不全者应慎用。

抗生素分类见表 3-3-1。

表 3-3-1　抗生素分类表

分　类	药　名
窄谱青霉素	青霉素 G、青霉素 V
广谱青霉素	氨苄西林、阿莫西林、羧苄西林、替卡西林、美洛西林、阿洛西林、哌拉西林
耐青霉素酶的青霉素	氯唑西林、甲氧西林、苯唑西林、氟氯西林
头孢一代	头孢噻吩、头孢噻啶、头孢氨苄、头孢唑林、头孢拉定
头孢二代	头孢孟多、头孢呋辛、头孢克洛
头孢三代	头孢克肟、头孢噻肟、头孢曲松、头孢他啶、头孢哌酮
头孢四代	头孢匹罗、头孢吡肟

分　类	药　名
青霉素、头孢菌素/β-内酰胺酶抑制剂	阿莫西林/克拉维酸、氨苄西林/舒巴坦、哌拉西林/他唑巴坦、替卡西林/克拉维酸、头孢哌酮/舒巴坦
青霉烯类	亚胺培南、美罗培南、法罗培南
单环内酰胺类	氨曲南
头孢霉素类	头孢西丁、头孢替坦、头孢美唑
氧头孢烯类	拉氧头孢
氨基糖苷类	链霉素、庆大霉素、阿米卡星、萘替米星、妥布霉素、依替米星、异帕米星
多肽类	万古霉素、去甲万古霉素、多黏菌素 B、多黏菌素 E、杆菌肽、短杆菌肽、替考拉宁
大环内酯类	红霉素、罗红霉素、乙酰螺旋霉素、阿奇霉素、克拉霉素
四环素类	四环素、多西环素、美他环素、米诺环素
喹诺酮类	诺氟沙星、氧氟沙星、左氧氟沙星、依诺沙星、环丙沙星、培氟沙星、司氟沙星、莫西沙星、加替沙星、帕珠沙星

第三节　支气管扩张症与特殊病原菌

(一)支气管扩张症与结核杆菌感染

肺结核病是我国支气管扩张症发生的最主要也是最常见的病因。我国是肺结核病的高发国家,发病人数仅低于印度,居世界第二位。2010 年第五次全国范围内调查显示,我国 15 岁以上人群中,每 10 万人中有 459 人患有活动性肺结核,其中 66 人有属于具有传染性的肺结核病。从全国疾病患病情况分布来看,西部地区及农村地区发病率更高。在我国肺结核高发病率的基础上,复治患者逐年增多,耐多种抗结核药物的结核病例比率增高,使得我国的结核病疫情十分严重。由于结核杆菌生长非常缓慢,因此结核病的发展过程多数情况下呈现一个缓慢进展侵蚀的过程,肺结核患者可能在一段时间内无特异的症状,仅仅表现为逐渐消耗的状态。

众所周知,抗结核治疗时间长,在治疗过程中常常需联合使用多种药物。

整个治疗过程分为强化期和巩固期两个阶段,缺一不可。在强化期治疗过程中是使用3～4种抗结核药物治疗2～3个月,目的是尽快杀灭结核菌、尽早促进病灶吸收。巩固期需用到2～4种抗结核药物联合用药,继续进行巩固治疗4～7个月,通过杀灭残留的结核杆菌,防止残留病菌再次增殖导致疾病复发。但如果是复治患者,那么强化期时需要增加至5种药物联合治疗,且应该进行结核杆菌培养加药物敏感实验,并根据药物敏感实验结果进行指导调整用药。

那么,那些属于肺结核病的复治患者呢?肺结核病复治患者是指曾经治疗过,但首次治疗失败,或治疗结束后痰液中再次出现结核杆菌,或者不规律的抗结核治疗1个月以上者,以及慢性排菌者。该类患者治疗难度极大。

抗结核治疗方案中使用的药物有十几种,大致分为五大类。第一类为一线药物,这类药物使用起来简单、疗效确切、便宜、副作用相对较小,包括的药物有异烟肼、利福平、吡嗪酰胺、乙胺丁醇。第二类药物为注射用药,有链霉素、阿米卡星、卡那霉素、卷曲霉素。第三类属于喹诺酮类药物,包括左氧氟沙星、莫西沙星、加替沙星等。第四类药物有乙硫异烟胺、丙硫异烟胺、对氨柳酸、环丝氨酸等口服抑菌剂。第五类药物属于疗效尚不确定的一些药物,有阿莫西林克拉维酸钾、亚胺培南、利奈唑胺等。

常用的治疗方案是强化期选用异烟肼、利福平、吡嗪酰胺、乙胺丁醇4种药物进行治疗,如为复治则需在强化期内再加上链霉素作为第五种药物联合治疗。初治的患者在巩固期时可减少至只使用异烟肼及利福平进行治疗。复治的患者在巩固期除使用异烟肼及利福平外,还需一同服用乙胺丁醇。如为多种耐药结核菌感染,还需通过进行药物敏感实验来指导选用哪种药物进行治疗。值得注意的是,在治疗过程中的6～12个月,服药必须是连续的,即不能中断。许多患者感觉症状好转了,便自行停药,殊不知肺内还存在残留的未被杀灭的结核菌,未达到疗程停药后会给这些残留细菌再次增殖的机会,导致疾病复发。更严重的是治疗不到位,反而容易产生耐药菌,给日后治疗带来更多困难。此外,由于抗结核药物治疗方案时间长,使用的药物存在副作用,可能对肝功能、肾功能、血小板等产生影响,链霉素还可能产生耳毒性,乙胺丁醇可能导致视力模糊等症状。因此建议患者需定期检查肝肾功能、血常规,并在随访时及时向医师提供自己的不适症状。

（二）支气管扩张症与军团菌感染

军团菌是引起的肺部感染的重要病原菌之一。军团菌于 1976 年在美国被发现，其来源是由于 1976 年美国退伍军人军团在一个旅馆开会，在四千余名参会人员中共有 221 人相继发生肺部感染，造成 34 人死亡。后来在这些患者体内分离并鉴定出同一种以前未被分类的病原体，后被命名为嗜肺军团菌。随后的研究发现病原菌主要来自污染的水源，在中央空调的冷却系统水中存在军团菌，由于军团菌对热有较强抵抗力，适宜水中繁殖温度为 40～60℃，人工温水中细菌含量较高，因此中央空调冷凝水成为其来源。

军团菌导致的肺部感染潜伏期 2～10 天，平均 5.5 天。临床表现与肺炎链球菌相似。前驱症状有乏力、食欲减退和低热。12～48 小时后突起高热，且呈持续性，反复发作寒战，全身肌肉酸痛，可能有恶心、呕吐、腹痛、水样腹泻症状。病后 2～3 天开始出现干咳，少有脓痰，可伴有胸痛。随着病情加重，患者可能出现呼吸困难。多数患者于病程 8～10 天逐渐好转，但如患者原有基础疾病或免疫力减退，则病情较重，容易发生呼吸衰竭，并发肺脓肿等。

大多数军团菌肺炎的影像学表现是实性浸润影，几乎所有的患者在发病第三天出现胸片异常，多数单侧肺组织受累，后多呈双侧多叶性病变，可伴有胸腔积液。在临床治疗过程中还有一个特征变化就是，在应用有效抗生素治疗时胸片仍提示病情进展，但这并不意味着治疗失败。

患病时，患者白细胞增高，多在（10～20）×10^9/L。以中性粒细胞增多为主，血沉增快，尿常规检查可能出现血尿及蛋白尿，部分患者伴有血肌酐和尿素氮升高。可伴有肝脏转氨酶增高。痰液和气管内吸取物进行军团菌培养是最可靠的诊断方法，需在选择性培养基中加入对军团菌无抑制作用的抗生素，以确认病原菌或其抗原存在于组织或体液。还可以使用直接荧光抗体法检测呼吸道标本等，但敏感性低。另外使用尿抗原检测，敏感性及特异性均较好，但只能检测嗜肺军团菌血清Ⅰ型。

军团菌治疗首选抗生素大环内酯类抗生素和喹诺酮类抗生素。尤其以阿奇霉素、环丙沙星和左氧氟沙星治疗效果好，疗程为 10～14 天。

（三）支气管扩张症与曲霉菌感染

曲霉广泛存在于自然界中，属于真菌，也是常见的条件致病菌，其中寄生于人呼吸道的多为烟曲菌，并产生毒素。当机体存在某些基础疾病时，如血液病、恶性肿瘤、糖尿病、严重营养不良或其他慢性消耗性疾病，长期使用抗生素、糖皮质激素、免疫抑制剂，可继发机体深部组织或内脏真菌病。肺曲霉病属于最常见的深部真菌病，多发生在慢性肺部疾病基础上。临床分为两型：曲霉菌支气管-肺炎，多在机体大量吸入曲霉孢子后引起支气管¬肺部感染；如果菌丝侵袭肺组织，可引起广泛的浸润性肺炎或局限性肉芽肿，也可引起坏死、化脓，患者可表现为发热、咳嗽、咯血、气促等症状。

曲霉球常在支气管扩张、肺结核等慢性肺部疾病基础上发生，菌丝在肺内腔中繁殖、生长，生成球型肿物。多数患者可仅表现为原发病症状，或出现发热、咳嗽、咯绿脓痰，有时由于曲霉球附近血管破裂可出现反复咯血症状。肺部 X 线检查可见曲霉球悬在空洞内，形成一个新月形。

曲霉菌感染诊断依靠病原体检查或病理组织检查，取自患者支气管肺泡灌洗液涂片、培养，曲霉菌感染时，涂片可见菌丝或曲霉菌孢子，培养见曲霉菌生长。此外，支气管肺泡灌洗液还可进行 GM 和 PCR 试验来帮助诊断是否有曲霉菌感染。但曲霉菌是实验室常见的污染菌，必须反复涂片或培养，多次阳性且为同一菌种才有诊断意义。取病变组织活检，可根据真菌形态确诊。

治疗上：需在积极治疗原发病基础上给予抗真菌治疗。由于长期使用抗生素、糖皮质激素和免疫抑制剂容易诱发曲霉菌感染，因此临床上对上述药物使用应严格按用药指征进行。抗真菌的药物有：

（1）酮康唑：属于咪唑类衍生物。口服体内吸收良好，毒性反应低，对曲霉菌疗效显著。起始剂量：体重 30 kg 以下者每日口服 100 mg，30 kg 以上每日口服 200～400 mg，1～4 岁者每日口服 50 mg，5～12 岁，每日口服 100 mg，可有恶心、呕吐、一过性的低胆固醇血症状和肝功能异常的反应。

（2）伏立康唑：属于广谱的三唑类抗真菌药，治疗侵袭性曲霉病有效。口服用药应至少在饭前 1 小时或者饭后 1 小时后服用。治疗前及治疗期间需定期监测血电解质，并保持电解质在正常范围。第 1 天负荷剂量：每 12 小时一次，静脉给药每千克体重 6 mg；口服给药，体重超过 40 kg 者 400 mg，体重小于 40 kg 者 200 mg。维持剂量从第 2 天开始，每 12 小时一次，静脉给药每千克体重 4 mg；口服给药，体重大于 40 kg 者 200 mg，小于 40 千克者 100 mg。常见的不良反应有视觉障碍、发热、恶心、皮疹、呕吐、头痛、肝脏转氨酶增高、心动过速及幻觉等。

（3）伊曲康唑：是治疗首选用药，一般每日顿服 $100\sim200\,mg$，3 个月为一疗程，个别情况下疗程可能需延长到 6 个月。

第四章　中医诊治支气管扩张症

第一节　中医对支气管扩张症的认识

　　支气管扩张症与中医中的"肺络张"相似,还可归属于"肺痈""肺痿""劳咳"等范畴。肺在中医学中被认为位居上焦,主气,主宣发肃降。该病好发于青少年和儿童,中医认为这是由于青少年及儿童的机体属于易虚易实状态,患病者多体虚羸弱,易感外邪,导致正气虚损,因此肺虚是本病的根本。肺主水道,肺气不足,则水道调节功能减弱,痰湿滞留在肺内,肺气上逆出现咳嗽、咳痰症状。同时,如果邪热损伤了肺络,络损则血溢,会出现痰中带血、咯血等症状。因此支气管扩张症的发生从中医角度来看主要有以下几个原因:

　　(1)先天正气不足:先天禀赋不足,脾肺两虚,无抵抗外邪之力,且肺虚,又无驱邪之力,外邪反复入侵,迁延不愈,导致本病发生。幼儿患麻疹及百日咳时导致免疫力低下,反复发生呼吸道感染,因此继发了支气管扩张症的发生。

　　(2)外邪侵袭:肺感染风寒、风热等外邪,导致肺宣发肃降的功能减退,使痰液积聚在肺内。

　　(3)饮食不节、情志不和:饮食不节会使得脾运化水液功能失调,而生痰,出现咳嗽、咳痰症状。情志不舒会使得肝气郁结,化火伤肺,灼伤肺络,出现咯血症状。

第二节　中医对支气管扩张症的治疗

（一）辨证论治

（1）痰热蕴肺证:主要指长期咳嗽、咳痰,伴有发热、盗汗、口干、小便赤涩、大便干结、脉滑、舌红苔黄腻等。治疗以宣肺泻火，清热化痰等为主。

方药：清气化痰汤或苇茎汤加减，桃仁 12 g、薏苡仁 30 g、茯苓 15 g、芦根 30 g、杏仁 10 g、陈皮 10 g、枳实 12 g、栝楼仁 15 g、黄芩 10 g、胆南星 8 g、制半夏 10 g。

（2）外寒内饮：主要指发热，咳嗽，痰白清稀且量多，小便少，舌淡润苔白滑，脉滑。治疗主要以化痰、宣肺解表为主。

方药：小青龙汤加减，桂枝 15 g、甘草 10 g、麻黄 10 g、白芍 12 g、半夏 10 g、干姜 10 g、五味子 10 g、细辛 3 g。

（3）肝火犯肺：主要指阵发性咳嗽，痰中带血，咯血，烦躁不安，口干，大便干结，舌质红，脉细数。治疗主要以凉血止血、清肝泻肺为主。

方药：黛蛤散合泻白散加减，地骨皮 12 g、粳米 30 g、桑白皮 15 g、青黛 5 g、甘草 10 g、诃子 10 g、海蛤壳 15 g。

（4）脾肺两虚：主要表现为大量咳痰，咯血，气短，倦怠乏力，纳差，舌淡苔滑润，脉搏沉滑无力。治疗主要以理气止咳、燥湿化痰为主。

方药：六君子汤或二陈汤合三子养亲汤加减，茯苓 15 g、半夏 10 g、陈皮 8 g、乌梅 15 g、紫苏子 10 g、甘草 6 g、莱菔子 15 g、白芥子 10 g。

（5）阴虚火旺：主要表现为咳嗽，少量咳痰，痰中带血或咯血，倦怠懒言，口干，舌质红，脉搏细数。治疗以益气养阴、清热凉血为主。

方药：百合固金汤合生脉饮加减，熟地黄 21 g、生地黄 25 g、麦冬 15 g、百合 15 g、白芍 15 g、甘草 15 g、玄参 12 g、知母 10 g、当归 15 g、桔梗 15 g、五味子 10 g、太子参 15 g。

（6）肺肾两虚：主要表现为气短、气喘，晨起咳痰，为白色泡沫黏痰，舌淡苔白，脉搏细沉无力。治疗以补肾纳气、降气平喘为主。

方药：方用金匮肾气丸合参蛤散，肉桂 10 g、熟地黄 24 g、山药 30 g、山茱萸 12 g、附子 10 g、牡丹皮 10 g、泽泻 12 g、茯苓 15 g、人参 15 g。

（二）针灸治疗

（1）以膻中、天突、肺俞、三阴交为主穴，每日 1 次。可在缓解期减少发作。

（2）以命门、足三里、肺俞、三阴交为主穴，每日 1 次。可增强体质，提高免疫力。

（三）食疗

（1）半饮香附：主要功效为理气止血，适用于咯血的患者，每次将 3 g 香附细末加入米汤中调服，每日 2 次。

（2）百合饮：主要功效为清肺通便，适用于肺阴不足，大便干燥者，可将 120 g 百合与 12 g 冰糖同煎，汤汁代茶饮。

（3）清热化痰饮：主要功效清热、止咳、化痰，适用于痰液排出不畅的支气管扩张症患者，芦根、江剪刀草、全栝楼均为清热化痰的药物，可每次选一种上述药物 30 g 泡茶饮用，可服用 1 周后换另一种，交替服用。

（4）五君子饮：主要功效为滋肺补脾，适用于痰中带血、纳差、大便不实等。将茯苓 12 g、藕 120 g、百合 10 g、大枣 10 g、山药 12 g 同煮成汤汁，代茶饮。

（5）桃杏仁饮：主要功效止咳化痰，适用于支气管扩张症患者痰黏稠，不易咳出者。将桃仁 15 g、甜杏仁 12 g、蜂蜜 15 g 一同蒸煮，加入少量老姜汁食用。

（6）洋参烧竹荪：主要功效为益气生津、润肺清热，适用于阴虚肺燥，痰黏稠，虚热，乏力，口渴等患者。将西洋参、竹荪及鸡肉等一起烧制。

（7）雪蛤猴头菇：主要功效为润肺养阴，适用于慢性肺病迁延不愈，长期咳嗽、咯血、体虚等患者。将蛤蟆油（雪蛤）、猴头菇、鸡胸肉、虾仁、冬笋等一起烧制。蛤蟆油及猴头菇用汤汁蒸熟为宜。

（8）虫草猴头菇：主要功效为止咳平喘、补益肺肾，适用于肺肾两虚的支气管扩张患者。将虫草 6 g、猴头菇 200 g 加鸡胸肉等配料烧制，虫草及猴头菇宜蒸熟。

附录　支气管扩张的就诊指导

2015年5月17日,国务院公布的《关于城市公立医院综合改革试点的指导意见》指出,要构建起布局合理、分工协作的医疗服务体系和分级诊疗就医格局,有效缓解群众看病难、看病贵问题。2015年9月11日,国务院办公厅印发了《关于推进分级诊疗制度建设的指导意见》,要求在2017年建立完善的分级诊疗体系。

根据以上文件的相关精神,基层卫生机构应该具备对支气管扩张这种呼吸系统常见病的诊断和治疗能力,根据患者的病史和临床表现,建议患者行相关辅助检查,以明确诊断,并提供合适的治疗方案。当患者病情发生变化,如发生大咯血或严重感染时,应及时向上级医院转诊,待病情稳定后再转回基层医院继续治疗。

支气管扩张是一种慢性疾病,需要长期治疗。如患者出现反复咳嗽、咳痰,则需要到当地社区医院就诊,行胸片X线片检查和血常规检查,如考虑慢性支气管炎,则按照慢性支气管炎的治疗原则进行治疗(具体内容参照本书第一篇相关内容)。如存在支气管扩张的可疑征象,则应到二甲医院行胸部高分辨率CT检查,明确是否有支气管扩张的存在。如患者存在支气管扩张的征象,则可明确诊断为支气管扩张。如在受凉或感冒后出现咳嗽、咳痰症状的加重,则可根据本篇第一章第八节的内容,选用相关的治疗方法;如效果不佳,则应至医院的呼吸内科就诊。如患者出现咯血,则应立即就近至医院呼吸内科就诊,如咯血不止,则应转诊至三甲医院的呼吸内科进行治疗,待病情稳定后,转回当地医院继续治疗。